HEYNE <

Das Buch

Jeder von uns entwickelt im Laufe seines Lebens seine ganz individuellen, unbewussten Atemgewohnheiten. Indem wir uns diese bewusst machen, begreifen wir sie als Ausdruck seelisch-körperlicher Muster, erworbener Blockierungen und ungenutzter Potenziale. Mit der Technik des »verbundenen Atems« ist es möglich, eine tiefe Erfahrung des eigenen Selbst zu machen, Disharmonien auszugleichen und auf einer sehr tiefen Ebene zu sich selbst zu finden.

Das Einzigartige an diesem Buch ist, dass Heilkundige und Laien gleichermaßen dadurch profitieren können. Es beruht auf den Erfahrungen und Beobachtungen der Autoren in über zwanzigjähriger atmtherapeutischer Arbeit.

Ruediger Dahlke
Andreas Neumann

Die wunderbare Heilkraft des Atmens

Der Weg zur Harmonie von Körper, Geist und Seele

Unter Mitwirkung von Margit Dahlke

WILHELM HEYNE VERLAG
MÜNCHEN

*Das vorliegende Buch ist sorgfältig erarbeitet worden.
Dennoch erfolgen alle Angaben ohne Gewähr.
Weder Autoren noch Verlag können für eventuelle Nachteile
oder Schäden, die aus den im Buch gemachten praktischen
Hinweisen resultieren, eine Haftung übernehmen.*

FSC
Mix
Produktgruppe aus vorbildlich
bewirtschafteten Wäldern und
anderen kontrollierten Herkünften

Zert.-Nr. SGS-COC-001940
www.fsc.org
© 1996 Forest Stewardship Council

Verlagsgruppe Random House FSC-DEU-0100
Das für dieses Buch verwendete FSC-zertifizierte Papier
Holmen Book Cream liefert Holmen Paper, Hallstavik, Schweden.

2. Auflage
Taschenbucherstausgabe Juli/2009

Printed in Germany 2010
Redaktion: Kristin Bamberg
Umschlaggestaltung: Guter Punkt, München
Umschlagmotiv: © Guter Punkt / Anke Koopmann
unter Verwendung von Motiven von Shutterstock
Herstellung: Helga Schörnig
Gesetzt aus der Sabon und Present bei Franzis print & media GmbH, München
Druck und Bindung: GGP Media GmbH, Pößneck
ISBN 978-3-453-70125-0
http://www.heyne.de

Inhalt

Prolog

Meine persönlichen Erfahrungen mit dem verbundenen Atem

Erste Begegnung

Gegen Ende der Sommersemesterferien befand ich mich auf dem Heimflug von Bombay nach München, als kurz nach dem Start über Lautsprecher gefragt wurde, ob ein Arzt an Bord sei. Ich sank in meinem Sitz zusammen – schließlich trennten mich noch einige Semester vom letzten Examen. Da aber offensichtlich kein Arzt an Bord war, raffte ich mich auf und ging nach vorne. Während ich in allen mir vertrauten Sprachen zu erklären versuchte, dass ich lediglich Medizinstudent sei, sah ich einen mit verkrampften Armen wild in der Luft rudernden, ausgesprochen dicken, vor Angst schwitzenden Mann, um den sich zwei Stewardessen bemühten. Meine Proteste ignorierend drückte mir eine weitere Stewardess sogleich eine Art Arztkoffer in die Hand. Trotz des akuten Zustands des Mannes wirkte die Situation sehr bizarr. Dieser große, ziemlich korpulente Araber hatte die Beine angezogen, sich in eine Art Embryohaltung verkrampft, und sein Mund verzog sich zur typischen Schnute der Hyperventilationstetanie. Es roch nach verschüttetem Whisky, und der Inhalt seines Aktenkoffers lag verstreut auf dem Boden. Während sich in diesem Chaos eine Stewardess bemühte, dem in Panik Geratenen eine Spucktüte über den Mund zu drücken, was dieser mit heftigen Bewegungen zu verhindern wusste, kramte ich hastig im Medikamentenkoffer nach einer Kalzium- oder wenigstens Valiumampulle. Ich wurde aber nicht fündig beziehungsweise konnte die Beschriftung nicht lesen. Auch meine Versuche, den Mann mit Hilfe einer Plastiktüte seine ausgeatmete Luft wieder einatmen zu lassen, scheiterten an dessen Gegenwehr.

Sein Ausdruck war eindeutig: Die Augen vor Angst und Panik weit aufgerissen und ein wenig aus ihren Höhlen getreten, Schweißperlen auf der Stirn, ruderte er mit stark verkrampften Armen um sein Leben. Offenbar hatte er großen Lufthunger, denn er atmete rasch, und all meine Versuche, diesen heftigen Atem abzuschwächen oder sogar zeitweilig zu unterbinden, waren zum Scheitern verurteilt. In meiner Hilflosigkeit setzte ich mich neben den Mann, ließ die Rücklehne seines Sitzes langsam nach hinten gleiten, so dass er in eine liegende Position kam, und versuchte mit beschwichtigenden Worten auf ihn einzuwirken. Außerdem strich ich ihm synchron zu seinem Ausatmen über den Brustkorb in der Hoffnung, ihn so vielleicht zu beruhigen. Das hatte zwar den Effekt, dass er nach kurzer Zeit weniger verängstigt wirkte und der Ausdruck der Panik in seinem Gesicht etwas nachließ; er atmete aber weiterhin so vehement, dass die Krämpfe blieben und nach meinem schulmedizinischen Wissen auch bleiben mussten.

Nach allem, was ich im Medizinstudium gelernt hatte, würde die Situation weiter eskalieren, wenn es nicht gelang, ihn am forcierten Atmen zu hindern. Während sich das Drama hinzog und die Stewardess mich mit der Frage bedrängte, ob ich eine Rückkehr nach Bombay beziehungsweise eine unplanmäßige Landung für erforderlich hielt und ob der Patient in Lebensgefahr sei, versuchte ich diesen weiter zu beruhigen und ihr klarzumachen, dass ich noch kein Arzt sei und das nicht entscheiden wolle. Einerseits hatte ich nicht das Gefühl von Todesnähe, andererseits machte mir mein erlerntes Wissen Angst. Dann kam es zu einer für alle Beteiligten völlig unerwarteten und nach schulmedizinischem Verständnis nicht für möglich gehaltenen Wendung. Von einem Moment zum anderen fielen die eben noch starken Krämpfe der Arme und Beine in sich zusammen. Und obwohl der Mann wie besessen weiteratmete, entspannten sich seine Gesichtszüge, und die Angst wich einem Ausdruck fassungsloser Glückseligkeit. Er schien davon ebenso überrascht und erleichtert zu sein, und Tränen des Glücks und der Erleichterung liefen über seine rundlichen Wangen. Er weinte hemmungslos und war offenbar befreit und glücklich. Immer noch heftig atmend, umarmte er vor lauter Glück eine Stewardess und nahm danach auch mich in seine Arme. Allmählich wurde auch sein Atem sanfter, und er konnte einige Worte stammeln, die die Stewardess übersetzte: »So viel Liebe, so viel Liebe, alles wunderbar, alles gut, vielen, vielen Dank für all die Liebe und all das Glück.« Nun war ich zwar bester Absicht gewesen, hatte allerdings nicht gerade das Gefühl, all dieses überfließende Glück und die erlebte Liebe mit meinen – schulmedizinisch gesehen – sogar missglückten »therapeutischen« Versuchen bewirkt zu haben.

Leider sprach er keine mir vertraute Sprache, und so konnten wir uns auch später nicht unterhalten. Seine Gesten waren aber überdeutlich. Er schien, was ich soeben als medizinisches Versagen erlebt hatte, als schönstes Ereignis in seinem Leben einzuordnen. Die Stewardess übersetzte mir dann auch, dass er nicht nur davon ausging, dass ich ihm das Leben gerettet, sondern ihm einen Moment der Erleuchtung geschenkt hatte. Diese allerdings hatte ich selbst gerade monatelang vergeblich in verschiedenen indischen Ashrams gesucht.

Auf der Suche nach Erklärungen

Da ich das, was vorgefallen war, nicht verstehen konnte, habe ich es nie vergessen und versuchte immer wieder, dafür Erklärungen von Medizinern zu bekommen. Auf meine Fragen erhielt ich jedes Mal die Antwort, das, was ich da erlebt haben wollte, sei nicht möglich. Auch später, während meiner Arbeit an verschiedenen Kliniken versuchte ich weiter in Erfahrung zu bringen, inwieweit dieses Phänomen bekannt sei, doch wurde mir immer wieder erklärt, dass das Unsinn sei und die Patienten von diesen Angstzuständen mittels Kalzium- oder Valiumspritze einfach und effektiv befreit werden müssten. Zwar gehörte das Phänomen der Hyperventilationstetanie zum ärztlichen Alltag, aber der unerwartete Ausgang, den ich erlebt hatte, schien unbekannt zu sein. Erst Jahre später verstand ich rückwirkend, was ich auf dem Flug erlebt hatte und lernte es einzuordnen.

Atemerfahrungen in der Reinkarnationstherapie

Als ich angefangen hatte, als niedergelassener Arzt mit der Reinkarnationstherapie zu arbeiten, drängte sich die Erklärung geradezu auf. Während die Patienten durch die Geburt begleitet wurden, wie es zu dieser Form vierwöchiger Psychotherapie gehört, kam es immer wieder vor, dass Einzelne in der Enge des Geburtskanals und aufgrund der damit verbundenen Angst heftig zu hyperventilieren begannen. Mir war das beim Wiedererleben meiner eigenen Geburt im Rahmen einer Reinkarnationstherapie ebenfalls passiert, und der Therapeut ließ mich mit Hilfe einer Plastiktüte rückatmen, wodurch ich wieder auf den Boden der Tatsachen beziehungsweise zum normalen Atmen gebracht wurde. Allerdings war dadurch die Sitzung unterbrochen und ich aus dem Erleben der Geburt herausgerissen worden. Allein deshalb widerstrebte es mir, meinen Patienten ähnlich zu begegnen. Das Verabreichen von Spritzen, wie ich es gelernt hatte, war in der psychotherapeutischen Situation erst recht keine akzeptable Lösung.

Mit dem Erlebnis aus dem Flugzeug im Hinterkopf ließ ich Patienten hyperventilieren und nahm auch leichte Krämpfe in Kauf, ohne gleich medizinisch einzugreifen oder mit der bereits erwähnten Plastiktüte zu reagieren. Mit der Zeit beobachtete ich, dass ich die Patienten psychotherapeutisch durch ihre Geburt führen und auch an den größten Krämpfen vorbeilotsen konnte. Allerdings zeigte sich, dass sie dadurch die Enge und das Beängstigende der Geburtssituation nicht so deutlich und lebensnah erlebten wie jene, die tiefer atmend ihr Geburtstrauma durchlebt hatten. Je mehr der Körper mit diesem typischen Krampfmuster reagierte, das sehr an die Embryohaltung kurz vor der Geburt erinnerte, desto intensiver wurde das Geburtstrauma erfahren und desto besser war seine Verarbeitung durch die Sitzung.

Aus solchen Erlebnissen wuchsen die Lust und auch die Neugierde, einmal bewusst selbst eine Hyperventilationserfahrung zu machen. Ein Freund und Kollege war anwesend und sollte nur im Notfall medizinisch eingreifen. Mit aufgezogenen Kalzium- und Valiumspritzen und der obligatorischen Plastiktüte in Reichweite saß er neben mir, während ich meine Atemfrequenz allmählich steigerte. Wie nicht anders zu erwarten, bekam ich relativ schnell Krämpfe. Nach über einer Stunde heftigen Atmens stellte ich fest, dass die Krämpfe keineswegs stärker wurden, wie ich gelernt und befürchtet hatte, sondern eher nachließen. Ich hatte das Gefühl, als könnte ich mich auch atmend von ihnen befreien, und tatsächlich ließen sie trotz weiteren intensiven Atmens allmählich nach. Als der Atemstrom nach etwa zwei Stunden sanfter wurde, erlebte ich ein verblüffendes Gefühl von Lösung, beinahe eine Erlösung und fühlte mich so weit und frei, wie ich mich vorher eng und verkrampft empfunden hatte. Energien pulsierten überall in meinem Körper, und das erinnerte mich an meine eindrucksvollsten Meditationserfahrungen.

Die Hoffnung, durch diese Art des Atmens die Geburt wieder zu durchleben, hatte sich jedoch nicht erfüllt, aber es war ein schlussendlich wundervolles Erlebnis gewesen, das ich mir wieder wünschte und das ich meinen Patienten allein schon wegen der tiefen Entspannung und des anschließenden wundervollen Weitegefühls ebenfalls ermöglichen wollte.

Nach weiteren, aber von Anfang an angst- und spannungsfreieren Eigenversuchen hörte ich das erste Mal von der US-amerikanischen Atemtherapievariante namens Rebirthing. Der Amerikaner Leonard Orr ließ Menschen hyperventilieren, nachdem es ihm selbst – angeblich bei einem missglückten Selbstmordversuch in der Sauna – widerfahren war und er dabei seine Geburt erlebt hatte. So war es zum Namen Rebirthing (= wieder geboren werden) gekommen. In der doppelten Bedeutung dieser Bezeichnung steckt sowohl das Wiedererleben der Geburt als auch das Gefühl von Neugeborensein.

Bald darauf fand ich in München zwei Atemtherapeuten, die bei Orr gelernt hatten. Ich bekam bei ihnen meine ersten Rebirthingsitzungen, die sich vor allem dadurch von meinen Selbstversuchen unterschieden, dass ich hier durch den offenen Mund atmen musste. Auf Hintergrundmusik, wie ich es aus der Reinkarnationstherapie gewohnt war, wurde verzichtet. Auch wurde ich angeleitet, zwischendurch zu hecheln und meinen Atemrhythmus immer wieder zu wechseln. Obwohl das Atmen durch den Mund die Schleimhäute unangenehm austrocknete und mir die Begleitmusik fehlte, hatte ich wunderbare Gefühle von Freiheit bis hin zu Grenzenlosigkeit und fühlte mich ungewöhnlich gelöst, ein Zustand, der nach der Sitzung noch einige Zeit anhielt. Allerdings machte ich in keiner der etwa zehn Sitzungen Geburtserfahrungen. Heute führe ich das darauf zurück, dass meine Geburt bereits durch die eigene Reinkarnationstherapie energetisch so entladen war, dass sie nicht mehr ins Bewusstsein drängte.

Tatsächlich kommt aus dem Unterbewusstsein nur hoch, was unter innerem Druck steht. Ganz offensichtlich eignet sich das forcierte Atmen optimal, um lange aufgeschobene Probleme aufzuarbeiten. Das entsprach auch meiner Erfahrung aus der Reinkarnationstherapie, dass es eine uns innewohnende Instanz geben müsse, die alles daransetzt, dass wir Entwicklungs- und Wachstumsschritte machen, auch wenn wir das nicht immer wollen. So wie die ganze Schöpfung – im religiösen Sinn – scheint alles auf Vollständigkeit und Vollkommenheit hinzustreben. Insofern braucht man als Therapeut gar nicht so viel zu tun. Meistens reicht es, offen für die Selbstheilungsprozesse des Organismus zu sein und diesen eine Chance zu geben.

Ähnliches hatten wir beim Fasten erlebt. Es traten immer genau die Probleme an die Oberfläche, die als Nächstes zur Lösung anstanden. Die innere Instanz, die Paracelsus »Inneren Arzt« beziehungsweise »Archeus« nannte, sorgt offenbar dafür, dass die richtige Reihenfolge der Regenerationsmaßnahmen eingehalten wird. Patient und Therapeut müssen kaum etwas dazu beitragen, außer dem Organismus und seinem Verdauungssystem die Ruhepause einer Fastenzeit zu gönnen.

Der Atem gibt dem Organismus offenbar eine ganz ähnliche Chance, wobei hier eher energetische Muster im Vordergrund stehen, während das Fasten vom Körper ausgehend mit der Zeit über energetische Ebenen auch seelische und geistige Bereiche beeinflusst. Die Psychotherapie, die sich der Seele widmet, bezieht im Idealfall auch den Körper über die energetische Ebene ein. Der forcierte Atem setzt dagegen offenbar direkt auf der Energieebene an.

Auf dem Weg zu einer Atemtherapie

Mit der zunehmenden Sicherheit, dass die von der Schulmedizin beschworenen Gefahren nicht real waren und die trotz Krämpfen Weiteratmenden keineswegs in immer bedrohlichere Zustände gerieten, traute ich mich auch mit meinen Patienten die Atemarbeit fortzusetzen.

Wir begannen allmählich, sanfte Therapiemusik speziell zur Atembegleitung einzusetzen und entsprechend zu intensivieren. Schließlich spielten wir dynamischere Musik bis hin zu Maurice Ravels »Boléro«, die wir immer mehr aufdrehten, um den Atemprozess energetisch zu unterstützen. Trotz der Einwände der Rebirther zeigte sich, dass begleitende Musik von unschätzbarem Wert war, um die Sitzungen zu vertiefen und zu intensivieren. Außerdem schien die richtige Musik auch die enorm wichtige Bewusstseinspräsenz der Atmenden zu unterstützen. Mit der Zeit wussten wir die Musik so einzusetzen, dass sie spezielle Themen hervorbrachte und der ganzen Sitzung einen verlässlichen Rahmen verschaffte. Durch die allmähliche Steigerung der Musikdynamik von einem meditativen Einstieg bis hin zu Stücken wie »Oxygène« von Jean-Michel Jarre oder »Chariots of Fire« von Vangelis gelang es, die energetischen Prozesse immer besser zu steuern. Es folgte ein langer Weg durch die verschiedenen Stilrichtungen der Musik, bis wir vor etwa zehn Jahren dazu übergingen, gezielt Livemusik einzusetzen. Besonders die ekstatische Trommelmusik von Bruce Werber und Claudia Fried (»Trommeln der Welt«[1]) erwies sich hier als hilfreich.

In der Anfangszeit des verbundenen Atems machte ich parallel zu vielen Selbsterfahrungen, die ich mir allmählich auch ohne Beobachtung und Begleitung gönnte, eine Art Ausbildung bei jenen beiden Sannyasin-Rebirthern, die sich auf Leonard Orr berufen konnten. Neben vielen wertvollen Erfahrungen in Einzelatemsitzungen stießen mich allerdings die hier herrschenden Theorien des positiven Denkens und des Träumens von physischer Unsterblichkeit so ab, dass ich meinen eigenen Atemfortschritt dadurch mehr behindert als gefördert sah. Der wunderbare Freiraum nach den Sitzungen wurde häufig mit gut gemeinten Affirmationen zugestopft. Vor allem die dogmatische Mundatmung und der Verzicht auf begleitende Musik veranlassten mich, bald wieder eigene Wege zu gehen. Im damaligen Kreis der Reinkarnationstherapeuten um Thorwald Dethlefsen konnte ich das »Atmen«, wie wir es vereinfacht nannten, einführen, und es begann eine spannende Zeit des Experimentierens.

Von der Nasenatmung wichen wir nur noch bei Blockaden der Nase kurzzeitig ab. Gewöhnlich atmen wir ja ebenfalls durch die Nase, und so waren wir unserer Sache – ganz abgesehen von den ungleich angenehmeren Sitzungen – sicher. Inzwischen sind auch die meisten Rebirther zur Nasenatmung übergegangen, und die Sitzungen werden auch dort von Musik begleitet. So entwickelte sich Anfang der achtziger Jahre am »Institut für außerordentliche Psychologie« allmählich das, was wir heute die Therapie mit dem verbundenen Atem nennen. Sie wurde ein wesentlicher Bestandteil der Reinkarnationstherapie, aber auch eine eigenständige Therapiemethode.

Mit der Zeit begannen wir den Prozess des verbundenen Atems auch als Einleitung von Psychotherapiesitzungen zu verwenden, um Themen wie Geburt, aber auch das Loslassen – wie es beim Sterben am deutlichsten wird – tiefer und eindrucksvoller erleben zu lassen. Der Atemprozess erwies sich als eine ideale Möglichkeit, in der Psychotherapie gemachte Erfahrungen zu vertiefen und im energetischen Feld des Körpers zu verankern. Trotz beeindruckender kathartischer Erlebnisse, großer Durchbrüche und hin und wieder auftretender Atembefreiungen im Stil meiner ersten »Erfahrung« im Flugzeug haben wir allmählich eine deutlich ruhigere Variante des verbundenen Atems entwickelt, bei der es weniger um kathartische Phänomene geht als vielmehr darum, auf sanfte, aber runde Art und Weise die eigenen Energien in Fluss zu bringen. Mir ist keine andere Atem- oder sonstige Therapietechnik bekannt, mit der so schnell und so leicht so tiefe Energiephänomene zu erleben sind wie mit dem verbundenen Atem. Auch lässt sich über ihn das Energiefeld des Körpers verblüffend rasch verändern, so dass Menschen mit ihrer Aura oder ihren Chakren in Berührung kommen, was mit anderen Techniken viel länger dauern würde, wenn es überhaupt möglich ist.

Auf dem Weg zu tieferen Erfahrungen

Nachdem wir lange Zeit den Atemprozess in Einzelsitzungen erleben ließen oder als Einstieg in die Reinkarnationstherapie nutzten, zeigte sich immer mehr, wie sehr sich der Prozess mit energetischer Musik (etwa den frühen Stücken von Jean-Michel Jarre und Vangelis) intensivieren ließ. Später integrierten wir etwas abenteuerlich, aber energetisch äußerst wirksam intensive Popmusik, die bombastische Klassik von Louis Hector

Berlioz, aber auch etwa das Canto general, und so ergaben sich immer tiefer gehende Sitzungen, die bald auch noch von Farblicht, insbesondere den Sonnenfarben, gefördert wurden. Der größte Sprung in energetischer Hinsicht war aber der von der Einzel- zur Gruppensitzung. Was sich anfangs mehr zufällig ergeben hatte, erwies sich als große Chance, die eine neue Qualität ermöglichte. Es zeigte sich, dass mit jedem Teilnehmer, der sich wirklich auf den Atemprozess einließ, das Energiepotenzial zunahm. War auf der anderen Seite jemand dabei, der seinen eigenen Atemprozess sabotierte, erlebten wir, wie er damit den ganzen Gruppenprozess beeinträchtigen konnte.

Wir gingen immer mehr dazu über, alle unsere Patienten für Atemsitzungen zusammenzubringen, um ein möglichst starkes Energiefeld aufzubauen, das Einzelnen Schritte ermöglichte, die sie allein kaum geschafft hätten. Es zeigt sich hier obendrein (energetisch) ganz praktisch, dass das Ganze deutlich mehr war als die Summe seiner Teile. Die Gruppe profitierte von jedem Einzelnen, der aber profitierte in ganz erstaunlicher Weise auch von der Gruppe. Diese Erfahrungen führten zu immer größeren Gruppen mit einer Vielzahl von Betreuern, so dass sich – unterstützt von lebendiger Trommelmusik – regelrechte Energiefeste entwickelten. Zehn Jahre lang war es für uns alle eine erhebende Erfahrung im Silvesterseminar »Vom Alten zum Neuen« die Energie von über 100 Menschen zu erleben, die atmend das alte Jahr verabschiedeten und am Tag darauf das neue atmend begrüßten und feierten. Wo wir heute in den Ausbildungsseminaren zur »Archetypischen Medizin« große Atemgruppen erleben, die im Thermalwasser und zu Land zu sanfter Unterwassermusik oder intensiver Live-Trommelmusik ihre Energien vereinigen, ergeben sich natürlich noch beeindruckendere Energiephänomene.

Mit der Zeit entwickelten sich im therapeutischen Alltag eine Reihe spezieller Anwendungen des verbundenen Atems wie etwa das Stehatmen, bei denen die Teilnehmer in verblüffender Weise in Trance gehen können, oder das Wiegeatmen, wo sich zwei gegenseitig wiegend in einen rhythmischen Prozess hineinatmen. Atemerfahrungen im körperwarmen Thermalwasser können das Erleben der eigenen Geburt sehr fördern. Die weibliche Wasserwelt bringt neben der »weichen« Geborgenheit viele Vorteile für die Seele auf ihrer Atemreise mit sich. Voraussetzung ist sehr viel gutes Thermalwasser und eine aufwändige Unterwassermusikanlage, da durch die Musik die positive Wirkung verstärkt wird. Von Atemsitzungen in kleinen Holzzubern – eine Modeerscheinung aus Kalifornien namens »hot tub« – kommen energetisch sensible Menschen schnell wieder ab. Da Wasser als das weiblichste der Elemente enorm aufnahmefähig ist, saugt es alle Schwingungen auf und ist so schnell gesättigt. In *hot tubs* oder auch öffentlichen Thermalbädern mit Umwälzanlagen befindet man sich folglich bald in einem bedenklichen Schwingungsfeld. Besonders wegen der zahlreichen Kranken in solchen Therapiebädern sollte man daran denken, nicht länger als eine halbe Stunde zu bleiben.

Eine Intensivierung des verbundenen Atems ergab sich in unserem Kreis ganz nebenbei durch den Einsatz geführter Meditationen. Mit dieser Art von Seelenreise waren wir durch die Reinkarnationstherapie vertraut, die sich ebenfalls wesentlich auf innere Bilder stützt. Durch die Einführung über die inneren Bilder kann man jeder Atemsitzung einen idealen Rahmen geben, außerdem können sich die Atmenden einen idealen Platz für ihre Atemsitzung in der inneren Seelenbilderwelt suchen bis hin zu einem Ritualplatz oder ihrem speziellen Ort der Kraft. Dadurch ist es auch möglich, sich des Schutzes dieser Ebene zu versichern. Wer einmal gelernt hat, mit den inneren Bilderebenen umzugehen, kann sich so leicht eine ideale Situation schaffen, in der er alle Vorteile und allen Schutz genießt, deren er bedarf. Nach meinen Erfahrungen können die inneren Helfer, die man sich so zur Begleitung auswählen kann, ebenso wichtig werden wie die äußeren Atembetreuer, denn Erstere handeln aus der überlegenen Intelligenz des Inneren Arztes heraus. Letztere sind so gut wie ihre Ausbildung war und/oder ihre Einfühlsamkeit es ihnen erlaubt. Hinzu kommt, dass die Erfahrungen mit dem verbundenen Atem die Erfahrungen auf der Bilderebene verbessern, da sie sie vertiefen und intensivieren.[2]

Solche Synergieeffekte konnten wir im Zusammenhang mit dem verbundenen Atem oft beobachten. Eine Gruppensitzung während einer Fastenzeit wird so noch einmal eine ganz andere

Tiefe und Qualität erreichen. Fasten reinigt den Körper und löst Blockaden und Hindernisse durch eine Art von Selbstverdauung auf, der Atem kann auf energetische Weise die Energiebahnen säubern. So kommt es, dass sich die positiven Effekte beider Methoden, gleichzeitig angewandt, perfekt ergänzen.

Entsprechend sind die Synergieeffekte, wenn man den verbundenen Atem mit der Psychotherapie kombiniert. Ein Mensch, der verbunden atmend innerlich in Fluss kommt, wird auch mit dem Fluss seiner inneren Bilder besser zurechtkommen. Wenn das geschieht, wird auch die seelische Verarbeitung dieser Bilder leichter und harmonischer verlaufen. Nach meiner Erfahrung ist die Atemtherapie schon ein Stück Psychotherapie an sich, schlägt der *verbundene Atem* doch die Brücke zwischen Körper, Geist und Seele des Menschen.

Gegenüber herkömmlichen Psychotherapien hat er den Vorteil, das Herz (Emotion und Intuition) auf eine Ebene mit dem Bauch (Ahnungen) zu bringen und vor allem dem Kopf (intellektuelle Fähigkeiten) gegenüber gleichzustellen. Das ist auch der Grund, warum sich der Atemprozess für Menschen, die sehr zur Kopf- und Intellektbetonung neigen, besonders eignet.

Parallel zu unserem Weg des verbundenen Atems entwickelten sich vor allem aus dem Rebirthing kommend mehrere Varianten verwandter Atemtechniken, die im Wesentlichen alle auf Hyperventilation setzten. Sehr bekannt ist das holotrope Atmen, das der tschechische Psychiater Stanislav Grof für seine therapeutischen Annäherungsversuche an transpersonale und transzendente Zustände entwickelte. Ein direkter Ableger des verbundenen Atems, das ich im Institut für Außerordentliche Psychologie Anfang der achtziger Jahre einführte, ist das psychoenergetische Atmen, wie Robert Dorsch, ein damaliger Mitarbeiter, diese Atemtechnik später nannte.

Die Methoden des verbundenen Atems und all seine Verwandten sind allerdings nicht so neu, wie wir zu Anfang glaubten. Schon in den Schriften des Golden Dawn, einem der bekanntesten hermetischen Orden, dem um die Jahrhundertwende Persönlichkeiten wie William Butler Yeats, Dion Fortune, aber auch Aleister Crowley angehörten, beschreibt Francis

Israel Regardie eine Atemtechnik, die der des forcierten, verbundenen Atems verblüffend ähnelt. Noch viel älter ist die Tradition in Indien, wo im Kundalini- und Siddhayoga ähnliche Übungen eine Rolle spielen. Auch in der tibetischen Tradition sind vergleichbare Methoden eingesetzt worden, deren Ursprung sich zeitlich kaum noch einordnen lässt.

Ganz offenbar brauchte es Jahrtausende, bis diese Technik und ihre Möglichkeiten ins abendländische Bewusstsein drang. Ende der siebziger, Anfang der achtziger Jahre des 20. Jahrhunderts war die Zeit dann aber offensichtlich reif, das Atemtabu der Schulmedizin zu brechen. Die parallele Entwicklung verschiedener Ansätze, die plötzlich gleichsam geschlossen über die vorher eherne Grenze gingen beziehungsweise atmeten, erscheint mir als ein gutes Beispiel für jene Synchronizität, die unsere Wirklichkeit so viel weitgehender bestimmt, als wir uns noch immer eingestehen. Heute ist das Hyperventilationstabu nur noch auf einen harten Kern der Schulmediziner beschränkt, die damit noch immer ein Krankheitsbild verteidigen, das bei genauerem Hinsehen viel mehr ein Selbstheilungsversuch des Organismus ist. In der Geburtshilfe wird das besonders deutlich.

Wenn eine Frau durch die Geburtswehen seelisch an ihr eigenes unbewältigtes Geburtstrauma herankommt, wird sie die Enge mit Angst spüren und natürlicherweise zu hyperventilieren beginnen, was ihr sogleich streng verboten wird. Ließe man sie gewähren, wäre sie allerdings mit zwei Aufgaben unter Umständen überfordert, nämlich ihr Kind zu gebären und ihre eigene Geburt zu verarbeiten. Ideal wäre es, ihr schon weit im Vorfeld der Geburt zu helfen, ihr eigenes Geburtstrauma atmend zu bewältigen. Dann könnte sie später verbunden und kraftvoll atmend ihrem Kind aus voller Kraft das Leben schenken. Nichts trägt so gut durch die Enge der Geburt wie der eigene große Atem, der diese Enge schon oft im Vorfeld überwunden hat. Als weiterer großer Vorteil kommt hinzu, dass das Kind auf diese Weise viel weniger in Gefahr gerät, einen Sauerstoffmangel zu erleiden, wie sonst häufig unter der Geburt, etwa wenn die Nabelschnur unter Druck gerät. Im

Gegenteil wird es sogar übermäßig gut durchblutet, weil ja der mütterliche Organismus geradezu mit Sauerstoff überschwemmt wird und das Kind sich über die Plazenta an diesem Überfluss bedient.

Noch immer sind es aber zu wenige Kinder, die von mutigen Müttern meist auf eigene Verantwortung aus der Kraft des Atems und folglich im Sauerstoffüberschuss geboren werden. Danach wird dann von den betreuenden und zumeist staunenden Schulmedizinern bescheinigt, dass die Kinder kein bisschen azidotisch (übersäuert) und zyanotisch (blau angelaufen) sind wie gewöhnlich nach dem Stress der Geburt. Nur leider hat das mit wenigen positiven Ausnahmen noch kaum Auswirkungen auf die allgemeine gynäkologische Geburtspraxis gezeitigt.[3]

Der Atem aus der Sicht verschiedener Schulen

Wenn ich heute an das anfangs geschilderte Erlebnis im Flugzeug denke, kommt es mir wie eine Art Einweihung in das Geheimnis des Atems vor, auch oder gerade weil ich Jahre brauchte, um es überhaupt zu verstehen. Und wahrscheinlich ist dieser Prozess noch gar nicht abgeschlossen, denn bezüglich des Atems bin ich inzwischen auf jede (positive) Überraschung gefasst. Trotzdem will ich Ihnen hier zusammen mit Andreas Neumann, der in unserem Heil-Kunde-Zentrum in Johanniskirchen vor Jahren die Hauptverantwortung für die Atemtherapie übernommen hat, den bisherigen Stand unserer Erfahrungen mit dem verbundenen Atem vorstellen.

Meine initiale Flugzeugerfahrung lässt sich aus verschiedenen Perspektiven beleuchten, angefangen mit der Sichtweise der Schulmedizin, um dann über die naturheilkundliche zur energetischen und schließlich psychotherapeutischen Ebene vorzudringen. Interessant mag dabei sein, dass die verschiedenen Richtungen sich auf ihre jeweilige Sprache stützen, die bei allen sehr speziell ist und oft mehr verschleiert als enthüllt. Spirituelle Kreise entwickeln ganz ähnlich wie die Schulmedizin oft ihre eigene Sprache, die »Uneingeweihten« ähnlich okkult vorkommen mag wie vielen der Slang der Schulmediziner. Manchmal ist kaum noch zu erkennen, dass alle über dasselbe Thema sprechen, den Atem.

Schulmedizinische Sicht

Nach schulmedizinischem Verständnis kommt es – in der Regel ausgelöst durch Angst – zu verstärktem Atmen, was *Hyperventilation* (wörtlich »Überatmung«) genannt wird. Den Zusammenhang zwischen Angst und Atem versteht die Universitätsmedizin nicht, denn ihre Vertreter interessieren sich, mit Ausnahme von kleinen Randgebieten, im Allgemeinen nicht für die Zusammenhänge zwischen Körper und Seele. Immerhin ist ihr aber das Zusammenspiel von Angst und Atem aus Erfahrung gut vertraut. Wie Abweichungen von der Norm im allgemeinen hält man auch solche im Bereich des Atems für falsch und therapiebedürftig. Mit der Selbstverständlichkeit, mit der beispielsweise Fieber und Schmerzen unterdrückt werden, unterdrückt man auch die Phänomene der Hyperventilation, ohne zu hinterfragen, welchen Sinn all das haben könnte. Wie gefährlich angeblich der eintretende Zustand ist, wird mit entsprechenden Befunden belegt. Wenn man nämlich die Blutgase bei und vor allem nach der Hyperventilation bestimmt, stellt man fest, dass die heftig atmenden Lungenflügel vergleichsweise (zum Normalzustand) zu viel Kohlendioxid ausscheiden und zu viel Sauerstoff hereinholen. Den ansteigenden Sauerstoff beachtet die Schulmedizin in diesem Zusammenhang weniger, da er keine Probleme macht, der absinkende Kohlensäureanteil im Blut aber macht ihr Sorgen. Kohlendioxid ergibt mit Wasser Kohlensäure, die, wie der Name schon sagt, sauer ist. Wenn die Lungenflügel überdurchschnittlich viel Kohlensäure abatmen, ist das Ergebnis eine *Verschiebung des ph-Werts* im Blut in Richtung *alkalischerem Milieu*. Der pH-Wert misst den Säuregehalt des Blutes auf einer Skala von 0 bis 14. Normalerweise ist er nicht ganz genau in der Mitte, also neutral, sondern mit einem Wert von 7,2 eher im leicht alkalischen Bereich. Der Körper ist sehr darum bemüht, im Blut diese Mitte zu halten, da sowohl eine stärkere Abweichung in den alkalischen Bereich wie auch zum sauren Gegenpol ins Koma führt. Der bei der Hyperventilation eintretende Zustand wird, weil zu alkalisch, *Alkalose* genannt. Durch den für die Alkalose typischen Mangel an positiven Ladungen (Protonen) kommt es im Blut zu einer relativen Verknappung der zweifach positiv geladenen Kalziumionen, die zur *Abpufferung des Basenüberschusses* notwendig sind. Diese Ionen werden deshalb aus den Muskeln ins Blut verschoben, fehlen dann aber natürlich im Muskelsystem. Da sie dort eine wichtige Rolle spielen, wird ihr Fehlen für die eintretende Krampfneigung oder manifeste *Tetanie* (Verkrampfung) verantwortlich gemacht.

So weit ist das nachvollziehbar und klingt ganz plausibel, sofern man sich auf diese Insidersprache einlassen kann und will. Warum aber manche Menschen unter diesen Bedingungen gar keine Krämpfe bekommen, bleibt offen. Ebenso wie eine Erklärung dafür, warum manche Muskeln wie die der Arme und die Ringmuskeln um den Mund besonders reagieren, während andere gar nicht ansprechen. Vor allem aber kann man überhaupt nicht erklären, warum sich der Zustand durch Weiteratmen schließlich wieder bessert, um oft sogar in völlig entkrampfte Momente von Glückseligkeit umzuschlagen. Über diese Stadien des Phänomens ist die Schulmedizin schon deshalb nicht informiert, weil sie es gar nicht erst so weit kommen lässt. Phänomene wie eine große Atembefreiung, wenn innerhalb von Bruchteilen von Sekunden alle Krämpfe mit einem Schlag verschwinden, ignoriert sie konsequent – trotz der mehrfachen Beobachtung durch alternative Therapeuten. Sie selbst kann solche Zustände natürlich auch nicht untersuchen, da sie sie nicht entstehen lässt und sich weigert, alternative Erfahrungen anzuerkennen. So konnte man sich alle so genannten Außenseitermethoden lange Zeit vom Halse halten. Man ignorierte sie einerseits und konnte sie andererseits als unwissenschaftlich diffamieren. Das aber mussten sie natürlich bleiben, da man sich ja weigerte, sie wissenschaftlicherseits zur Kenntnis zu nehmen. Heute funktioniert diese Verdrängungsstrategie deshalb schlechter, weil immer größere Teile der Bevölkerung sich gerade für jene Dinge zu interessieren beginnen, die die Schulmedizin als unwissenschaftlich bezeichnet. Im Übrigen kümmert sich die Wirklichkeit natürlich nicht darum, ob wir sie leugnen, sondern sie wirkt weiter – in diesem Fall zum Wohl der atmenden Patienten.

Der einzige subjektive Vorteil dieser Betrachtungsweise liegt aufseiten der Schulmedizin selbst. Denn die Erfahrung hat gezeigt, wenn hyperventilierende Menschen von ihren Atemausflügen mittels Injektionen »heruntergespritzt« werden, hyperventilieren sie (scheinbar von selbst) immer wieder und bleiben so als dankbare Patienten erhalten. Einem Hyperventilationspatienten kann man sozusagen ständig das »Leben retten«. Würde man ihn nur einmal durch dieses Land der Enge begleiten, wäre er von seinem Problem (der Angst vor der Enge – meist der Geburt) schon fast geheilt – und damit als Patient unwiderruflich verloren.

Naturheilkundliche Sicht

Die naturheilkundliche Medizin legt einen ganz anderen Schwerpunkt bei ihrer Betrachtung. Sie freut sich vor allem über den zunehmenden Sauerstoffanteil im Blut, der dafür sorgt, dass die Stoffwechselprozesse angeregt werden und der Organismus durch diesen Energieüberschuss in die Lage versetzt wird, alte Problemfelder zu sanieren. Viele naturheilkundliche Therapeuten spritzen inzwischen mit einem gewissen Erfolg kleine Mengen sauerstoffangereicherten Blutes intramuskulär oder reichern sogar aus dem Körper geleitetes Blut in größerem Stil mit dem Lebenselixier Sauerstoff an, um es anschließend per Infusion in den Körper zurückzuschicken. Verglichen mit diesen geringen Mengen stellt die Therapie mit dem verbundenen Atem eine unglaublich wirksame Sauerstoffüberschwemmung dar. Die Alternativmedizin kennt sogar Therapiemethoden wie die Sauerstoff-Mehrschritt-Therapie nach Ardenne, bei der die Patienten mit viel Aufwand sauerstoffangereicherte Atemluft einatmen. Letztlich handelt es sich dabei um schwache Versuche einer ganz ähnlichen Atemtherapie, wie sie der verbundene Atem ganz nebenbei mit sich bringt.

Auch was den Verlust an Kohlendioxid beziehungsweise -säure angeht, kommt die Naturheilkunde zu einer gegensätzlichen Einschätzung zur Schulmedizin. Da sie davon ausgehen kann, dass moderne Zivilisationsmenschen in ihrer »Hochdruckgesellschaft« fast ausnahmslos übersäuert sind, ist sie geradezu froh über den Verlust von Säure (saure Valenzen) und versucht Ähnliches mit eigenen Methoden zu erreichen. Wobei diese Methoden wie etwa das regelmäßige Einnehmen von Basenpulver durchaus nicht unproblematisch sind. Da das Pulver durch den Magen aufgenommen werden muss, dessen Milieu sauer sein und bleiben sollte, wird sein Saft ständig neutralisiert, was unangenehme Langzeitwirkungen haben kann. Dagegen ist der verbundene Atem ein viel wirksameres und unschädlicheres Mittel, den ganzen Stoffwechsel zu regenerieren, wenn es auch eine oft spürbare Erstverschlimmerung gibt. An diesem Punkt mag klar werden, wie konträr die Standpunkte sind. Während die Schulmedizin dem vollen Atem feindlich gegenübersteht, begrüßen ihn die Naturheilkundler, um langfristig das Säure-Basen-Gleichgewicht wiederherzustellen.

Die naturheilkundliche Medizin dringt deutlich tiefer in das Problem als die Schulmedizin. Während Letztere nur das Blut sieht, schaut Erstere auf das ganze körperliche Stoffwechselsystem. Wenn wir davon ausgehen, dass zwei Drittel unseres Körpergewichts aus Wasser bestehen, wären das bei einer 60 Kilogramm wiegenden Frau 40 Kilogramm oder Liter. Davon sind nur vier Liter Blut. In diesen vier Litern Lebenssaft wird das Gleichgewicht des pH-Werts vom Organismus aufrechterhalten, was aber nicht heißt, dass in den übrigen 36 Litern nicht schon längst ein Ungleichgewicht eingetreten sein kann. Davon können und müssen wir leider ausgehen. Insofern nimmt die Naturheilkunde eine kurzfristige harmlose Verschiebung im Blut in Richtung Alkalose gern in Kauf, um so einen langfristigen Ausgleich zu erreichen. Wenn man an diesem

Punkt die symbolische Bedeutung von Säuren und Basen mit einbezieht, mag jetzt schon klar werden, warum der verbundene Atem im übertragenen Sinn ebenfalls in die Mitte führt und zu einem Ausgleich der seelischen Kräfte wesentlich beitragen kann. Die Säuren gehören zum abgebenden oder ausstrahlenden männlichen Prinzip, geben sie doch Protonen ab, mit deren Hilfe sie zum Beispiel Metalle zersetzen können. Basen dagegen zeichnen sich dadurch aus, dass sie Protonen anziehen, wodurch sie in der Lage sind, Metalle durch Auslaugung aufzulösen. Das abgebende Prinzip wird in Analogie zur Sonne und der von ihr abgestrahlten Energie dem männlichen Pol zugeordnet, während das aufnehmende in Analogie zum Licht absorbierenden und reflektierenden Mond dem weiblichen Pol zugeordnet wird. Diese Zuordnung ist uralt und durchaus nicht beliebig, wie man an der männlichen Art sieht, Samen auszustoßen, symbolisiert durch den Phallus, und an der weiblichen, Samen im eigenen Schoß aufzufangen, symbolisiert durch den Gral beziehungsweise Pokal. Alles was also im Stoffwechsel den basischen Pol stärkt, wirkt in archetypisch weibliche Richtung. Damit bringt uns jeder Atemprozess ein Stück weiter in die Mitte, da wir davon ausgehen müssen, dass der Stoffwechsel sehr weit in den männlich-sauren Pol abgeglitten ist. Die Mitte ist ein Synonym für Ausgewogenheit, Gleichgewicht und Gesundheit.

Mit dieser Betrachtung wird man zwar dem Atemprozess viel besser gerecht, als es die Schulmedizin vermag, aber die ganze energetische und vor allem auch die seelische Ebene ist noch nicht berücksichtigt. Allerdings lässt sich von hier – auch wenn das die Naturheilkunde in der Regel weniger interessiert – leicht eine Brücke sowohl zur Ökologie als auch zur Psychotherapie schlagen. Unsere Übersäuerung des Stoffwechsels ist – entsprechend der Paracelsus-Gleichung Mikrokosmos (Mensch) = Makrokosmos (Erde) – ein Abbild der Umweltsituation, wo die Übersäuerung des Bodens durch den sauren Regen heute unbestritten ist. Auch hier hat es sich gezeigt, dass es keinen Sinn macht beziehungsweise das Problem sogar noch verstärkt, wenn man Kalk ausstreut, was im Mikrokosmos der langfristigen Einnahme von Basenpulvern entsprechen würde. Man sollte der

Natur die Möglichkeit geben, sich aus eigener Kraft zu regenerieren, indem man sie in Ruhe lässt und auf neuerliche Säurebelastung verzichtet, ihr sozusagen Zeit gibt, in Ruhe durchzuatmen und loszuwerden, was sie belastet. Genau das passiert auch durch den verbundenen Atem in unserem Körper. Auf der seelischen Ebene kann man erleben, wie Menschen nach dem Atemprozess offener für die Umwelt und ihre Probleme werden. Sie empfinden die Eingriffe des männlichen Macherpols in die Natur deutlicher und störender und sehnen sich häufig nach den harmonischen langsamen Rhythmen der Mutter Natur. Der Ausgleich, der im Mikrokosmos durch den verbundenen Atem geschieht, kann deshalb auch im Makrokosmos für Harmonie sorgen. In der Tiefenökologie wurde dieser Zusammenhang bereits erkannt.

In der Psychotherapie ergibt sich heute in der überwiegenden Zahl der Fälle ein ähnliches Problem wie in der Ökologie. Archetypisch betrachtet leiden wir unter einem fast unerträglich gewordenen Überhang des männlichen Pols. Was auf der Stoffwechselebene die Übersäuerung ist, zeichnet sich hier als zunehmende Kontrollsucht und Unfähigkeit ab, loszulassen und zur Ruhe zu kommen. Die kurzzeitige Rückkehr des Stoffwechsels in die Mitte oder sogar in den weiblichen Bereich eröffnet die Chance zu einem umfassenden Loslassen und einer unvergleichlich tiefen Entspannung. Allein das einmalige Erlebnis einer vollkommenen inneren Ruhe kann die Sehnsucht nach seiner eigentlichen Bestimmung in einem Menschen so nachdrücklich wachrufen, dass er diesem Ruf in Zukunft mehr Aufmerksamkeit schenkt und ihm in die Weiten seiner inneren Seelenlandschaft folgt.

Energetische Sicht

Was die energetische Ebene des verbundenen Atems angeht, sind wir auf die in zwei Jahrzehnten gemachten eigenen Erfahrungen und die Zeugnisse jener Kulturen angewiesen, die sich mit Energie beschäftigt haben. Vonseiten der Universitätsmedizin gibt es hier keine Erklärungsmodelle. Die Erfahrung, dass es neben dem Blut- und Lymphfluss und den Nervenbahnen noch ein weiteres Energieflusssystem geben muss, macht jeder in der ersten Stunde mit dem verbundenen Atem. Wenn alles prickelt, vibriert und sich in der Entspannung nach dem Atemhöhepunkt in einem behaglichen Fließen löst, spürt man jenseits aller intellektuellen Konzepte, dass etwas in einem in Bewegung gekommen ist und fließt. Dieses »Etwas« ist in östlichen Kulturen unter Namen wie Chi und Ki gut bekannt und ein fester Bestandteil zum Beispiel der Chinesischen Medizin. Es ist dieselbe Energie, die sich in den Meridianen bewegt, die ausdrücklich als Leitungs- und Gefäßsysteme gedacht wurden, was in Begriffen wie zum Beispiel Konzeptionsgefäß auch sprachlich deutlich wird. Neben den Chinesen der klassischen Zeit verfügen aber auch die Tibeter und Inder mit ihren Nadis genannten Energieleitungen über ein ähnliches Verständnis des menschlichen Energieflusses.

Selbst im Westen stießen immer wieder sensible und mutige Forschernaturen auf diese Energiephänomene. Sie wurden aber meistens verlacht oder bestenfalls ignoriert. Karl Freiherr von Reichenbach (1788–1869) sprach in diesem Zusammenhang von Od und Wilhelm Reich (1879–1957) von Orgon, aber auch Franz Anton Mesmer (1734–1815) war wohl mit seinem Magnetismus diesem Phänomen auf der Spur. Ein deutscher Arzt namens Weihe hatte sogar einen Teil der Akupunkturpunkte gefunden, eine Entdeckung, die zu dieser Zeit kein weitergehendes Interesse auslöste.

Im Zusammenhang mit der Traditionellen Chinesischen Medizin (TCM) ist der Prozess des verbundenen Atems besonders aufschlussreich, geht die TCM doch davon aus, dass jeder Mensch mit einer gewissen Menge an Speicherenergie geboren wird. Diese ist sozusagen sein energetisches Erbe, seine Mitgift, die in seiner Konstitution zum Ausdruck kommt und im Laufe des Lebens abnimmt beziehungsweise verbraucht wird. Durch entsprechende sinnvolle Ernährung, Bewegung und Atmung lässt sich nach dieser Anschauung die Entleerung des Energiespeichers allerdings erheblich verlangsamen, so dass der Organismus nicht auf seine eiserne Reserve zurückgreifen muss. Tatsächlich berichten viele Menschen nach Sitzungen mit dem verbundenen Atem, dass sie sich energetisch wieder aufgeladen und wie neugeboren fühlen. Das mag sich durchaus auch auf die energetische Situation beziehen, die wieder wie zu Zeiten nach der Geburt empfunden wird.

Nimmt man noch die indische Auffassung hinzu, dass wir im Wesentlichen von Prana, der im Äther verborgenen Lebenskraft, leben, wird das Bild noch klarer. Während wir im Westen immerhin auch den Sauerstoff als das Lebenselixier schlechthin entdeckt haben, ohne den Leben überhaupt nicht denkbar wäre, gehen die Inder mit ihrer Anschauung noch einen deutlichen Schritt weiter. Tatsächlich belegen beispielsweise Fakire, aber auch westliche Menschen wie etwa Therese Neumann von Konnersreuth, dass es prinzipiell möglich ist, allein von der Lebensenergie aus der Luft zu leben. Nach einem Ausflug in die Welt des verbundenen Atems verspüren immer wieder auch Menschen der modernen Industriewelt ein Gefühl von Selbstgenügsamkeit und das Empfinden, sich aus der Schöpfung zu nähren.

Verliebte, die sich in einem ähnlich veränderten Bewusstseinszustand befinden, haben oft den Eindruck, von Luft und Liebe leben zu können, jedenfalls spielt der normale Hunger bei ihnen eine sehr untergeordnete Rolle.

Wenn wir das Energiebahnensystem des Ostens zugrunde legen, könnte man sich die Vorgänge beim verbundenen Atem in etwa analog zu einem Bewässerungssystem vorstellen. Ein Mensch, der sich wenig bewusst ernährt und bewegt und nicht meditiert, wird in der Regel kaum Erfahrungen mit Energieflussphänomenen haben. Vielleicht spürt er gerade noch beim Orgasmus, dass sich tief in ihm etwas Bemerkenswertes tut und ein wundervolles, nur leider sehr kurzes Fließen stattfindet. Sein Energiesystem wird also unbeachtet, vernachlässigt und auch fast unbenutzt einen Schneewittchenschlaf schlafen. Jahrelang nicht mehr in Betrieb genommen mögen die Kanäle allmählich zugefallen oder jedenfalls nicht mehr gut durchlässig sein.

Eine Atemsitzung könnte man nun als die spontane Wiederinbetriebnahme dieses Systems ansehen. Plötzlich wird wieder Energie beziehungsweise Atem in das System geleitet. An Stellen, die im Laufe der Zeit verschüttet wurden, wird sich die Energie stauen und zu spürbaren Problemen führen. Wenn wir nun aber nicht nachlassen und weiteratmen, wird der Druck auf die Blockaden laufend zunehmen, bis er unter Umständen so stark geworden ist, dass sich der Atem seinen Weg durch die Barriere bahnt beziehungsweise sie mit sich wegspült. Wenn solch ein Vorgang an vielen Stellen zugleich geschieht, sprechen wir beim verbundenen Atem von einer Atembefreiung, wie ich sie zum ersten Mal in jenem arabischen Flugzeug erleben durfte.

Viele fühlen sich nach einer Atemsitzung, als hätten sie Blockaden losgelassen und könnten plötzlich Probleme deutlicher erkennen und besser verstehen, andere haben das Gefühl, Lasten losgeworden zu sein und neuen Zugang zu verschütteten Gefühlen gefunden zu haben. Auch eine Art Muskelkater lässt auf die Nachwirkungen größerer Aufräumungsarbeiten schließen. Er ist mit der Milchsäureentwicklung während der Muskelanstrengungen in einem Kampfzustand zu erklären. Allerdings haben dieses Gefühl häufig auch diejenigen, die während der Sitzung gar keine Krämpfe erlebten.

Das Phänomen, klarer zu sehen, besser zu hören und tiefer zu spüren, ist auch vom Fasten bekannt, wo es sich allerdings nur langsam und über Tage entwickelt und wohl ebenfalls darauf zurückzuführen ist, dass die Energiebahnen langsam aber sicher gesäubert werden. Beim verbundenen Atem passiert das schneller und dadurch auch spektakulärer.

Bei all diesen Vorteilen ist der verbundene Atem obendrein ein sehr sicherer Weg. Wir haben in all den Jahren keine wirklich schlechte Erfahrung gemacht, die auf den Atem zurückzuführen wäre. Was sich vielleicht auch damit erklärt, dass wir auf der Ebene der inneren Bilder für Schutz sorgen. Lediglich einmal hatte eine Teilnehmerin eine Blutung im Augenbereich, die allerdings wohl schon vor dem eigentlichen Atemprozess begonnen hatte.

Ein weiterer Energieaspekt des Atems bezieht sich auf die Chakren, wie sie im indischen und tibetischen, aber auch im Verständnis der Theosophen eine wesentliche Rolle spielen. Immer wieder kommt es vor, dass Atmende in einem dieser

Energiezentren Aktivität verspüren und ein Fließen entlang der Wirbelsäule wahrnehmen, wie es von Kundaliniprozessen bekannt ist. Alles spricht dafür, dass es sich hier um solche Vorgänge handelt. Auch diesbezüglich ist trotz all der sinnvollen Warnungen, sich in eigener Regie und ohne verlässlichen Lehrer an solche Phänomene heranzuwagen, vom verbundenen Atem nichts Negatives zu berichten. Offenbar kann der »Innere Arzt« oder wie immer wir diese Instanz in uns nennen, sehr wohl dosieren, was notwendig und zugleich verkraftbar ist. Alles spricht dafür, dass der Atemprozess eine höchst effektive und dabei immer noch sanfte Methode ist, die Energiebahnen zu reinigen oder jedenfalls wieder in Ordnung und den Fluss der Lebensenergie wieder in Gang zu bringen. Was wir dabei spüren, brauchen wir nicht einmal zu verstehen. Die Ergebnisse fallen uns trotzdem zu.

Spirituelle Sicht

Die Energiephänomene können bis zu Erleuchtungserfahrungen gehen, und der verbundene Atem ist mit Abstand der schnellste drogenfreie Weg zu solchen Erlebnissen, der mir in dreißig Jahren spiritueller Suche untergekommen ist. Solche Erfahrungen zu beschreiben ist immer schwierig, weil sich die Einheit schon per Definition der polaren Welt entzieht. Auch unser Denken und unsere Sprache entstammen der Polarität und sind deshalb prinzipiell ungeeignet, Erfahrungen von dieser Ebene zu kommentieren. Nach einem Ausflug in die Energiereiche des Atems sollte jeder ausreichend Zeit und Raum bekommen, um für sich zu bleiben und die neu entstandene Freiheit mit seinen eigenen Gedankenbildern und Eindrücken zu füllen. Auseinandersetzungen sind auf jeden Fall zu vermeiden und werden auch von den meisten Atemtherapeuten unterbunden. Von Naturspaziergängen bis zu Mandala malen gibt es eine Fülle sinnvoller Alternativen, das Erlebte zu verarbeiten. Wenn das missachtet wird, kommt es häufig gerade bei denen, die nicht viel erlebt haben, unter dem Druck etwas zu berichten zur eigenartigen Aufbauschung und theatralischen

Überzeichnung von Dingen, die zwar erlebt, aber eben nicht beschrieben werden können. Dann entwickeln solche Gruppen manchmal sogar eine Sprache, die in ihrer Unverständlichkeit für Außenstehende an die pseudolateinischen Erklärungsversuche der Schulmedizin erinnert.

Was es aus psychologischer Sicht über solche Erfahrungen in der Nähe der Einheit zu sagen gibt, hat Abraham Maslow (1908–1976) in seinem Buch *Die Psychologie des Seins* beschrieben, wo er von den so genannten Gipfelerlebnissen (*peak experiences*) spricht. Interessant ist in unserem Zusammenhang vor allem die Erfahrung, dass jene Menschen, die schon einige solcher Erlebnisse hatten, dazu neigen, weitere zu erleben, wohingegen diejenigen, die bisher keinerlei Gipfelerlebnis hatten, auch von selbst kaum welche erfahren. Der verbundene Atem leistet hier die beste Entwicklungshilfe.

Auch spektakuläre Phänomene wie Aurasehen oder Hellfühlen und -sehen können nach Atemsitzungen – allerdings meist nur für kurze Zeit – auftauchen. Der Einheit nahe verlieren die Gesetze von Raum und Zeit ihre Macht über uns, und so werden Einzelnen Einblicke in einen tieferen Zusammenhang unserer Existenz geschenkt. Bei all diesen Phänomenen ist es wichtig, sie als solche zu erkennen und auch wieder loszulassen. So schön es sein mag, für einen Moment Zugang zum kollektiven Unbewussten oder gar zur Akashachronik zu haben, so problematisch wird es, wenn man versucht, darauf eine neue Zukunft aufzubauen.

Solche im Osten als Siddhis bekannte Phänomene an der Grenze unseres gewohnten Bewusstseins- und Wahrnehmungsfeldes können gute Wegweiser sein auf der Reise aus dem reinen Materialismus in spirituelle Dimensionen. Der Umgang mit ihnen bedarf aber immer einer sehr guten Erdung, und so wird in Schriften wie etwa in den Yogasutren des Patanjali davor gewarnt. Der verbundene Atem selbst ist zwar eine wunderbare Möglichkeit, zu solchen und anderen Erfahrungen vorzustoßen, im Hinblick auf die notwendige Erdung aber ist er überfordert. Diesbezüglich sei auf bodenständige Methoden hingewiesen wie Gartenarbeit, Schwitzen aus eigener Anstrengung und gesunde Ernährung.[4]

Ein momentaner Überfluss an Energie wie er sich während einer typischen Sitzung mit dem verbundenen Atem entwickelt, ist eine große Chance. Diese sozusagen freie Energie hat offensichtlich die Tendenz, im Organismus für Ordnung zu sorgen, verschüttete Energiebahnen zu öffnen, Blockaden wegzuspülen und Zellen, die energetisch schon abgebaut hatten, wieder zu beleben, indem sie sie (elektrisch) repolarisiert. Dem Gefühl, das viele nachher haben, wenn sie sich wie aufgeladen oder neugeboren fühlen und die Welt mit neuen Augen sehen, entspricht offenbar auf der Gewebe- und Zellebene die Fähigkeit dieser Energie, die Akkus der Zellen wieder zu füllen. Das ist letztlich auch ein wichtiger Grund, warum wir nach ersten kathartischen Erlebnissen die Klienten bei weiteren Atemreisen auffordern, aktiv keine Bewegungen zu machen. Bewegungen wie auch jedes andere Ausagieren wie Schreien und Kämpfen verbrauchen diese Energie. Natürlich kann es manchmal, vor allem zu Anfang der Erfahrungen mit dem verbundenen Atem, sinnvoll sein, solche Themen auch auszuleben und die Energie dabei zu verbrauchen. Mit der Zeit aber wird die Energie zu wertvoll, um immer wieder auf diesen dann schon vertrauten Wegen abgefackelt zu werden.

Das gilt auch für ihre sexuelle Umsetzung. Viele Menschen kennen das Phänomen eines inneren Energieflusses überhaupt nur vom Orgasmus. Wenn sie dann beim Atmen etwas spüren, was sie aus dieser einschlägigen Situation kennen, glauben manche, der Atemprozess hätte etwas mit Sex zu tun. Natürlich kann er sexuelle und erotische sowie andere Defizite aufzeigen, aber er ist nicht an sich ein sexuelles Phänomen. Insofern sollte man die nach einer Sitzung mit dem verbundenen Atem aufgelaufene Energie nicht gleich wieder sexuell verbrauchen – und schon gar nicht mit dem Begleiter oder der Begleiterin der Sitzung.

Wir sind in unserem Alltag kaum gewohnt, Energie auszuhalten, ohne sie sofort wieder zu verausgaben. Das gilt auch für viele andere Bereiche. Kaum spürt ein Fastender jene so genannte Fasteneuphorie, die darauf zurückgeht, dass man endlich an sein normales Energiepotenzial herankommt, will er die Energie auf Bergtouren oder bei Sport- oder Tanzaktivitäten wieder loswerden. Dabei ist es ein Genuss, aus der Fülle der Energie heraus zu leben, immer genug zu haben, ohne sie bei jeder Gelegenheit verschwenden zu müssen.

Psychotherapeutische Sicht

Erstaunlich für materialistisch eingestellte Menschen mag auch die Erfahrung sein, dass sich viele seelische Probleme auflösen, wenn die Weichen energetisch in eine andere Richtung gestellt werden. Dass ein Einheitserlebnis Urvertrauen schafft, ist eine alte Erfahrung unserer Arbeit. Urvertrauen bildet sich natürlicherweise in den ersten Monaten der Schwangerschaft, wenn das Ungeborene – der Einheit noch so nahe – in seiner Fruchtwasserwelt warmer Grenzenlosigkeit und unbeschränkter Ekstase schwerelos schwebt. Später im Leben sind es wiederum nur Einheitserfahrungen oder Gipfelerlebnisse, die hier nachbessern können. Der verbundene Atem ist auch diesbezüglich eine große Chance.

Darüber hinaus kann man erleben, wie nach einer solchen Erfahrung reinen Seins das ganze Leben mit all seinen Problemen in einem anderen Licht erscheint. Ohne jede psychotherapeutische Anstrengung lösen sich so manchmal gravierende Verstrickungen mit spürbaren Auswirkungen bis in die Außenwelt. Es ist intellektuell zwar kaum zu verstehen, aber auf diesem atmenden Weg glücklicherweise immer wieder zu erleben.

Vieles spricht dafür, dass alle inneren Blockaden im Außen ihre Repräsentanten haben und dass umgekehrt auch allen äußeren Problemen innere entsprechen. Beim Fasten machen wir ganz ähnliche Erfahrungen. Wenn sich innere Knoten lösen, kann das äußeren Problemen die Grundlage entziehen und umgekehrt. Insofern ist es nicht erstaunlich, wenn die Lösung von energetischen Hindernissen konkrete Lösungen auch in unerwarteten und sogar entfernten Bereichen nach sich zieht. Wer länger mit dem verbundenen Atem arbeitet, bekommt ein Gefühl für jene Situation, die C. G. Jung und Erwin Schrödinger mit Synchronizität umschrieben. Laut Aussagen der modernen Physik leben wir in einem keineswegs kausalen, sondern synchronen Universum. Nirgendwo kam ich bisher dem Erleben dieser naturwissenschaftlichen Tatsache und psychologischen Erkenntnis näher als im Umgang mit dem verbundenen Atem.

Neben spektakulären Erlebnissen ermöglichen die Reisen mit dem Atem auf ganz leise und sanfte Weise und manchmal ohne dass die Betroffenen überhaupt merken, wann es geschehen ist, die Änderung von Einstellungen und Blickwinkeln und damit die Sicht der (eigenen) Welt. Wenn der Zugang zu den eigenen Gefühlen zunimmt und jemand sensibler wird, hat das auch positive Auswirkungen auf die partnerschaftliche Beziehungen und das Berufsleben. Insbesondere als Unterstützung der vierwöchigen Reinkarnationstherapie ist der verbundene Atem unverzichtbar geworden, da er die seelischen Erlebnisse der Psychotherapie auf eine wenn auch nur schwer verständliche Art und Weise vertieft und in uns verankert.

Im psychotherapeutischen Sinne ist auch fast keine Maßnahme so geeignet, Übergänge im Leben zu erleichtern. Ob es die schon angesprochene Geburt ist, die seelisch nicht wirklich verarbeitet werden konnte, die Pubertät oder der Umkehrpunkt der Lebensmitte, der verbundene Atem kann den Durchbruch in das Neuland enorm erleichtern. Hierbei kann es hilfreich sein, sich ein bestimmtes Thema auszuwählen oder es zum Anlass einer einführenden Meditation[5] zu machen.

Der Zauber der Einfachheit

Nach allem bisher Angeführten mag der Atem wirklich als Zauber- und Allheilmittel dastehen. Auf den ersten Blick mag das so sein, auf den zweiten aber erweist sich, dass natürlich auch diese Methode ihre Grenzen hat und eine aufdeckende Psychotherapie wie die Reinkarnationstherapie nach unseren Erfahrungen nicht ersetzen kann. Auch wenn er eine Reise durch Schatten- und Lichtwelten sein kann, ist der verbundene Atem doch keine Schattentherapie und besonders im Bereich der Erdung ergänzungsbedürftig. Trotz dieser Einschränkungen stellt er ein verblüffend wirksames und über alle Maßen einfaches Mittel dar, sich selbst bis in die Tiefen der eigenen Seele kennen zu lernen, und ist eine wirklich *wunder*volle Hilfe auf dem Weg zu sich selbst. Die unglaubliche Einfachheit mag sogar verdächtig wirken. Man atmet je nach Lebensalter schon seit einigen Jahrzehnten und ist sich dabei nicht vieler Veränderungen bewusst. So liegt denn auch das eigentliche Geheimnis in der Bewusstheit. Sie ist das Ziel aller auf Geistesentwicklung ausgerichteten Schulen und somit das höchste für den Menschen zu erreichende Gut. Zehn Minuten bewussten Atmens können das Leben verändern, zehn Jahre unbewussten Atmens bewirken dagegen wenig. Das Atmen sichert uns das Überleben, der bewusste Atem aber kann uns zum Leben führen. Eine einzige hingebungsvolle Atemsitzung kann eindrucksvoll zeigen, dass Leben so viel mehr ist als Überleben.

Der verbundene Atem ist denkbar einfach. Es bedarf keiner neuen komplizierten Technik und eigentlich kann es jeder von Anfang an. Es geht lediglich darum, bewusst beim Atem zu bleiben, möglichst ohne in Gedanken abzuschweifen, und wenn es doch geschehen ist, zum Atemprozess zurückzukehren. Die Anweisungen an den Atmenden könnten nicht einfacher sein: Ein- und Ausatem fließen ineinander und verbinden sich zu einem Fluss, der – wie jeder Fluss – natürlich ohne Pause unaufhörlich fließt, mal schneller, wenn sein Bett enger wird, mal sanfter, wenn er genug Raum hat. Nichts und niemand aber kann den Atemfluss letztlich aufhalten. Auch wenn er sich zeitweilig aufstauen mag, ist es nur eine Frage der Zeit, bis er wieder die Oberhand gewinnt und seinen ursprünglichen Weg fortsetzt. Man kann den Atem aber auch genauso gut mit einem Rad vergleichen, das sich unaufhörlich dreht.

Was die Bewusstheit angeht, bietet sich der Vergleich mit einer Mantrameditation an. Es geht darum, möglichst ständig beim aktiven Einatmen und beim sich anschließenden passiven Ausatmen zu bleiben. Sobald dieser bewusste Kontakt einmal unterbrochen ist, kommt man wie zu einem Mantra immer wieder darauf zurück. Ohne sich zu tadeln, geht es einfach dort bewusst mit dem Atemfluss weiter, wo man es merkt. Und auch das ist so einfach, jede Atemphase eignet sich gleich gut, um wieder in den Atemfluss einzusteigen und ihm bewusst zu folgen. Wie bei einer Zazen- oder Vipassanameditation, wo der normale, das heißt weder forcierte noch verbundene Atem in seinem Fluss beobachtet wird, kann es sein, dass das mit der Zeit sehr langweilig wird. Aber alle Meditationen sind letztlich langweilig, versuchen sie doch gerade dadurch, den Intellekt auflaufen und gleichsam aussteigen zu lassen, so dass die vordergründige Körperebene transzendiert wird und man zum eigentlich dahinter liegenden Sein durchdringen kann. In solchen kostbaren Momenten ergeben sich die schon beschriebenen Gipfelerlebnisse beziehungsweise Einheitserfahrungen.

In den ersten Sitzungen hat man noch den Vorteil, dass es durchaus nicht so langweilig ist, weil die Widerstände des Körpers und der Seele zu spektakulären Erlebnissen in beiden Welten führen. So ergibt sich nach einem größeren Kampf noch eine weitere Möglichkeit, die alltägliche Existenzebene zu transzendieren. Wenn nämlich nach maximaler Anspannung zum Beispiel im Zusammenhang mit einem Geburtserlebnis die Spannung plötzlich wegfällt, kann die über einen hereinbrechende Entspannung so gewaltig sein, dass sie einen mitnimmt bis in jene völlig spannungsfreie Zone jenseits der Polarität, wo für einen Moment die beiden großen Täuscher, Raum und Zeit, die Macht verlieren und reines Sein zur Erfahrung wird.

Mit der Zeit erkennen Betreuer von Atemreisenden an den Augenbewegungen, wenn jemand ständig mit seinen Gedanken unterwegs ist. Während der Nacht zeichnet sich die ebenfalls von Gedankenmustern gekennzeichnete Traumaktivität auch durch die schnellen Augenbewegungen aus (deshalb auch REM-Phasen von rapid eye movement genannt). Auch solch eine Betreuungs»arbeit« ist im Wesentlichen sehr einfach, es braucht vor allem Einfühlung und Lust, jemand in solch oft entscheidenden Momenten des Lebens zu begleiten. Obwohl es also einerseits wie ein Kinderspiel erscheint, müssen Atembetreuer doch andererseits Geburtshelfer und Sterbebegleiter in einer Person sein, um nur die beiden Eckpunkte des Lebens in der polaren Welt anzusprechen. In Wirklichkeit werden sie auch Pubertätsübergänge und Partnerschafts- und Berufskrisen mit ihrem Schutzbefohlenen erleben und mit ihm *die Kurve* in der Lebensmitte *kriegen.* Sie sind also eigentlich Lebensbegleiter oder -helfer.

Trotz der geradezu berührenden Einfachheit des Atemprozesses, der symbolisch in seinem Ein und Aus den Weg durch die Polarität darstellt, gäbe es eine Menge vom Atem zu lernen. Alles was Vasudeva, der Fährmann, Siddhartha, dem Pilger, nicht erklären kann, kann ihm der Fluss beibringen, um Hermann Hesses so viel schönere Bilderwelt zu benutzen. Der Fluss des Atems kann entsprechend zu einem lebenslangen Lehrer werden, bis schließlich Befreiung erreicht ist im Fließen.

Insofern beginnt jetzt erst die eigentliche Arbeit, sich konsequent mit den Prozessen und Mustern, den Gefahren und Chancen des verbundenen Atems auseinander zu setzen. Immer werden wir aber auch dabei wieder auf den archetypischen Bezug des Atems, zu allem was ist, stoßen.

Als ich mich nach 20 Jahren Erfahrungen mit dem *verbundenen Atem* entschlossen habe, gemeinsam mit Andreas Neumann ein Buch zu schreiben, war natürlich die Frage, an wen es sich richten soll. Die Antwort ist wieder einfach und umfassend wie der Atem. Es richtet sich an alle, die den verbundenen Atem bereits schätzen gelernt haben und darüber noch mehr wissen wollen. Es richtet sich aber auch an diejenigen, die den verbundenen Atem noch nicht kennen, ihn aber kennen lernen möchten, um ihr Lebensschiff wieder flott(er) zu machen, denn nirgendwo lässt es sich so gut segeln, wie auf den Schwingen des eigenen Atems. Schließlich richtet sich das Buch aber auch an diejenigen, die andere auf ihren Atemreisen begleiten wollen. Sie werden eine Fülle von Material finden, das ihnen und ihren Schutzbefohlenen hilfreich sein kann.

Ruediger Dahlke

Der verbundene Atem

Unser Ausgangspunkt

Im Atemholen sind zweierlei Gnaden:
Die Luft einziehn, sich ihrer entladen.
Jenes bedrängt, dieses erfrischt;
So wunderbar ist das Leben gemischt.
Du danke Gott, wenn er dich presst,
Und dank' ihm, wenn er dich wieder entlässt.
JOHANN WOLFGANG VON GOETHE

Dieses Buch beschreibt Erfahrungen und Beobachtungen rund ums Atmen. Die meisten dieser Eindrücke stammen aus der psychotherapeutischen Einzel- und Gruppenarbeit, aber auch alltägliche und nicht alltägliche Begebenheiten werden eine Rolle spielen. Es kann als therapeutisches Fachbuch dienen, es kann aber auch zur Selbsterfahrung animieren.

Das Atmen, insbesondere das verbundene, forcierte Atmen kann uns dabei als Spiegel dienen und damit zu einer wertvollen diagnostischen Hilfe werden oder aber eine Technik an die Hand geben, die die Selbstverwirklichung in erstaunlicher Weise fördert.

Von all unseren lebenserhaltenden Körperfunktionen nimmt der Atem die wichtigste Rolle ein. Wir können längere Zeit auf Essen, Trinken, Zuwendung und sogar Liebe verzichten, doch ohne Atem gibt es kein Leben.

Es beginnt mit dem ersten Atemzug und endet mit dem letzten, dazwischen liegt alles, was uns auf dieser Welt widerfährt.

Der Atem ist verbunden mit allen Ebenen unseres Seins. Er ist wahrnehmbar, wenn wir bewusst auf ihn achten, doch meist ist er unbewusst, nicht nur wenn wir schlafen und träumen. Er ist verbunden mit der körperlichen Seite unserer Existenz, wir atmen schneller und tiefer, wenn wir uns körperlich anstrengen. Aber auch unsere Gefühlszustände spiegelt er stets wider. Wir atmen auf, wenn wir uns von einer inneren Belastung befreit haben, oder wir halten die Luft an, wenn wir erschrecken.

Doch kann der Atem über den psychischen Bereich noch weit hinausweisen. In vielen Kulturen wurde und wird die Methode des verbundenen Atems genutzt, um Trance zu induzieren und in spirituelle Ebenen vorzudringen. Schamanen, Heiler und Priester aller Zeiten, die sich in feinstofflichen Regionen aufhielten und bewegten, nutzten neben Drogen und ekstatischer Bewegung den Atem, um die Wahrnehmung zu erweitern und zugleich zu vertiefen. Der archaische Mensch lebt hinsichtlich der Bewusstseinsentwicklung auf der magischen oder mythischen Ebene im so genannten goldenen Zeitalter. Er war eins mit dem Kosmos. Er dachte nicht wie wir über sich und die Welt nach, sondern lebte im Einklang mit seiner Bestimmung. Daher hatte er Kontakt zur kosmischen Weisheit und nutzte häufig den Atem, um diesen Zustand noch zu vertiefen. Aber auch heute achten beispielsweise Meditierende der Zen- und Vipassanatradition auf ihren Atem, um der Erleuchtung näher zu kommen.

Wenn also das Erschrecken beispielsweise den Atem eines Menschen verändern kann, so muss man davon ausgehen, dass absichtliches, forciertes Atmen einen verdrängten Schrecken, den wir nicht mehr bewusst wahrnehmen, wieder hervorholen kann, was sich in der therapeutischen Anwendung tatsächlich bestätigen ließ.

Genau diese Erfahrung ist es, um die es uns im Weiteren gehen wird. Anstatt durch äußeres Erleben den Atem zu verändern, wollen wir betrachten, was geschieht, wenn wir durch die Veränderung des Atems unsere körperlichen, seelischen und spirituellen Muster und Möglichkeiten aktivieren.

Die folgenden Betrachtungen sind keine Anleitung zum Selbstexperiment. Ohne qualifizierte therapeutische Begleitung sollte niemand die ersten Schritte wagen. Nach der Lektüre eines Handbuchs über das Fliegen ist man noch lange nicht in der Lage, ins nächstbeste Flugzeug zu steigen und zu starten.

Unsere moderne Gesellschaft hat hier entsprechende Schutzvorrichtungen geschaffen. Man muss zuerst einen Flugschein machen, bevor man abheben kann. In seelischen Belangen gibt es diese Vorsichtsmaßnahmen nicht, und viele Menschen, die sich nach seelischen Erfahrungen und Reizen sehnen, stürzen sich auf alles, was ihnen greifbar ist. Sie nehmen psychedelische Drogen, versuchen sich mit Yoga-Atemtechniken oder greifen zu verschiedenen okkulten Praktiken. Dass viele dieser Techniken funktionieren und das Bewusstsein nachhaltig verändern, können heute Psychiater bestätigen. Genau wie in äußeren Welten sind auch in den inneren bestimmte Regeln und Vorsichtsmaßnahmen zu beachten. Der Atem ist eine große Macht, die uns enorme Möglichkeiten eröffnet, und er ist keineswegs nur harmlos. Das bedeutet, dass Vorsicht und genaue Information wichtig sind, wenn man durch den verbundenen Atem eine große Kraft in Bewegung bringen will, die zu einem wundervollen Hilfsmittel auf dem Entwicklungsweg werden kann.

Unsere westlichen Industriegesellschaften bringen dieser Kraft aber meistens Ablehnung entgegen. So schütten wir jedoch das Kind mit dem Bade aus. Es ist so, als wenn wir Paarbeziehungen verbieten, weil aus ihnen häufig erhebliche Probleme erwachsen. Die Schamanen vieler Völker wissen um die heilenden Möglichkeiten, die in solchen Praktiken liegen, und verschiedenste therapeutische Richtungen haben diese Kräfte heute wieder entdeckt. Das Bedürfnis der Menschen nach inneren Erfahrungen zeigt sich oft in der Bereitschaft und dem Wagemut, den sie an den Tag legen. Was liegt näher, als diese Bedürfnisse nach Seelenerfahrung, Sinnfindung und Spiritualität ernst zu nehmen.

Wir müssen aber erst wieder lernen, mit diesen Ebenen unseres Seins umzugehen, wobei wir uns heute nicht mehr auf die Rituale und Symbole stützen können, die diese Erfahrungsräume in archaischen Kulturen sicherten. Andererseits ist es sinnlos, diese Bedürfnisse zu ignorieren, denn das steigert nur einen gewissen Wildwuchs in der spirituellen Szene. Pauschale Ablehnung ist genauso falsch wie unüberlegtes Experimentieren. Notwendig ist ein verantwortungsbewusster Umgang, um das alte Wissen erneut für sich zu entdecken und es auf sinnvolle Weise ins Leben zu integrieren. Neben dem verbundenen Atem, der anfangs therapeutische Betreuung braucht, werden wir auch einige weitere Atemübungen untersuchen und dabei jene betonen, die sich problemlos in eigener Regie anwenden lassen.

Atem ist Leben

Atmen bildet die Grundlage aller Lebensprozesse. Der mit dem Atem verbundene Gasaustausch belebt die verschiedensten physiologischen Vorgänge. Auf allen Ebenen ist er Voraussetzung für Wachstum und Veränderung, wobei es gleichgültig ist, ob wir eine einzelne Zelle oder ganze Gewebe und Organe betrachten. Menschen, Tiere, Pflanzen und der ganze Planet Erde sind auf den Fluss der Lebenskraft angewiesen. Jede einzelne Zelle des menschlichen Körpers nimmt Sauerstoff auf, verbrennt ihn, um Energie zu gewinnen und scheidet Kohlendioxid aus. Dieses Abfallprodukt des Atemprozesses wird von den Pflanzen aufgenommen und mittels Photosynthese erneut zu Sauerstoff transformiert. Die Sauerstoff- und Kohlenstoffatome, die wir heute ein- beziehungsweise ausatmen, existieren seit Entstehen dieser Erde vor Millionen von Jahren. Vieles hat sich auf unserem Planeten im Laufe der Zeit gewandelt, doch wir erhalten unsere entscheidende Lebenskraft über die gleichen Stoffe wie die Neandertaler und alle lebenden Organismen vor und nach uns. Insofern ist es nicht übertrieben festzustellen, dass wir über den Atem mit allen lebenden Wesen verbunden sind. Einiges spricht dafür, dass ein paar der Milliarden Sauerstoffmoleküle, die jetzt gerade in unseren Lungenflügeln sind, auch schon in denen von Marilyn Monroe und Albert Schweitzer waren und noch in denen unserer Nachfahren sein werden.

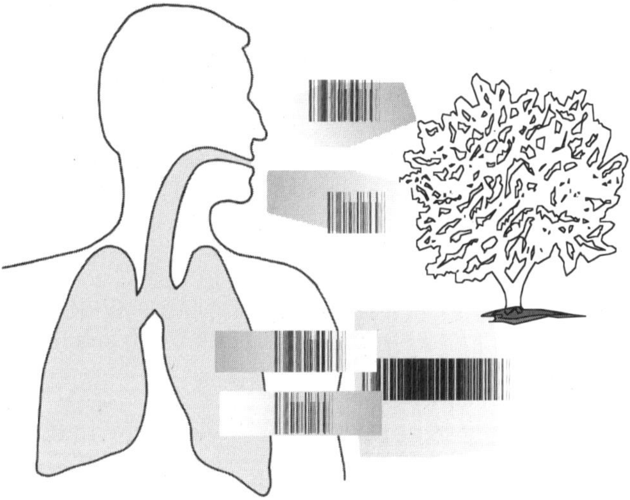

Den Sauerstoff verdanken wir den Pflanzen. Die größte Rolle spielen dabei die riesigen Planktonfelder der Weltmeere und die tropischen Regenwälder. Sie sind Grundlage für die Atmung aller Lebewesen und stellen das Atmungsorgan unserer Erde dar. Jene kleinen Wälder unserer Breiten, von Politikern gern als Lungen der Städte apostrophiert, sind dagegen nur noch klägliche Reste einer ehemals riesigen Waldlunge.

Über den Sauerstoff entstehen auch alle klimatischen Kreisläufe. James Lovelock beschreibt in seinem Buch *Gaia*, wie nahe liegend es ist, die Erde als atmendes, lebendiges Wesen zu betrachten. Die Analogien zwischen den Problemen der Erde und ihrer Bevölkerung zeigen uns, wie eng diese Verbindung ist. Die Umweltverschmutzung wird für die Erde genauso zum Problem wie die schlechte Luft für den einzelnen Menschen. Dem vor allem bei Männern auftretenden massiven Haarausfall steht das Waldsterben gegenüber. Lebenskraft und Ausstrahlung, denn nichts anderes symbolisieren Haare wie auch Bäume, nehmen beim Menschen und der Erde ab. Erosion und verbaute Landschaften ruinieren die Oberfläche der

Erde genauso wie die immens zunehmenden Hauterkrankungen unsere Haut zudecken und ihr Atmung und Leben erschweren.

Der Baum gilt seit alters als Symbol ursprünglicher Lebenskraft. Er produziert den für uns lebensnotwendigen Sauerstoff, in seinen Zyklen durch die Jahreszeiten ist er Sinnbild lebendiger Kreisläufe, und seine Eigenarten standen seit jeher in enger Verbindung zum menschlichen Leben. Seine Wurzeln geben ihm Halt und holen die Nahrung aus der Erde, und er wächst dem Licht und dem Himmel entgegen. Wie der Mensch will er hoch hinaus und ist gespannt zwischen der Polarität von Himmel und Erde. Er ist der Schutzpatron allen Lebens, und der Laubbaum symbolisiert die allem Lebendigen innewohnenden Prozesse des Stirb-und-werde.

Für viele Kulturen waren Bäume die Quelle der Weisheit. Die alten Griechen glaubten, Zeus habe die Menschen aus Bäumen erschaffen, und in den raschelnden Blättern sahen sie die Seelen der Toten. Wenn unsere Seele sich ängstigt, zittern wir wie Espenlaub. Der Lebensbaum steht in der Mitte des Paradieses. Er ist Ruhepol und Ort der Einheit im Gegensatz zum zweiten Baum des Paradieses, dem der Erkenntnis von Gut und Böse. Dieser symbolisiert den Entwicklungsweg und führte die ersten Menschen in die Versuchung, ihren Weg durch die Polarität zu beginnen. Schon auf dieser Ebene lässt sich erkennen, dass der Baum sowohl die materielle, polare Welt als auch die göttliche Welt der Einheit symbolisiert. Im ägyptischen Mythos verteilen Muttergöttinnen Essen und Trinken aus dem Lebensbaum. Bei den Aborigines trägt der Weltenbaum das Himmelsgewölbe, und die Sterne hängen an ihm. Bei den Germanen ist es der Weltenbaum Yggdrasil, um den sich das Schicksal rankt.

Welten- und Lebensbaum stehen in den meisten Kulturen im Mittelpunkt des Wunders allen Lebens. Im germanischen Kult war die Tanne oder Fichte der Baum Wotans und ist noch heute zu Weihnachten in den meisten Wohnzimmern anzutreffen. Mit ihm feiern wir bis heute die Geburt Christi, ein aufkeimendes neues Bewusstsein, das den Menschen Erlösung in tiefster Dunkelheit verspricht.

Häufig taucht auch ein so genannter umgekehrter Baum auf. J. C. Cooper schreibt hierzu in seinem Buch *Illustriertes Lexikon der traditionellen Symbole*: »Der umgekehrt eingepflanzte Baum ist ein weitverbreitetes Symbol und häufig ein Zauberbaum. Die in die Luft ragenden Wurzeln verkörpern das Prinzip, während seine Zweige, die sich in der Manifestation entfalten, umgekehrte Handlung symbolisieren: das was hoch oben ist, steigt nach unten, und das, was unten ist, steigt in die Höhe; es ist die wechselseitige Widerspiegelung der himmlischen und der irdischen Welt ineinander; zugleich deutet er an, wie die Erkenntnis an ihre Wurzeln zurückgeführt wird; oder er kann bedeuten, wie die Sonne ihre Strahlen über den Erdball ausbreitet und die Kraft der Himmel sich nach unten fortsetzt.«[6]

Wir tragen diesen umgekehrten Baum als Bronchialbaum in unserer Brust. Unsere Vorfahren sahen im Baum seit ewigen Zeiten das Symbol, das unsere Verbindung zur Urlebenskraft verdeutlicht. Form und Funktion unseres Bronchialbaums gleichen bis ins Detail seinem Pendant in der äußeren Welt, wobei der Stamm unserer Luftröhre entspricht, unsere Wurzeln aber im Himmel liegen, aus dem wir unsere Atemluft beziehen. Die Bronchialgefäße verästeln sich in immer kleiner werdenden Zweigen, an denen die Lungenbläschen wie Blätter hängen. Auch die Funktion der Blätter und Lungenbläschen ist die gleiche, Sauerstoff an ihre Umgebung, in diesem Falle das Blut, abzugeben und Kohlendioxid aufzunehmen, um es schließlich in die Umwelt auszuatmen. Die Atemorgane sind somit ein perfektes Abbild unserer äußeren, natürlichen Umgebung. Diese Übereinstimmung ist sowohl anatomisch als auch in der physiologischen Funktion gegeben. Wir bedienen uns sogar der gleichen Mechanismen, um für den Gasaustausch die nötige Fläche zu bekommen, sowohl die Alveolen als auch die Blätter setzen dabei auf Oberflächenvergrößerung.

Der botanische Baum der Außenwelt symbolisiert den Prozess alles Lebendigen und in seiner Rhythmik der Jahreszeiten das ewige Werden und Vergehen. Unser innerer »Baum« stellt Zeit unseres Lebens eine Verbindung zwischen äußerer und innerer Welt her und macht bei jedem Atemzug den Wechsel von Geben und Nehmen deutlich.

Der Baum durchlebt den Kreislauf des Jahres, wobei sein Erblühen im Frühjahr und der Rückzug seiner Lebenssäfte im Winter die Polarität beschreiben. Leben ist ein ständiges Sterben und Neuwerden und niemals ein gleichförmiger Prozess. Der Baum muss im Herbst seine Blätter und Früchte loslassen und sich in sich selbst zurückziehen. Von außen kann man nicht erkennen, ob sich ein Baum im Winterschlaf befindet oder ob er abgestorben ist. Den Winter durchlebt er in totaler Begrenzung seiner Lebensprozesse, und genau dieser Rückzug ist seine einzige Überlebenschance. Behielte er seine Blätter, müsste er erfrieren. Sein symbolisches Sterben ist Voraussetzung für das Aufflammen der Lebensprozesse im Frühjahr. Erblühen und Verwelken bilden den Rhythmus aller lebendigen Vorgänge.

Bekanntermaßen bezeichnet der Volksmund den Schlaf als den kleinen Bruder des Todes. Sobald wir uns dem Schlaf hingeben, lassen wir den vergangenen Tag los und erholen uns für einen Neubeginn unseres Lebens am nächsten Morgen. Daneben existieren weitere Zyklen der Unbewusstheit und der Wachheit. Ernest Rossi schreibt in seinem Buch *The twenty minutes break*, dass jeder Mensch im Laufe eines Tages Phasen der Aufmerksamkeit hat und zum Ausgleich Zeiten, in denen er tagträumt. Lässt man diese Ruhephasen nicht zu, so treibt man Raubbau an seinem Organismus, und häufig ergeben sich daraus erhebliche Fehlleistungen. Der kleinste, für uns bewusst wahrnehmbare Rhythmus der Lebendigkeit ist der Atem, durch ihn können wir Rückschlüsse auf die Pulsationen unseres Lebens ziehen und sind sogar in der Lage, einen neuen, gesünderen Grundrhythmus zu entdecken. Da der Atem allen lebendigen Pulsationen zugrunde liegt, ist er auch in der Lage, Einfluss auf die verschiedensten Lebensbereiche zu nehmen.

Mit dem ersten Atemzug beginnen wir das Leben in der Polarität, kaum dass wir die Geborgenheit des Mutterleibes verlassen haben. Wir treten aus dem Paradies heraus, um von nun an der Welt der Gegensätze zu begegnen. Unser Atem verbindet uns mit dieser polaren Welt und erst mit dem Ausklingen des letzten Atemzuges kehren wir endgültig zurück in die Einheit. Während der Zeit unserer polaren Existenz verspüren wir eine mehr oder weniger starke Sehnsucht nach der ursprünglichen Geborgenheit der Einheit. Früher wussten und spürten die Menschen noch in viel größerem Umfang, dass der Tod auch Lösung und Erlösung von der Welt der Gegensätze ist.

Wir verbringen einen Großteil des Lebens mit der Suche nach Harmonie, doch meist sind diese Versuche – bis auf kurze Episoden – zum Scheitern verurteilt. Was wir an scheinbarer Harmonie in der Welt finden, genügt uns in der Regel nicht, oder Harmonie und Zufriedenheit sind nur von kurzer Dauer und lassen sich nicht festhalten. Jeder Versuch, diese ekstatischen Augenblicke im Außen bewusst herbeizuführen, scheint sie sogar eher zu vertreiben. Bemühungen, Frieden und Ausgeglichenheit herzustellen, enden oft in Langeweile und Eintönigkeit oder in Konflikten und Streit, wie beispielsweise so oft am so genannten heil(ig)en Abend. Wir suchen Harmonie und finden meist nur ihren Gegenpol.

Auch ein flacher Atem erinnert eher an Stagnation als an lebendige Bewegung. Es passiert nicht viel in einem rundum abgesicherten Leben in unserer Zivilisation. Es scheint, als hätten wir unsere materielle Sicherheit mit innerer Leblosigkeit bezahlt und seien weitgehend unfähig, unseren hohen Lebensstandard zu genießen. Die Absicherung unserer äußeren Lebensumstände führt nicht zu ekstatischen Glücksgefühlen, sondern zu Scheinharmonie.

Doch jeder kennt die wahre Harmonie, zumindest unbewusst aus den ersten intrauterinen Lebenswochen. Wenn wir beispielsweise eine schwere Prüfung hinter uns haben oder eine Herausforderung bestanden ist, können wir tiefe Entspannung und Ausgeglichenheit fühlen. Auch das ist ein harmonischer Zustand, doch hier kann nicht die Rede von Langeweile und Stagnation sein. Wir haben uns diese Ausgeglichenheit verdient und können sie daher genießen. Dieses harmonische Gleichgewicht kann aber nur entstehen, wenn eine Anspannung vorausging.

Ohne die Auseinandersetzung mit den Widrigkeiten des Lebens kann keine echte Harmonie entstehen. Es gibt keinen inneren oder äußeren Ort, an dem wir endgültig die Füße hochlegen können, sondern nur kurze Augenblicke des Verweilens. Dort dürfen wir einen flüchtigen Blick auf unser wahres Wesen werfen. Goethe lässt Faust sagen: »Oh Augenblick verweile, du bist so schön.« Das Stück verweist in seinem weiteren Verlauf auf die Unerreichbarkeit dieser menschlichen Sehnsucht.

Um unsere wahre seelische Existenz zu erkennen, müssen wir zuerst in die Polarität eintauchen. Nur wenn wir uns der Spannung irdischer Existenz aussetzen, können wir sie überwinden.

Wenn uns unser erster Atemzug mit der Polarität verbindet, so müsste jeder weitere tiefe Atemzug diese Verbindung verstärken. Die mit der Atmung einhergehende Polarisierung hat Einfluss auf alle Ebenen unseres Menschseins, sie kann uns äußere Kraft verleihen und unsere inneren Potenziale erweitern. Gelingt es uns, vollkommen in die Polarität einzutreten, so werden wir sie irgendwann hinter uns lassen können und in die Einheit zurückkehren. Einheit, Transzendenz und Göttlichkeit können wir nur erreichen, wenn wir die äußere Welt durchschreiten. Auch Abraham Maslow (1908–1976), der sich mit solchen Glücks- und Gipfelerlebnissen (*peak experiences*) beschäftigte, kommt zu dem Schluss, dass vor allem Menschen, die ihr Leben offensiv angehen, solche Höhepunkte geschenkt bekommen.

Unser Atem verbindet uns in jedem Augenblick mit dem Wechselspiel des Lebens, und gleichzeitig kann er uns von den Ketten materieller Existenz befreien. Das ist das Faszinierendste, was wir überhaupt erfahren können und was viele durch den verbundenen Atem bereits erlebt haben. Wer sich ihm ganz hingegeben hat, findet mit dem Ende aller Anstrengung und allen Kampfes häufig tiefen inneren Frieden.

Die Dramaturgie des verbundenen Atemprozesses

In der **1. Phase des Ankommens** ist wichtig, dass der Atmende bequem und entspannt liegen kann, dass die Umgebung und vor allem die Unterlage stimmen und er sich angenommen und am richtigen Ort fühlt.

Dann geht es in einer **2. Phase** darum, ihn **in den Augenblick zu führen**. Mittels einer geeigneten Trance-Induktion wird der Betreuer den Klienten so gut es geht ans Hier und Jetzt binden und für die notwendige Erdung sorgen. Es hat sich bewährt, die Entscheidung des Klienten – sich auf den Prozess und den Weg des Atmens einzulassen – nochmals in Trance anzusprechen. Schließlich wird die Aufmerksamkeit immer mehr auf den Atem fokussiert.

Anschließend beginnt in einer **3. Phase der eigentliche Atemprozess** mit der – in verschiedene Bilder gekleideten – Aufforderung, verbunden und tief, voll und bewusst zu atmen. Betont wird das aktive Ein- und das passive Ausatmen. Der Betreuer wird in dieser Phase wenn nötig aktiv werden, um dem Atmenden über die ersten Anfangshürden zu helfen, was möglichst nonverbal geschieht. Das Wichtigste dabei ist, den Klienten bewusst und rund atmen zu lassen und so viel Energie wie möglich in den Prozess zu kanalisieren und so wenig wie möglich für andere Aktivitäten zu verschwenden. Wenn der Prozess schließlich im Gang ist, wird nur noch sanft korrigierend eingegriffen, um den Fluss des Atems noch harmonischer und bewusster zu gestalten.

Wenn die Energie fließt, werden sich häufig in einer **4. Phase** vorhandene **Blockaden** manifestieren. Das können Erfahrungen der Enge, Druckgefühl, die Wahrnehmung von Energiephänomenen wie Kribbeln und Vibrieren bis zu Krämpfen und Schmerzen sein. Der Klient wird dabei anhaltend im Atemprozess bestärkt mit dem Hinweis, dass der Atem mit Sicherheit durch alles hindurchführen wird, wenn er nur weiter auf seine Kraft vertraut. Es ist wichtig, besonders dem zum ersten Mal

Atmenden, die Angst zu nehmen und ihm zu bestätigen, dass alles, was er durchlebt, in Ordnung ist. Es ist selbstverständlich, dass das bei einem so sensiblen Prozess nur gelingen kann, wenn der Therapeut davon selbst überzeugt ist. Und das kann er nur sein, wenn er intensive Eigenerfahrungen und eine fundierte Ausbildung hat. Das Bild eines Flusses ist besonders geeignet, um den Patienten zu beruhigen und zugleich zum bewussten Atmen anzuhalten. Der Atem wird dabei immer mehr zum Fluss und alles andere ist am Ufer des Flusses, auch der Körper mit all seinen Empfindungen, Wahrnehmungen und sogar Schmerzen. Der Patient soll sich zunehmend als diesen Fluss des Atems erleben und so durch alles hindurchatmen, was ihm begegnet. Dieses Bild trägt auch gut durch die Engpässe einer Sitzung, denn der Fluss fließt auf seinem Weg zum Meer ebenfalls durch enge, felsige Landschaften, bevor er wieder weite Ebenen erreicht, durch die er ruhig und harmonisch fließen kann. Wichtig ist, dass der Atmende zu seiner Begleitung und den ausgewählten Bildern Vertrauen aufbauen kann. Außerdem nutzen wir nonverbale Maßnahmen wie die eigenen inneren Bilder und Möglichkeiten aus dem Bereich der Geistheilung, um Schutz und Geborgenheit zu bieten, was sich sehr bewährt hat.

In einer **5. so genannten Durchbruchphase** geht es darum, die sich eventuell immer bedrohlicher auftürmenden Barrieren und Engpässe im Körper und in der Seele zu überwinden. Hier ist es wichtig, Mut zu machen (»Sie schaffen es jetzt – ganz bewusst – in diesem Moment – ist alles möglich«). Während dieser Phase kann intensive und auch sehr laute Musik die Energie verstärken und den Kampf des Patienten fördern. Außerdem besteht die Chance, eine Atembefreiung mit spontaner und schlagartiger Lösung aller Krämpfe und Blockaden in einem einzigen Moment zu erleben. Die Anweisungen lauten jetzt, bewusst durch die Enge zu gehen. Oftmals wird es sich um die Geburt oder einen anderen intensiven Übergang handeln, der auf seine Art ebenfalls eine »schwere Geburt« sein kann. Der Hinweis auf die dahinter liegende Weite und Wärme kann oft motivieren und Hoffnung machen.

In der **6. Ausklangphase** geht es darum, die Früchte der Anstrengung und des eventuellen Kampfes zu ernten und zu genießen, die eigenen Energien zu spüren und sich in diesem Überfluss von Lebenskraft zu spüren. Im Idealfall geschieht das Atmen wie von selbst und Erfahrungen von Grenzenlosigkeit und unendlicher Weite und Leichtigkeit werden einem zuteil. In dieser Phase identifizieren sich viele Atmende mehr mit ihrer Seele als mit ihrem Körper und können so für ausgedehnte Momente alle Erdenschwere und den mitgeschleppten Ballast hinter sich lassen. Andere nehmen ihre Ausstrahlung wahr, erleben die eigene Aura und sehen oder spüren danach hin und wieder auch die der anderen. Wichtig ist bei all diesen Erfahrungen, ganz bei sich, in der eben vielleicht gerade erst gewonnenen Mitte zu bleiben.

Der Therapeut sorgt jetzt für einen entsprechend geschützten Raum mit sanfter, den Energiegenuss unterstützender Musik, gibt weiterhin Schutz, Geborgenheit und seine ganze Präsenz. Diese Ausklangphase kann je nach Tiefe der Atemreise unterschiedlich lang dauern. Wenn der Patient danach noch für sich in diesem Raum bleiben will, sollte der Therapeut ihm das ermöglichen.

Auf alle Fälle sollte der Begleiter den Klienten noch einmal sehen, um ihn zu **verabschieden** und sich zu überzeugen, ob er seinen Schützling problemlos in die polare und geschäftige Welt der Gegensätze entlassen kann. Das ist umso wichtiger, je weiter sich der Patient der Einheit angenähert hatte. Es ist ratsam, den eben geschaffenen Freiraum nicht mit Gesprächen über Probleme und gemachte Erfahrungen zu füllen. Es hat sich im Gegenteil sehr bewährt, die Klienten darauf hinzuweisen, dass sie selbst bewusst entscheiden müssen, mit was sie den befreiten Raum füllen wollen. Alles Laute, Schnelle, Hektische kann jetzt tief gehen und ist eher zu meiden. Sinnvoll ist ein langer, tiefer Blick in einen Spiegel, um sich mit der anderen weicheren und gefühlsbetonten Seite der eigenen Seele vertraut zu machen, die man meistens noch einige Zeit durch die eigenen Augen sehen kann.

Die Bedeutung des Atems für Körper, Seele und Geist

Die körperliche Ebene

Die elementare Kraft des Atems wird auf materieller Ebene durch den Sauerstoff symbolisiert, und bekanntermaßen werden viele körperliche Erkrankungen durch einen Sauerstoffmangel des jeweiligen Gewebes hervorgerufen. Bereits Voltaire war der Meinung, dass ein Großteil der Krankheiten »hinfortgeatmet« werden könne. Ebenso wie unser Körper in seiner Ganzheit atmen muss, so ist auch jede einzelne unserer Abermillionen Zellen auf diesen Stoffwechsel angewiesen. Nur der Austausch von frischer Energie und verbrauchten Stoffen hält die Zelle am Leben. Jeder Atemzug lässt Sauerstoff in diese kleinsten Bausteine unseres Körpers fließen und sorgt dafür, dass sie den Brennstoff erhalten, den sie zur Ausführung ihrer jeweiligen Funktionen benötigen. Andererseits fungiert der Atem auch als Müllabfuhr des Körpers und sorgt auf der Zellebene dafür, dass die Rückstände der verbrauchten Atemluft unseren Körper wieder verlassen. Der Atemzug, den wir in diesem Augenblick in unserer Brust fühlen, fließt weiter in die tiefsten Bereiche unseres Körpers, die wir uns zwar vorstellen, nicht aber direkt erfahren können. Der Atem verbindet so die makroskopische mit der mikroskopischen Ebene des Körpers.

Deshalb wird der Atem auch mit dem hermetischen Prinzip in Verbindung gebracht, kommt er doch dem Hermes-/Merkurprinzip in uns sehr nahe. Hermes ist der Herr des Austausches, zugleich ist er der Gott der Händler und Diebe, weshalb ihm mehr am Austausch der Dinge gelegen ist als an moralischer Bewertung. Gut und Schlecht bedeutet ihm wenig. Er ist der Spieler unter den Göttern, und wie dem Atem ist es ihm möglich, alle Welten zu betreten. Er hat Zugang zur Unterwelt des Hades und gleichzeitig darf er in die Höhen des Lichts aufsteigen, um dort mit Gottvater Zeus in Verbindung zu treten. Er verbindet die verschiedenen Ebenen des Daseins, ohne ihnen verpflichtet zu sein. Seine Aufgabe ist es, Verbindungen herzustellen, die Austausch und Kommunikation ermöglichen. Er selbst bleibt neutral, vertritt meist nicht einmal eine eigene Meinung. Sobald die Dinge im Fluss sind, ist seine Aufgabe erfüllt.

Ähnliches gilt für den Atem, der die Lebenskraft im ganzen Körper verteilt und Verbindung und Kommunikation zwischen Innen- und Außenwelt herstellt. Er selbst bleibt dabei unverbindlich, bevorzugt oder benachteiligt niemanden. Er ist sozusagen der perfekte Therapeut, neutral und vollkommen frei von bewussten oder unbewussten Eigeninteressen. Als solchen nutzen wir ihn in der Therapie mit dem verbundenen Atem. Er verbindet alle Instanzen unseres Seins und vermittelt dort, wo Austausch und Kommunikation blockiert sind. Wo der Lebensfluss ins Stocken geraten ist, bringt der Atem die Lebenskräfte wieder zum Fließen. Der Atem hat auch eine Sonderstellung bei den physiologischen Funktionen des Körpers. Die Versorgung unseres Nervensystems ist zweigeteilt. Auf der einen Seite gibt es das autonome Nervensystem, mit dessen Hilfe beispielsweise der Herzschlag und damit die Blutversorgung der einzelnen Körperregionen und Organe automatisch geregelt wird – entsprechend den jeweiligen an unseren Körper gestellten Anforderungen. Regulationsmechanismen, Verwertung und Ausscheidung von Nahrung sowie viele andere Funktionen sind auf diese Weise geregelt. Einerseits ist diese Regelung sehr hilfreich, denn wir sparen uns die Mühe, all diese Vorgänge bewusst steuern zu müssen. Andererseits haben wir keine Möglichkeit, bewusst regulierend in diese Prozesse einzugreifen. Wir müssen es beispielsweise hinnehmen, wenn in einer uns peinlichen Situation die Blutgefäße der Gesichtshaut überschwemmt werden. Wer würde sich im Augenblick des Errötens nicht wünschen, die Blutzufuhr bewusst drosseln zu können?

Auf der anderen Seite gibt es jene Funktionen, die wir willentlich steuern können wie die Skelettmuskulatur, um uns zu bewegen, und andere Muskelgruppen, die uns das Sprechen, die Mimik und vieles mehr ermöglichen. Doch auch diese willentliche Steuerung hat eine andere Seite. Manchen mag die Vorstellung durchaus wunderbar erscheinen, das tägliche Jogging ohne Einsatz von Willenskraft zu regeln. Wir könnten »es« einfach ohne unser Zutun weiterlaufen lassen.

Im Atem sind die beiden Versorgungsarten vereint. Wir können ihn bewusst steuern, also willentlich tiefer ein- und ausatmen, er fließt aber auch nachts weiter, wenn wir schlafen und unser Wachbewusstsein ausgeschaltet ist. Die Atmung stellt also eine Verbindung her zwischen unseren äußeren, bewussten Aktivitäten und dem inneren, unbewussten Leben des Körpers. Sie verbindet nicht nur Bewusstes und Unbewusstes, Tag und Nacht, sondern mit den beiden Flügeln der Lunge auch links und rechts und damit Männliches und Weibliches. Sogar Oben und Unten bringt sie zusammen, denn jeder Atemzug ist bis in den Unterbauch zu spüren, und über das Zwerchfell, unseren Hauptatemmuskel, werden so auch noch die Därme massiert.

Die Hypnotherapie nach Milton Erickson weiß um die Bedeutung dieser *verbindlichen* Vorgänge, vor allem was das Auftreten körperlicher Symptome angeht. Hierzu ein Beispiel: Unser Unterbewusstsein kann das Wachbewusstsein entlasten, indem es uns hilft, Handlungen auszuführen, ohne dass wir bewusst an jeden Handgriff denken müssen, beispielsweise beim Autofahren. Oder das Unbewusste wird durch Komplexe oder Neurosen gestört, was sich belastend auf unser Leben auswirkt. In der Hypnotherapie spricht man häufig von so genannten Problemtrancen beim Auftreten körperlicher oder auch psychischer Symptome. Bewusste und unbewusste Anteile kommunizieren nicht mehr in sinnvoller Weise miteinander, und durch diese Kommunikationsunterbrechung kommt es zu Eskalation und Symptombildung. Das klingt komplizierter als es ist, denn jeder kennt diesen Prozess aus seinem Alltagsleben.

Viele Menschen spüren im Vorfeld, wenn sie krank werden. Ihnen ist durchaus bewusst, dass sie körperlich oder seelisch überlastet sind. Sie können verfolgen, wie der äußere oder innere Druck ansteigt, und doch fühlen sie sich unfähig, diesen Prozess zu unterbrechen. Die Folge ist eine grippale Infektion oder eine andere Erkrankung. Es gelingt den Betroffenen nicht, dieser Entwicklung Einhalt zu gebieten. Stattdessen schleppen sie sich oft mit starken Schmerzen durchs Leben. Obwohl sie genau wissen, dass es besser wäre, sich ins Bett zu legen, warten sie, bis ein schweres Fieber oder gar ein Krankenhausaufenthalt ihnen die nötige Ruhe aufzwingt. Man könnte auch sagen, dass sie ein Kommunikationsproblem haben. Sie wissen, was sie tun müssten, können es aber nicht in die Tat umsetzen. Viele Menschen halten paradoxerweise an einer, für sie selbst erkennbaren, unguten Entwicklung fest. Sei es ein Autofahrer, der in einer Art Angstlähmung auf ein schon vor weitem sichtbares Hindernis auffährt, oder ein Angestellter, der erkennt, dass seine Berechnungen falsch sind, und nur aus Angst vor eventuellen Folgen den eingeschlagenen Kurs stur weiterverfolgt. Dieses Phänomen ist den meisten vertraut, und schon Nietzsche sagte: »Auch die Mutigsten von uns haben nur selten den Mut, das zu tun, von dem sie wissen, dass sie es eigentlich tun müssten.«

Dieser Mangel an Bewusstheit und Energie in entscheidenden Augenblicken ist für viele Fehlleistungen verantwortlich, gleichgültig ob man private beziehungsweise innerpsychische Belange oder kommunikative Engpässe in Wirtschaftsunternehmen betrachtet. Die Schwierigkeit besteht meist darin, die Lücken aufzuspüren und die für einen Durchbruch nötige Energie zu mobilisieren.

Nach einer bewussten Erfahrung mit dem eigenen Atem kommt es häufig zu intensivem Erleben der bisher fehlenden Verbindung. Sobald uns auf der Gefühlsebene bewusst wird, was wir uns selbst antun, ist die fehlende Kommunikation wiederhergestellt, und die notwendigen Schritte können folgen. Der verbundene Atem beschenkt uns mit vielen Erkenntnissen, die Klarheit über unsere elementarsten Lebensbedürfnisse und Lebensfragen bringen können. Erst wenn wir uns körperlich und emotional sicher fühlen, können wir die Entscheidungen treffen, für deren Durchsetzung unsere Verstandeskraft nicht ausreicht.

Die seelische Ebene

Die hermetische Philosophie sieht alles mit allem verbunden und verzichtet auf jene intellektuellen Unterscheidungen, die wir vornehmen, um alle Vorgänge einordnen zu können. Aus hermetischer Sicht sind die körperliche, seelische und geistige Ebene ständig miteinander in Verbindung und befinden sich in andauerndem Austausch. Den alten Heilungstraditionen sind diese Zusammenhänge vertraut, und wir sind dabei, sie wieder zu entdecken. Die ständigen Unterscheidungen sind rein pragmatische Hilfskonstruktionen, die mit der Realität nichts zu tun haben. Trotzdem wollen wir die seelische, körperliche und geistige Ebene weiterhin trennen, denn unser polares Bewusstsein kann Zusammenhänge nur mittels Unterscheidung wahrnehmen. Wir brauchen Kontraste, um wahrnehmen zu können, und daher ist es legitim, diese Unterscheidungen dort vorzunehmen, wo sie das Erkennen komplexer Zusammenhänge erleichtern.

Wie wir bereits herausgefunden haben, steht der Atem auch mit dem seelischen Bereich in Verbindung. Wir erwachen zum Beispiel mit rasendem Atem aus einem Albtraum, und häufig ist der schnelle Atem neben dem klopfenden Herzen das Einzige, was uns in diesem Augenblick von dem Traumerlebnis bleibt. Der Volksmund kennt eine Unzahl von Beschreibungen, die eine Verbindung des Atems mit der Seele und somit der Empfindungswelt des Menschen herstellen. Die Gegenwart eines Menschen kann uns *den Atem nehmen*, da wir ihn *nicht riechen können*. Geht jemand in seinen Äußerungen zu weit, können wir ihn auffordern, für einen Augenblick *die Luft an-*

zuhalten. Wenn wir eine seelisch unangenehme und belastende Situation überstanden haben, *atmen wir auf.* Nach einer anstrengenden Diskussion in einem geschlossenen Raum gehen wir an die frische Luft und *atmen tief durch.* Wir versuchen, stellvertretend durch den Atem etwas loszulassen, was auf seelischer Ebene entstanden ist. Erfolgreiche Menschen schließlich erkennen wir an ihrem *langen Atem.*

In Augenblicken starker Emotionalität vertieft sich unser Atem, während er in Zeiten tiefer Entspannung sanft und ruhig dahinfließt. Um mit unseren seelischen Bereichen in Kontakt zu kommen, müssen wir hinter der Ebene der Emotionen – die Wellen unseres inneren Meeres – gelangen. Nur bei ruhiger Wasseroberfläche können wir das eigene Wesen betrachten, denn nur in ihr können wir uns spiegeln. Das Wort Emotion leitet sich vom Lateinischen *emovere* ab und steht für Inhalte, die heraustreten wollen. Der Ausdruck der eigenen Emotionen ist Voraussetzung, um die seelische Ebene erreichen zu können. Wollen wir die emotionale Ebene überwinden, so müssen wir sie zuerst heraufbeschwören. Sobald wir also bewusst tiefer atmen, werden die Emotionen an die Oberfläche gespült. Dort können wir dann einen besseren Zugang zur Gefühlswelt finden.

Da viele Menschen – insbesondere die Männer – der westlichen Kultur ihre Gefühle streng unter Verschluss halten, kann deren Wiederauftauchen mit einigen Schmerzen und Widerständen verbunden sein. Doch nur wenn wir all unsere Gefühlsregungen, also auch die unschönen, zulassen, werden wir Kontakt zur eigenen Seelenwelt finden.

Großenteils propagiert die gegenwärtige Lebenshilfe-Bewegung Ruhe und Ausgeglichenheit in allen Lebenslagen. Leider sind diesbezüglich bei vielen Menschen erhebliche Missverständnisse entstanden. Sie wünschen sich innere Ruhe und versuchen dieses Ziel zu erreichen, indem sie ihre emotionalen und besonders die dunklen Wesensanteile verdrängen. Aber dadurch wird man keineswegs ruhig und ausgeglichen, sondern verstopft lediglich das Ventil auf dem Topf negativer Emotionen. Es ist nur eine Frage der Zeit, wann es zur Explosion kommt. Der sinnvollere Weg bestünde darin, das Dunkel bewusst zu machen und zu durchschreiten. Es geht darum, Neid, Hass, Missgunst, Eifersucht und alle anderen unschönen Wesenszüge anzuerkennen und als Chance zu nutzen. Nur das Erleben und Annehmen unserer eigenen Unvollkommenheit ermöglicht Demut und gibt uns die Chance, Gnade und seelisches Wachstum zu erfahren.

Die geistig-spirituelle Ebene

In nahezu allen alten Kulturen wird der Atem als Träger der Seele bezeichnet. Und die Seele wurde dem Menschen von einer höheren Instanz eingehaucht. *Logos* bedeutet Geist, Wort und Hauch und *atman* sowohl Atem als auch Seele. Auch das griechische Wort *Psyche* meint zugleich Hauch und Seele. Karl Philipp Moritz schreibt in seinem Buch *Götterlehre*: »Als es dem Prometheus gelungen war, die göttliche Gestalt wieder außer sich darzustellen (im Menschen), brannte er vor Begierde, sein Werk zu vollenden; und er stieg hinauf zum Sonnenwagen und zündete da die Fackel an, von deren Glut er seinen Bildungen die ätherische Flamme in den Busen hauchte und ihnen Wärme und Leben gab.«[7] Das zwischen Atem, Seele und geistig-göttlicher Welt bestehende Band finden wir in allen Weltreligionen.

Alte Sprachen wie das Hebräische sind voller Hinweise auf die alle Daseinsebenen verbindende Kraft des Atems: »Atem ist hebräisch *neschem*; und das Wort für das wichtigste der Seele des Menschen heißt *neschama*, von *neschem*, Atem, abgeleitet. Und obwohl alles in der Welt atmet, wird doch nur vom Menschen erzählt, Gott habe ihm *nischmath chajim*, lebendigen Atem oder den Atem des Lebens, durch die Nase, *af*, eingeblasen. Bei allem anderen Leben ist nur von einer *nefesch chaja*, einer Seele, die lebt, die Rede. Der Unterschied zwischen der *neschama* und allem anderen wird in der Tatsache gesehen, dass der Mensch mit Gottes Atem das Wort eingeblasen erhält, das Wort Gottes. Mit dem Wort im Menschen ist Gott im Menschen. Und wenn der Mensch, heißt es, diesen von Gott eingeblasenen Atem wieder ausatmet, kommt der Mensch in Gott hinein ... So heißt die *neschama* im allgemeinen Verständnis nicht Atem, wie es sprachlich auch stimmen würde, sondern die *neschama* wird als die göttliche Seele im Menschen erkannt. Sie ist deshalb, weil sie von Gott dem Menschen eingeatmet wird, wie Gott dem Gesetz, dem erscheinenden Naturgesetz, nicht unterworfen. Die *neschama* ist frei.«[8]

Der menschliche Atem wird, wie es diese Begriffe zeigen, seit jeher in Verbindung gebracht mit der geistigen und göttlichen Ebene. So findet sich die Bedeutung Atem in den Namen vieler geistiger Würdenträger wieder. »Mahatma« bedeutet sowohl große Seele als auch großer Atem. Wer diesen Namen trägt, hat die materiellen sowie die seelischen Lebensbereiche durchschritten und ist in der Lage, geistige Welten zu betreten. Im Zen-Buddhismus achtet der Übende auf den Fluss seines Atems, bis die Erleuchtung ihn findet. Im Moment seiner endgültigen Befreiung atmet er die ganze Welt ein, er entdeckt, dass die Welt der äußeren Erscheinungen in ihm enthalten ist und er gleichzeitig in ihr. Wie uns der erste Atemzug in die polare Welt hineinführt, so führt uns der Atem im Augenblick der Erleuchtung über die materielle Welt hinaus. Im Augenblick des Todes und in Momenten der Erleuchtung kehrt die Seele wieder zu Gott zurück beziehungsweise wird eins mit ihm. Es liegt daher nahe anzunehmen, dass der Atem in der Lage ist, uns mit dieser höheren Ebene in Kontakt zu bringen. Die dem Menschen von Gott verliehene Freiheit seiner Seele gibt uns die Chance, über die materielle und selbst über die seelische Welt hinauszuwachsen. Die inneren Lungenflügel repräsentieren die Schwingen, die uns dieses einzigartige Abheben ermöglichen. Der Atem gibt uns also jene Impulse, die unser Leben braucht, um harmonisch zu werden, und das sowohl auf körperlicher als auch seelischer und sogar geistig-spiritueller Ebene. Zu jener höchsten Ebene wird er uns jedoch erst dann bringen, wenn wir die vorausgehenden durchlebt und erlöst haben, denn ohne Boden unter den Füßen ist es unmöglich oder jedenfalls gefährlich, sich von Mutter Erde zu lösen.

Die Bedeutung des Atems für den Alltag

Der verbundene Atem kann uns lehren, dass wir Probleme nur in den Griff bekommen, wenn wir uns mit ihnen auseinander setzen. Integrieren wir, was uns fehlt, erlangen wir inneres wie äußeres Gleichgewicht, sind in der Lage, unser individuelles Leben zu meistern und können so Bereiche bearbeiten, die unsere persönliche Ebene übersteigen. In einer Zeit immer schnelleren technologischen Fortschritts benötigen wir schon ein gutes Maß an innerer Ruhe, um mit den rasanten äußeren Entwicklungen Schritt halten zu können, ohne in Hektik zu verfallen. Vielleicht liegt im Bedürfnis nach Spiritualität ein unbewusstes Wissen über das Gegengewicht, das uns bei unserem oberflächlichen Lebensstil den nötigen Halt geben kann.

In keinem Zeitalter hatten die Menschen so viel Freizeit wie heute, trotzdem leiden viele unter dem Gefühl eines bedrückenden Zeitmangels. Noch nie hatten wir so viel Zeit für uns selbst und noch nie konnten wir so wenig mit dieser Zeit anfangen. Die Lebensrhythmen sind durcheinander geraten, und viele paradoxe Phänomene sind zu beobachten. Viele Klienten, denen wir raten, mehr Besinnlichkeit etwa in Form einer Meditationsmethode in ihr Leben zu integrieren, behaupten, dass sie dazu nicht genug Zeit hätten oder sich psychisch nicht in der Lage dazu fühlen. Aber weder Zeitmangel noch psychische Probleme sind in der Regel die Ursache für die Ablehnung, sondern die Unfähigkeit mit der vorhandenen Zeit umzugehen. Unsere Lebenszeit bleibt wertlos, solange wir außerstande sind, sie nach unseren Entwicklungsmöglichkeiten zu strukturieren. Und erst wenn es gelingt, von der rein quantitativen Bemessung der Zeit zu einem qualitativen Erleben zu gelangen, kann unsere seelische Entwicklung gefördert werden. Der achtsame Umgang mit dem Atem kann hier auf sanfte und wundervolle Weise helfen. Allein schon wer länger und bewusster ausatmet, wird sein Leben gelassener betrachten und es zudem mittels seines langen Atems besser meistern können.

Wer in seiner Freizeit sprichwörtlich »herumhängt« und sie mit Belanglosigkeiten vergeudet, sich aber außerstande sieht, täglich 30 Minuten still zu sitzen, um auf den sanft fließenden Atem zu achten, hat offenbar ein Problem. Selbst wenn man die Übungszeit beliebig reduziert, ändert sich wenig. Bietet man etwa an, mit zweimal täglich fünf Minuten zu beginnen, ändern Betroffene die Strategie und behaupten, fünf Minuten lohnten sich doch überhaupt nicht. Solche Strategien gilt es, sich im Vorfeld bewusst zu machen.

Es liegt letztlich in unserer eigenen Verantwortung, ob wir Freiräume in Freizeitstress verwandeln oder in Zeiten der Besinnung. Leider messen wir auch bei der Freizeitgestaltung meist mit Maßstäben des Leistungsprinzips. Allein äußeres Tun zählt. Nach einem Urlaub oder Wochenende werden die Aktivitäten aufgezählt, und es gewinnt, wer die meisten vorweisen kann.

Die dem verbundenen Atem zugrunde liegende Philosophie könnte man als einen Weg des Annehmens der Eigenverantwortlichkeit beschreiben. Wie jede Weisheit gilt diese Philosophie für jeden Augenblick und jede Lebenssituation. Es ist jederzeit möglich, diesen Weg zu beginnen. Wir wollen einige einfache, aber wirksame Atemübungen vorstellen, die geeignet sind, die Wirkung des verbundenen Atems zu fördern, die aber auch für sich allein Tiefe und Sinn ins Leben bringen können.

Einige östliche Lehrer gehen davon aus, dass nicht der Mangel an Bereitschaft und gutem Willen westliche Menschen von spiritueller Entwicklung abhält, sondern unsere ständige Betriebsamkeit. Sie sprechen von aktiver Unbewusstheit. Während östliche Menschen dazu neigen, in unbewusste Lethargie zu verfallen, flüchten westliche Menschen in übertriebenen Aktionismus. Daher liegt der erste Schritt für sie darin, anzuhalten und stiller zu werden. Wir müssen sozusagen das »Nichttun« üben, damit Raum für die Entwicklung der Seele entstehen kann. Laotse beschreibt diese Notwendigkeit im *Tao Te King*:

»Tue, ohne zu tun.
Schaffe, ohne Geschäftigkeit.
Schmecke, was ohne Geschmack.
Erkenne das Große im Kleinen
und das Viele im Einen.
Vergelte Feindschaft mit Güte.«[9]

Und an anderer Stelle schreibt Laotse:

»Ohne aus dem Haus zu gehen,
kennt man die ganze Welt.
Ohne aus dem Fenster zu sehen,
erschaut man das Tao des Himmels.
Je weiter man hinausgeht,
um so weniger weiß man.

Darum der Weise:
Er reist nicht
und weiß doch.
Er sieht nicht
und erkennt doch.
Er handelt nicht
Und vollendet doch.«[10]

Die Kunst der Reduktion

In vielen Bereichen unseres Lebens bewirkt die Überfülle von körperlichen, seelischen und auch geistigen Reizen einen ungewollten Teufelskreis. Anstatt zu mehr Befriedigung führt übermäßiger *Input* zu Frustration und noch größerem Verlangen. Oft wird dabei zusätzlich Qualität mit Quantität verwechselt. Wir ähneln in unseren Lösungsversuchen einem Esel, auf dessen Rücken eine Stange befestigt ist, von der eine Mohrrübe herabbaumelt. Der Esel rennt so ständig der Rübe nach, die er selbst vor sich her trägt. Aufgrund seiner Unbewusstheit rennt er immer schneller, um die Mohrrübe endlich einzuholen.

Diese banale Situation zeigt ein für viele Menschen geltendes Grundmuster. Sie suchen innere Erfüllung, indem sie sich mit äußeren Reizen und Tätigkeiten zudecken, ohne zu erkennen, dass sie erst einmal innehalten müssen, um Luft holen und nachdenken zu können. Anstatt dem Unerreichbaren hinterher zu rennen, sollten wir Ruhe und Stillstand nutzen, um wirkliche Lösungen zu finden. Oft ermöglicht erst dieses »*Nicht-tun*«, dass wir zu neuen Bewusstseinsstufen gelangen. Dort werden wir erkennen, was unser wahres Problem ist, oder das Problem verliert seine Bedeutung. Dabei ist es gleichgültig, ob wir körperliche oder seelisch-geistige Themen betrachten. Ob Essprobleme, Sexualität oder geistig-spirituelle Suche – immer werden wir lernen müssen zu sehen, wo das Problem liegt, bei der Stange, die die Mohrrübe hält, oder im Abstand zur Mohrrübe. In vielen Situationen genügt es daher, innezuhalten und unwesentliche Tätigkeiten einzustellen, um auf anderer Ebene weiterzukommen. Unsere *Ent-wicklung* gelingt, wenn wir Überflüssiges abstreifen, statt ständig Neues hinzuzufügen.

Eine der wirksamsten sich auf alle drei menschlichen Daseinsebenen auswirkende Praktiken ist beispielsweise das Fasten, das wir neben dem bewussten Atmen bei unserer psychotherapeutischen Arbeit einsetzen. Beim Fasten beginnen wir körperlich, seelisch und geistig zu entgiften. Unnötiges wird ausgeschieden, und unsere Sinne werden wieder wach. Wir sehen, hören und riechen besser und sind in der Lage, jene seelischen Inhalte wieder zu entdecken, die in der alltäglichen, profanen Welt verloren gegangen oder verschüttet waren. Wenn wir Nahrungsmittel, Medieneindrücke und alles, was von außen auf uns einströmt, reduzieren beziehungsweise unterbinden, ändern sich die körperlichen und seelisch-geistigen Funktionen. Sobald die Eindrücke abnehmen, kann unsere Innenwelt beginnen sich auszudrücken. So kommt es, dass viele Menschen während des Fastens stärker träumen und therapeutische Maßnahmen intensiver erleben und nutzen können. Aus naturheilkundlicher Sicht stehen körperliche Auswirkungen wie Entgiftung der in Binde- und Fettgewebe gespeicherten Schlackenstoffe im Vordergrund. Doch in alten Kulturen wurde und wird das Fasten vor allen Dingen zur Erlangung eines gesteigerten und klaren Bewusstseins eingesetzt. Jesus ging in die Wüste, fastete und begegnete der Versuchung in Form des Teufels und konnte ihn überwinden.

Im Leben ist es häufig notwendig, mit dem vorhandenen inneren Wissen in Kontakt zu treten, um Krisen und entscheidende Änderungen des Lebenswegs meistern zu können.

Auf körperlicher Ebene werden Giftstoffe vor allem im Binde- beziehungsweise Fettgewebe gespeichert. Während des Fastens gelangen sie wieder in die Blutbahn und können ausgeschieden werden. Die angenehme reinigende Wirkung des Fastens hat daher auch eine unangenehme Seite. Im Mundraum bilden sich unschöne Beläge, der Urin wird saurer, und alle Ausscheidungen neigen dazu, strenger zu riechen als gewohnt. Auf der seelisch-geistigen Ebene geschieht Ähnliches. Alles was wir verdrängt haben, weil es dem Bild der eigenen Persönlichkeit nicht entsprach, drängt erneut an die Oberfläche und wird als Stimmung oder Traum wahrgenommen und durchlebt. Was immer wir während des Fastens oder in der Therapie des verbundenen Atems oder auch bei kleinsten Atemübungen erleben und empfinden, ist ein Teil von uns und somit beachtenswert.

Letztlich werden wir auf allen Ebenen Themen wieder entdecken, die zwar auf den ersten Blick unangenehm sind und deswegen verdrängt wurden, die aber wichtig sind auf dem Weg zur Ganzheit. Im Grunde verhält es sich wie bei einer Kiste mit teilweise verfaulten Äpfeln. Wir können uns die Mühe machen, alle verfaulten Äpfel auszusortieren. Dabei müssen wir uns zwar intensiv mit der unschönen Seite der Apfelkiste auseinander setzen, bekommen aber einige unversehrte Äpfel als Lohn für unsere Mühe.

Grundvoraussetzung für diesen Prozess ist es, das Vorhandene zu betrachten und nicht dauernd Neues hinzuzufügen. Unter den Selbsterfahrungsmethoden sind jene am wirksamsten, die auf den ersten Blick einfach, fast banal anmuten. Wer fastet und bewusst atmet, hat die besten Chancen, mit den wirklich wichtigen Bereichen des eigenen Lebens in Kontakt zu kommen.

Atemübungen für den Alltag

Jeder Augenblick, in dem wir uns gelangweilt oder träge fühlen, lädt zur Besinnung ein, und es gibt viele von diesen Momenten in unserem Leben. Würden wir die Zeiten des Stillstands eines Tages addieren, käme eine beträchtliche Summe heraus. Meist verbringen wir diesen Leerlauf in innerem Widerstand, sind unruhig oder ärgern uns. Wenn es uns gelingt, diese Zeit mit Meditation und Besinnung zu füllen, können wir unsere geistig-seelische Entwicklung ohne den geringsten zeitlichen Mehraufwand in den Alltag integrieren.

Stehen wir im Supermarkt in der Warteschlange, können wir uns über den Zeitverlust ärgern und darüber, dass wir wieder einmal die langsamste Schlange gewählt haben. Stattdessen könnten wir uns aber entspannen, indem wir die Aufmerksamkeit auf das Fließen unseres Atems lenken, ihn etwas vertiefen und uns von ihm wiegen lassen. Die Wartezeit wird schneller vergehen, und gleichzeitig haben wir uns im »Nichttun« geübt. Selbst Amtsbesuche verlieren so etwas von ihrem Schrecken. Wenige Sekunden genügen, um diese Atemmeditation auszuführen. Schon während des Wartens an einer roten Ampel ist es möglich, sich auch innerlich zurückzulehnen und drei tiefe bewusste Atemzüge zu nehmen und dabei den Ausatem loszulassen, anstatt unbewusst auf dem Lenkrad herumzutrommeln. Auch das hektische Verhalten, wenn das Telefon klingelt, ist bei vielen Menschen ein Zeichen von innerer Unruhe. Warum lassen wir uns in diesem Moment nicht ein wenig mehr Raum? Beim ersten Klingeln könnten wir tief und bewusst einatmen, die Schultern beim Ausatmen sinken lassen und dann in aller Ruhe bewusst atmend zum Hörer greifen. Der buddhistische Lehrer Thich Nhat Han, der berühmt ist, westlichen Menschen östliche Übungen zu vermitteln, gibt in seinem Buch *Ich pflanze ein Lächeln* viele Beispiele für diesen spielerischen und doch effizienten Umgang mit Meditation im Alltag.

Anfangs mögen wir noch oft feststellen, dass wir zu unbewusst sind und viele Chancen verpassen. Mit der Zeit aber erlebt man, wie sich diese Momente der Bewusstheit zu wahren Kleinoden im Alltag entwickeln und ihn auf eine wundervolle Weise vertiefen und bereichern. Um die Anfangsschwierigkeiten zu überwinden, hat es sich bewährt, sich mehrmals täglich hinzulegen oder zu setzen und die Bewusstheit für den Atem zu steigern. Der verbundene Atem im therapeutischen Rahmen kann zum Initiator für die Entwicklung der notwendigen Bewusstheit werden: Doch intensive Erfahrungen, wie sie uns eine etwa zweistündige Atemsitzung schenken kann, können und sollten nicht täglich gemacht werden. Aber in vielen Traditionen gibt es Atemübungen, die auf den verbundenen Atem vorbereiten können oder ihn ergänzen.

Im chinesischen Kanton der Taoisten existieren verschiedene Lehren über den Atem als Weg zur Langlebigkeit. Häufig tauchen dort Übungen auf, die sich mit dem Anhalten des Atems beschäftigen. Diese Atemschulungen führen auf lange und komplizierte Wege, doch in vereinfachter Form können auch uns entsprechende Übungen helfen, der Urkraft des Atems auf die Spur zu kommen.

Einige Wassertiere können lange Zeit die Luft anhalten. Bemerkenswert ist, dass es sich bei ihnen um die langlebigsten Bewohner unserer Erde handelt. Blauwale, Wasserschildkröten, aber auch Delphine und Robben werden sehr alt. Riesenschildkröten können bis zu acht Stunden ohne Luftholen verbringen, und sie halten den Altersrekord unter den Lebewesen. Dem könnte man entgegenhalten, dass Perlentaucher, obwohl sie sehr lange ohne Sauerstoff auskommen, früh sterben. Doch dies liegt wohl an den extremen Druckschwankungen, denen sie bei ihrer Arbeit ausgesetzt sind. Außerdem haben sich die Schildkröten über enorme Zeiträume ihren Lebensbedingungen angepasst, und während der Dauer eines Menschenlebens kann aus einem Land- kein Wasserwesen werden. Jedenfalls können wir davon ausgehen, dass ein Zusammenhang zwischen Atemfähigkeit, Gesundheit und Langlebigkeit besteht. Ein Mensch mit langem Atem hat nicht nur Erfolg, sondern ihm ist auch ein langes Leben beschieden. Es gibt einen östlichen Mythos, der besagt, dass jedem Menschen die Zahl seiner Atemzüge zugemessen sei. Dann käme es natürlich darauf an, wie sparsam wir damit umgingen. Immerhin fällt auf, dass der hechelnde Atem der Hektiker oder jener, die ihr Sportprogramm betreiben, ein gefährliches Zeichen ist, während der lange fließende Atem auf innere Ruhe hinweist und für ein langes Leben spricht.

Beim verbundenen Atem taucht ein ähnliches Phänomen auf. Durch langes intensives Atmen überfluten wir unseren Organismus mit Sauerstoff beziehungsweise Lebenskraft (Prana). Dies führt dazu, dass minutenlange ungefährliche Atempausen entstehen. Während dieser Zeit durchleben Klienten häufig tiefe und bewegende innere Erfahrungen. Es scheint, als seien sie während des Nichtatmens der polaren Welt entrückt und könnten spirituelle Eindrücke aus höheren Sphären erleben. Der chinesische Kanon beschreibt interessanterweise, dass wir innere Erfüllung und Frieden finden, sobald wir unseren Atem auf diese Art und Weise geschult haben.

Sung-Shan, dessen Name »Meister Großes Nichts« bedeutet, beschreibt in seinem Buch über den Atem unter anderem folgende Übung:

> Dies ist das Geheimnis, den Atem in sich hereinzulassen, um die anfängliche, unverfälschte Art des Atmens zu erfahren: Lege dich täglich hin, mache deinen Geist ruhig, und lass den Fluss der Gedanken versiegen. Balle beide Hände zu Fäusten, ziehe die Luft durch die Nase ein, und lasse sie durch den Mund wieder ausströmen. Dies tue so, dass dein Atem überhaupt kein Geräusch macht. Der Gang deines Atems wird ganz leicht und fein werden. Wenn du die Lungen gefüllt hast, halte den Atem an. Das wird deine Fußsohlen zum Schwitzen bringen. Zähle hundertmal »eins-und-zwei«, oder so oft du vermagst, und sobald du den Atem nicht mehr halten kannst, atme langsam und ohne Geräusch aus. Atme dann noch etwas mehr ein, und halte die Luft er-

> neut in den Lungen zurück. Wenn du darin große Übung erlangst und bis tausend zählen kannst, während du den Atem unterbindest, wirst du weder Nahrung (Getreide) noch Medizin brauchen.

Auch wenn es uns schwer fallen mag, das Ziel dieser Übung zu erreichen, können wir doch bald entdecken, wie schnell sie unseren Atem ruhiger und kraftvoller werden lässt.

Eine weitere von Sung-Shan beschriebene Übung zeigt einen alten Weg, mit Erkrankungen umzugehen:

> Dies ist das Geheimnis, den Atem einzuschließen: Wirst du krank, gehe in einen verschlossenen Raum und tue dies: Leg dich nieder mit ausgestreckten Händen und Füßen. Beruhige deinen Atem und schlucke ihn hinunter, dabei lenkst du ihn im Geiste dorthin, wo sich dein Leiden befindet. Unterbinde nach dem Einatmen den Atem. Reguliere den Atem mit Willen und Verstand, um das Unwohlsein aufzulösen. Wenn der Atem so lange angehalten wurde, bis es nicht mehr geht, lass ihn ausströmen. Das folgende Einatmen lenke wieder hin zu deinem Leiden. Atmest du zu schnell, so halte inne. Wenn der Atemfluss regelmäßig und ruhig ist, gehe das Problem erneut an. Fängst du an zu schwitzen und merkst du, dass du die Verbindung mit deinem Problem hergestellt hast, beende dein Tun. Wenn das Unwohlsein damit nicht aufgelöst ist, arbeite auf die beschriebene Weise weiter daran, und zwar täglich um Mitternacht und zwischen drei und fünf Uhr des Morgens. Gegebenenfalls auch des Tags so lange, bis es sich bessert. Tue dies auch dann, wenn dein Leiden im Kopf, in den Händen oder den Füßen sitzt. Wo und was auch immer es ist, nutze diese Übung. Alles kann damit geheilt werden. Denn es ist wahr: Der Verstand trägt den Atem in die Glieder und Organe, es ist wie ein Zauber, denn die Wirkung ist unermesslich.

Diese Übung beruht ebenfalls auf dem jahrtausendealten Wissen östlicher Kulturen. Dort wird davon ausgegangen, dass Gedankenkraft als energetisch höhere Schwingung die niedrigere materielle Ebene beherrscht. Die moderne Physik hat aufgrund ganz ähnlicher Erkenntnisse zu einer Renaissance dieses Wissens im Westen geführt. Auch einzelne Ausrichtungen der Psychotherapie haben es in letzter Zeit für sich wieder entdeckt. Nur als Beispiel: Der amerikanische Arzt Carl Simonton hat bewiesen, dass krebskranke Menschen, die mit inneren Bildern gegen ihre Krebsgeschwüre kämpfen, eine mehr als doppelt so lange Überlebenszeit haben. Die Kraft der Imagination hat enorme Auswirkungen auf den menschlichen Körper, und in Verbindung mit dem Atem ist sie in der Lage, Heilung auf vielen Ebenen positiv zu beeinflussen.

Atem und Bewusstheit stellen sozusagen die *innere Medizin* jedes Menschen dar, und wir können sie jederzeit und ohne Nebenwirkungen zum Einsatz bringen. Das körperliche Zentrum des Atems liegt im verlängerten Rückenmark, das die Basis unseres Gehirns bildet. Alle weiteren Hirnteile haben sich im Laufe der Evolution nachträglich entwickelt. Die bewusste Atemsteuerung geschieht dagegen in der Großhirnrinde. Das bedeutet, dass jeder bewusste Atemzug eine Verbindung zwischen den archaischen Urformen (*Archicortex* oder Reptilhirn) und den neuesten Regionen unseres Gehirns (*Mesocortex* und *Neocortex*) herstellt. Insofern kann und der bewusste Atem mit den alten Quellen der Heilung verbinden, die unseren frühen Vorfahren noch zur Verfügung standen. Schamanen und Medizinfrauen der verschiedensten Traditionen haben ja sehr wohl zu heilen verstanden, auch wenn sie sich dazu nicht der linken Hälfte des Großhirns bedienten, wie das die moderne Schulmedizin ausschließlich tut. Sie verfügten *natür*lich über die Fähigkeit zu *Reisen nach Innen* in die Tiefen der Seelenbilderwelten. Und mit diesen begegnen wir einer weiteren einflussreichen Region unseres Gehirns. Paul MacLean[11], einer der führenden Hirnforscher, gliedert unser Gehirn in drei Teile:

Archicortex oder Reptilhirn

Die älteste Region liegt an der Schädelbasis oberhalb des verlängerten Marks im Bereich des Stammhirns. Sie entspricht etwa der Struktur des Reptiliengehirns und ist für unser Verhalten bei Gefahr und somit für die Überlebensfähigkeit verantwortlich. Diese Hirnregion ist außerstande, Gefühlen sprachlichen Ausdruck zu verleihen, und gedankliches Abwägen liegt ihr fern. Hauptaufgabe dieser Hirnebene ist es, die Überlebensfähigkeit des Organismus zu sichern.

Mesocortex oder altes Säugetiergehirn

Die zweitälteste Region ist maßgeblich an unserem emotionalen Verhalten beteiligt. Die Entwicklung vom Reptil zum Säugetier entspricht dem Schritt vom Kalt- zum Warmblüter und damit zu emotionaler Intensität. Leidenschaftlichkeit, Neid, Wut und weitere Formen des Gefühlsausdrucks sowie deren Umsetzung in das Verhalten unterliegen dieser Hirnregion. Die erste und zweite Hirnregion bilden zusammen das limbische System, das in Verbindung zu Hypothalamus und Hirnanhangsdrüse steht. Bei dieser Vernetzung spielt die Hypophyse (Hirnanhangsdrüse) eine wichtige Rolle, regelt sie doch unser hormonelles (endokrines) System. Von ihr werden Botenstoffe (Hormone) ins Blut entsandt, die für eine Vielzahl von Reaktionen wie etwa schamhaftes Erröten, Erschrecken, Wut und andere nicht bewusst zu regulierende Phänomene sorgen. Diese Region des limbischen Systems ist auch zuständig für Ernährung, Sexualität und Aggression, also jene Triebe, die im Leben vieler Menschen und damit auch in der psychotherapeutischen Praxis für einigen Wirbel sorgen.

Der Ursprung und die Verarbeitung all dieser Prozesse liegt also weit entfernt von der dritten, jüngsten Hirnregion, unserem Großhirn. Dabei kümmern wir uns in unseren vielfältigen Schulen und Ausbildungssystemen ausschließlich um diese jüngste, auch anatomisch oberflächlichste Region, und hier auch nur um dessen linke, das heißt archetypisch männliche, Hälfte. Der bewusste Atem könnte auch diesbezüglich einiges korrigieren, verbindet er doch alle drei Areale miteinander und schafft zudem eine Verbindung zu den inneren Bilderwelten der rechten Hemisphäre. Hier liegt natürlich auch der tiefere Grund, warum wir über den Prozess des verbundenen Atems an verborgenste, ja archaische Regungen herankommen wie etwa Urinstinkte und natürlich auch an die Ursprünge unserer Emotionen und Gefühle.

Neocortex (Großhirnrinde)
Das ist die Zentrale unseres bewussten, rationalen Denkens. Seine komplexen Vernetzungen haben eine Vielzahl intellektueller Fähigkeiten und Erfindungen hervorgerufen. Doch leider ist dieser Bereich weitgehend unfähig, sich mit den tiefer liegenden Hirnregionen auszutauschen. So kommt es, dass rationale Erkenntnis nicht genügt, um unser Verhalten zu ändern. Der Atem und die inneren Bilder reichen dagegen bis hinab in die Tiefen unserer älteren Gehirnteile und können dort jene Prozesse in Gang setzen, die uns innerlich wandeln. Jeder Alkoholiker weiß, dass sein Alkoholkonsum lebenszerstörend wirkt, doch gut gemeinte Ratschläge bleiben genauso wirkungslos wie der Hinweis auf Zigarettenpackungen, dass Rauchen die Gesundheit gefährdet. Bildhafte Darstellungen und emotional bewegende Eindrücke vermögen viel eher, uns zur Änderung unserer Gewohnheiten zu bringen. Der reale Anblick einer vom Teer geschwärzten Raucherlunge dagegen durchläuft alle Hirnregionen und kann bis *ins* verlängerte *Mark treffen.* Aus demselben Grund werden alle echten Weisheiten in Bilderform gelehrt, und wahrscheinlich haben Märchen und Sagen nur überlebt, weil sie nicht in intellektueller Form ausgedrückt wurden, sondern über Seelenbilder.

Übertragen wir diese Erkenntnisse auf das verbundene Atmen, so wird verständlich, warum kaum ein anderer Selbsterfahrungsweg derart tief in die menschliche Persönlichkeit einzudringen vermag. Den Atem bewusst zu unseren Problemen zu lenken und ihn gegebenenfalls mit inneren Bildern zu unterstützen wie in den Übungen von Sung-Shan, kann körperliche Beschwerden heilen, aber auch bei geistig-seelischen Problemen helfen. Dabei ist es ratsam, sich auf den jeweiligen Problembereich zu konzentrieren, um dann bewusst und tief in das Problem hineinzuatmen. Mit der Zeit wird der Atem unsere Sichtweise wandeln und Erkenntnisse aus der Tiefe unseres Unbewussten an die Oberfläche spülen. Die Probleme werden sich dabei immer bildhaft ausdrücken, und das sollten wir unterstützen, denn wie wir gesehen haben, erreichen abstrakte Gedanken unsere Seele kaum. Alles »Greifbare« ist intellektuellen Begriffen überlegen. Am besten stellen wir uns bei solchen Übungen alles sehr bildhaft vor, das Gesicht eines mit dem Problem verbundenen Menschen oder ein vertrautes Gebäude. Die weitere Entwicklung unserer Heilung und das Wachsen innerer Weisheit können wir dann getrost unserem inneren Arzt überlassen, wie Paracelsus diese innere Instanz nannte.

Handelt es sich um eine körperliche Erkrankung, so vertiefen wir unseren Atem ein wenig und schicken mit jedem Einatmen Energie und Lebenskraft in die betreffende Region. Ein Chirurg umschrieb einmal Schmerz als den Schrei des Gewebes nach Nahrung; und der Atem »nährt« unsere Körpergewebe mit Sauerstoff. Wir könnten diesen Ausspruch ergänzen: Schmerz oder Unwohlsein sind der Schrei eines Lebensbereichs nach Nahrung und Beachtung. Aufmerksamkeit ist das Ergebnis jeder schmerzhaften Erfahrung, denn wir werden unweigerlich mehr Bewusstheit in die betroffene Region lenken, sobald sie sich bemerkbar macht.

Daher ist es heilsam, Atem und Bewusstheit in unsere Problemzonen zu senden. Sobald wir die erkrankten Bereiche freiwillig mit Energie versorgen, brauchen wir nicht länger durch Schmerz oder andere Symptome auf sie aufmerksam gemacht zu werden. Der Einatem trägt frische Lebenskraft zur entsprechenden Stelle, während der Ausatem alles Überflüssige abtransportiert und entsorgt. **Der Einatem** sollte immer durch **die Nase** eingesogen werden, die in der chinesischen Tradition **himmlische Tür** genannt wird, während die verbrauchten Schlacken **des Ausatems** zum Dünger der niederen Lebensformen pflanzlicher Art werden und daher als **das irdische Fenster** beschrieben werden.

Verschiedenste Bilder können den Weg der Lebenskraft durch unseren Organismus unterstützen. Beispielsweise kann der Einatem als ein Fluss gesehen werden, der seine prickelnde Lebenskraft über unsere hungrigen Zellen ergießt. Den körperwarmen Ausatem können wir uns als den dampfenden dunklen Dung vorstellen, der den Pflanzen als Nahrung dient. Das von uns ausgeatmete Kohlendioxid wandeln grüne Pflanzen in neuen Sauerstoff, der uns erneut Lebenskraft spendet. Wir sind im endlosen Kreislauf mit allen Lebewesen und dem Leben an sich verbunden, und der Atem stellt diese Verbindung für uns her. Es liegt daher nahe, ihn für unsere Gesundheit und Entwicklung einzusetzen.

Beachtung und Fürsorge sind Voraussetzung für Heilung und Wachstum. Ebenso wie ein Kind die Aufmerksamkeit der Eltern oder einer anderen Bezugsperson braucht, braucht jede Region unserer inneren Welt Beachtung und Nahrung, um sich entwickeln oder regenerieren zu können. Der verbundene und forcierte Atem stellt die Steigerung all dieser Prozesse dar.

Eine weitere Grundübung der östlichen Schulen betrifft das so genannte Hara, die energetische Basis des Menschen oder seine Weltmitte wie Karlfried Graf Dürckheim sagte. Es liegt in der Region des Unterbauchs, und sein Zentrum ist der Punkt zwischen Nabel und Steißbein. Das Hara ist sowohl spirituelle Wurzel als auch körperlicher Schwerpunkt des Menschen. Nach fernöstlicher Tradition sollte jede Handlung aus dem Hara erfolgen, denn nur wenn der Mensch aus der Mitte des Seins agiert, kann er Kraft in sein Tun legen. Beim Kyudo (japanisches Bogenschießen) fließt der Atem ins Hara. Dort ruht alle Aufmerksamkeit, während Arme und Oberkörper den Bogen spannen. Auch das Zielen und Schießen geschieht aus der Körpermitte. Sämtliche Kampfkünste betonen die Bedeutung des Hara, Sitz jener Kräfte, die über Sieg und Niederlage entscheiden. Den Atem ins Hara zu lenken, wäre die optimale Form des Atmens, und wir täten gut daran, sie als Alltagsatmung einzuüben. Sobald wir in die Tiefe des Bauchraums atmen, bringen wir Lebenskraft zur Basis unseres Seins und stärken das Selbstvertrauen. Schon die durch diese Art der Atmung hervorgerufene Bewegung des Bauchraums ist hilfreich, um Verspannungen, Ängste und andere Probleme mit unserem Urvertrauen zu bessern.

Gleichgültig auf welcher Ebene unverarbeitete Probleme zu Verhärtungen im Harabereich geführt haben, die Bauchatmung wird unsere Eingeweide sanft massieren und Lösung in festgefahrene Situationen bringen. Westliche Menschen neigen zur verkrampften **Hab-Acht**-Stellung. Ein Soldat zum Beispiel muss gerade stehen, den Bauch einziehen und die Brust rausdrücken. Der östliche Meister der Kampfkunst dagegen steht entspannt: die Füße parallel, etwa in Schulterbreite voneinander, mit leicht gebeugten Knien und etwas nach vorne gekipptem Becken. Im Kyudo sagt man, der Stand im Hara muss so kraftvoll sein, dass, stünde man mit jedem Fuß auf dem Schwanz eines Löwen, die Tiere nicht mehr entfliehen könnten. Die Kopfhaltung ist aufrecht, als wäre die Verlängerung des Rückgrats im Himmel aufgehängt. Die Hände liegen in Gürtelhöhe flach auf dem Bauch. Bis hinab zu den Händen fließt der Atem. Er verwurzelt uns mit der Erde, auf der wir stehen, und gleichzeitig schafft er Verbindung zum Himmel.

Der verbundene Atem als Therapie körperlicher Symptome

In seinem Buch *Der Erstgeborene* beschreibt Herbert Fritsche den Atem wie folgt: »Kein Atemlehrer kann besser sein als der Atem selber. Bauch- oder Brustatmung stellen immer Teilwahrheiten dar. Allein das volle Atmen unter Zuhilfenahme aller vorhandenen körperlichen Fähigkeiten ist für uns von Bedeutung. Den Atem können wir nicht schulen. Wer älter und weiser ist als wir, bedarf der Belehrung durch uns nicht. Aber wir können seiner Fülle Raum gewähren, wir können uns ihm eröffnen in entspannter Willigkeit.«

In diesem Sinne wollen wir ganz bewusst unsere eigenen Kräfte einsetzen, um die im Atem verborgen liegende Kraft zu erwecken. Wohin uns das jeweils führen wird, wissen wir nie im Voraus. Da uns – wie bereits Herbert Fritsche sagt – der Atem ohnehin überlegen ist, tun wir gut daran, ihm die Führung zu überlassen. Er wird uns in jedem Falle Heilung und Erkenntnis ermöglichen, wo immer wir diese gerade benötigen.

Auch Ken Dychtwald[12] entdeckte bei seiner Arbeit und Forschungstätigkeit die Vorteile des Atems als Therapiemethode: »Wie schon zuvor erwähnt, experimentiere ich im Rahmen des SAGE-Projekts in den letzten beiden Jahren mit vielen anderen Wachstums-Techniken und -Praktiken, um eine Wiederbelebung von Körper und Geist bei älteren Menschen zu erreichen. Unter anderem arbeiteten wir mit Entspannungsübungen, Biofeedback, Tiefenatmung, Hatha-Yoga, Bewusstheit im Körper-Bewusstsein, Feldenkrais-Übungen, Einzelberatung, Meditation, T'ai Chi, Musik- und Gestalttherapie. Nach einem Jahr

Forschung und praktischer Übungen befragten wir die Teilnehmer, welche Technik jeder Einzelne für die wirksamste hielte, um emotionale Energie, physisches Wohlbefinden und Empfindungen zwischenmenschlicher Verbundenheit wiederzuerlangen. Die Antwort war fast immer dieselbe: *tiefes Atmen*. Wie bemerkenswert ist es doch, dass eine so einfache Methode Menschen eine so tief greifende Kraft und derartige Möglichkeiten bieten konnte, die viel stärker verklemmt und verkrampft sind als die meisten von uns jüngeren Leuten. Meine Erfahrungen mit diesen Menschen haben wiederum meine Ansicht bestätigt, dass der Grad, in dem wir den Lebensstrom in unserem KörperBewusstsein atmen lassen, auch der Grad unserer Lebendigkeit ist, ungeachtet des Alters. Eugenia Gerrard, die zu meinen besten Freunden und den Leitern des SAGE-Projekts zählt, hat neulich eine Videodokumentation über die Atmung fertig gestellt. Der Titel des Films drückt die Quintessenz meines Anliegens aus: ›Zeige mir, wie du atmest, und ich sage dir, wie du lebst.‹«[13]

Der verbundene Atem zählt zu den so genannten alternativen oder besser komplementären Heilmethoden und kollidiert mit den Ansichten der Schulmedizin. Eine gewisse Gefahr der alternativen Methoden besteht darin, ebenso einseitig wie die Schulmedizin zu werden. Während die Schulmedizin im Allgemeinen auf körperliche Symptome mit Angst und schnellstmöglicher Unterdrückung reagiert, neigen viele alternative Menschen zu deren Bagatellisierung und erkennen unter Umständen die Grenze des Verantwortbaren nicht. In Bezug auf den Atem bekommt es die Schulmedizin besonders früh mit der Angst zu tun. Gewiss benötigt es eine Portion Mut, Krankheitsbilder wirklich zu durchleben, und man sollte es damit auch nicht übertreiben. Auf jeden Fall ist es aber notwendig, die Grenzen zwischen Selbstheilungsfähigkeit und lebensrettenden Maßnahmen neu zu stecken.

Wir sind noch immer verliebt in die invasiven Methoden der Schulmedizin und müssen unseren Blick für jene Heilkraft schärfen, die in uns selbst liegt. Es macht weder Sinn, sämtliche schulmedizinischen Methoden zu verwerfen, noch sie zu vergöttern. Alternative Behandlungsweisen werden von der Schulmedizin häufig als verantwortungslos betrachtet, und das trifft zu, wenn auch in ganz anderer Hinsicht. Während der Schulmediziner seinem Patienten mit der Haltung begegnet »*Ich* werde Ihr gesundheitliches Problem schon in den Griff bekommen«, würde ein so genannter Alternativer, zu denen heute übrigens auch viele Ärzte zu rechnen sind, dieses Übermaß an Verantwortung ablehnen. Er ist vielmehr darauf bedacht, die Verantwortung für die Gesundung dem Patienten zurückzugeben und wird dadurch *verantwortungslos* im positiven Sinn. Er unterstützt und berät seinen Patienten auf dessen eigenverantwortlichem Weg zur Gesundung. Wir wollen in Bezug auf den Atem versuchen, einen vernünftigen Mittelweg zu finden, ohne in das eine oder andere Extrem zu rutschen.

Natürlich ist es schwer, ein im medizinischen Sinne begrenztes Feld für eine so umfassende und auf den Menschen in seiner Ganzheitlichkeit zielende Methode wie den verbundenen Atem abzustecken. Hinzu kommt, dass die Erfolgsaussichten weniger von den Symptomen als von der inneren Bereitschaft des Betroffenen abhängen, sich einzulassen. Somit ist es möglich, in einem Fall eine Spontanheilung zu erleben, während der nächste Klient, bei gleichem Krankheitsbild, kaum Veränderungen bemerkt. Wir teilen daher die Erkrankungen in Gruppen ähnlicher psychologischer Muster ein und wollen eher ein Gefühl für die Wirkungsweise des verbundenen Atems[14] vermitteln, statt eine vollständige Liste von (Kontra-)Indikationen zu erstellen.

Bevor wir die Wirkungsweise des verbundenen Atems bei einigen Krankheitsbildern beschreiben, wollen wir kurz auf die allgemeinen Funktionen des Atems im Körper eingehen. Allerdings wird dabei immer wieder auch die seelische Dimension durchscheinen, weil Körper und Seele nie strikt zu trennen sind und der verbundene Atem beide wieder besser zusammenspielen lassen soll.

Vertieftes Atmen überflutet den gesamten Organismus mit Sauerstoff und liefert damit ein enormes Maß an Heilkraft. In der Naturheilkunde existieren verschiedene Formen der Sauerstofftherapie, die letzten Endes alle darauf basieren, dem Organismus mit Sauerstoff angereichertes Eigenblut wieder zu injizieren. Vergleichen wir die Sauerstoffmenge, die auf diesem Weg in den Körper gelangt, mit der die die Lunge verarbeitet, so wird deutlich, dass der eigene Atem die mit Abstand intensivste Methode der Sauerstoffaufnahme ist. Diese Überflutung mit Energie hilft dem Körper zum Beispiel all jene Krankheiten zu bessern, die mit einer Verminderung der Abwehrkräfte einhergehen. Vor allem in der Rekonvaleszenz, der Heilungsphase, benötigen wir viel Sauerstoff, um den Stoffwechsel anzuregen und die notwendigen Reparaturmaßnahmen in Gang zu bringen. Generell wird die Regeneration angeregt, die Lebenserwartung erhöht und die Leistungsfähigkeit und -bereitschaft gesteigert. Der verbundene Atem ist also im naturheilkundlichen Sinne gesund.

Der Atem lässt generell Ungleichgewichte spürbar werden und schafft Ausgewogenheit, wenn man sich ihm überlässt. Befinden sich unsere Lebenskräfte in Harmonie zueinander, können wir uns wach und aufmerksam unseren wesentlichen Lebensthemen widmen und unsere Kräfte so einteilen, dass Über- sowie Unterforderung vermieden werden. Dann können wir uns mit Enthusiasmus den Herausforderungen des Lebens stellen und andererseits alles Unabänderliche annehmen, ohne sinnlos dagegen anzukämpfen.

Vorrangig seelisch bedingte Symptome

Im seelischen Bereich kann die enorme Energiezufuhr auch sehr alte Blockaden lösen und wieder Bewegung in lange stagnierende Themenbereiche bringen. Die dadurch mögliche Erfahrung reinen Seins wird Entwicklungsprozesse aller Art in Gang bringen, die auf die Verwirklichung dieser Erfahrung als Dauerzustand zielen. Insofern handelt es sich um eine Therapie- und Meditationsmaßnahme zugleich.

Angst

Der Gegenspieler des draufgängerischen Marstypen, den wir später noch genauer kennen lernen werden, ist der Angsthase. Ein Hasenfuß vermeidet jede unangenehme Begegnung und ist ständig auf der Flucht. Er hat im sprichwörtlichen Sinn die Hosen voll, worauf auch die altdeutsche Bezeichnung *Bangbux* (Buxe = Hose) hinweist. Später wurde aus der Angsthose der Angsthase. Der Angst liegt das lateinische Wort *angustus* (= eng) sowie das indogermanische *anghu* (= bedrängend) zugrunde. Daher können wir Symptome, die mit konkreter Verengung oder körperlicher Bedrängnis einhergehen, dem Kreis der sinnvollen Indikationen zuordnen. Ob es sich um Blutgefäßverengungen oder Engstirnigkeit handelt, ist dabei auf symbolischer Ebene fast egal. Die Erfahrung zeigt, dass Menschen mit derartigen Erkrankungen beim verbundenen Atmen zuerst Enge und Bedrängung empfinden. Wenn sie sich aber mit ihrer Angst auseinander setzen und sich durch sie hindurchatmen, bearbeiten sie die Engpässe in ihrem Körper und erkämpfen sich die für einen freien Fluss der Lebenskräfte notwendige Weite. Alle neurotischen und rational unbegründeten Ängste behindern die eigene Lebendigkeit, während äußerlich begründete Ängste unser Leben schützen. Hätten beispielsweise Kinder keine Scheu vor Autos, kämen wir bereits in frühester Kindheit um.

Unbegründete neurotische Ängste verschwinden jedoch meist, sobald wir ihnen offensiv entgegentreten. Begeben wir uns in die Weite, können wir die Erfahrung der Enge niemals machen, denn Angst können wir nur erleben, solange wir fliehen oder uns eng machen. Daher stellt die Begegnung mit der Enge gleichzeitig ihre Heilung dar. Im Märchen »Einer der auszog, das Fürchten zu lernen« kann der Held das Grauen nicht finden, weil er in der Weite danach sucht. Daher ist der Atemprozess allen Angst- und Engethemen zuträglich, ob sie sich nun geistig, seelisch oder körperlich manifestieren. Man könnte Angst sogar über die Unfähigkeit, frei durchzuatmen, definieren.

Ein Krankheitsbild wie das (allergische) **Asthma** verbindet die Themen Allergie und Enge beziehungsweise Angst und lässt sich deshalb mit dem verbundenen Atem oft gut therapieren.

Aber auch **Durchblutungserkrankungen** wie die **Arteriosklerose** und mit Stoffwechselstörungen verbundene Leiden, die körperliche Enge heraufbeschwören, lassen sich mittels verbundenem Atem gut bearbeiten. Durchblutungsstörungen können wohl auch deshalb gebessert werden, weil sich neben den feinstofflichen Energiebahnen oft auch physische Gefäße wieder öffnen können.

Dass die **Hyperventilations-Tetanie**, die hauptsächlich auf in den Körper verdrängte Angst zurückgeht, gut auf den verbundenen Atem anspricht, versteht sich von selbst. Eigentlich ist sie ja bereits der vom Körper selbst eingeleitete Therapieversuch.

Loslassprobleme

Alle typischen Loslassprobleme wie **Schlafstörungen, Orgasmusprobleme** und **Verstopfung** können durch verbundenen Atem wesentlich verbessert, wenn nicht geheilt werden. Beim forcierten Atmen wird der Zwerchfellmuskel aktiver und massiert so die Därme, in denen dadurch neuerliche Bewegung entstehen kann, die sich positiv auf die Verdauung auswirkt. Bei Einschlaf- und Orgasmusstörungen kann die Erfahrung des totalen Loslassens und das überwältigende Erlebnis, sich danach wundervoll geborgen zu fühlen und aufgefangen zu werden, die Angst ein für alle Mal nehmen, oder sie wird wenigstens erheblich vermindert. Der Prozess des Atmens sollte zum Ritual werden, das in anderen Bereichen wie Schlaf und Sexualität bewusst angewendet wird. Auch hinter der **Unfruchtbarkeit** scheint sehr oft ein Loslassproblem zu stecken. Der Vorschlag, vier Wochen Urlaub zu machen und Abstand von aller Arbeit zu nehmen, auszuspannen und an einigen Atemsitzungen teilzunehmen, hat nachweislich schon häufig für Abhilfe gesorgt. Letztlich sind auch Depressionen Loslassprobleme. Themen wie Verlust und Tod werden nicht mehr losgelassen, meist weil sie früher verdrängt wurden.

Bei tiefen Depressionen werden sich die Betroffenen kaum noch zu einer Atemsitzung motivieren lassen, aber bei **reakti-**

ven Depressionen, bei denen sie den Grund ihrer andauernden Niedergeschlagenheit noch erkennen können, hat sich der Atem sehr bewährt.

Ein Mangel an Urvertrauen, durch den viele **Minderwertigkeitsgefühle** hervorgerufen werden, kann durch das Erleben von Einheitserfahrungen beseitigt werden. Das kann bis zur Linderung von Parodontosebeschwerden führen, da diese oft mit mangelndem Urvertrauen einhergehen.

Weitere seelische Problemsituationen

Im Zusammenhang mit dem Bewältigen von **Entwicklungs- und Übergangskrisen** wie beispielsweise Geburtstrauma und Pubertätskrisen, wo der verbundene Atem ausgesprochen segensreich ist, steht die Besserung vieler Krankheitsbilder, die auf unbewältigten Übergängen beruhen.

Selbst ein **Burned-out-Syndrom** (CFS) kann so gebessert werden, wenn die chronischen Konflikte (die faulen Kompromisse) gelöst und die unbewältigten Lebenskrisen (energetisch) aktiviert und überwunden werden. Vor allem kann die eine Krise überhaupt erst einmal entdeckt werden. Sie ist oft der Punkt, an dem all die Energie, die im Leben fehlt, verloren geht, weil es so viel Kraft kostet, das ungelöste Thema unter der Bewusstseinsoberfläche zu halten.

Nicht verarbeitete **Schockzustände**, die auf der energetischen Ebene als Blockade weiterbestehen und von vielen Homöopathen noch Jahre nach Eintritt gefunden und therapiert werden, können sich ebenfalls im Atemprozess lösen.

Bei chronischen spirituellen Krisen kann der Atem als Unterstützung dienen, den Wachstumsprozess am Leben zu halten oder wieder in Gang zu bringen. So können letztlich alle festgefahrenen Situationen oder solche, die an Entscheidungsschwäche kranken, mit Hilfe des verbundenen Atems neuerliche Aktivierung erfahren.

Da alle seelischen Heilungsprozesse durch Einheitserfahrungen gefördert werden und der Atem uns diese schenken kann, ist er letztlich in den allermeisten Fällen eine gute Hilfe. Lediglich bei bereits bestehenden Überschwemmungen mit Energie wie bei der Manie oder Schattenüberschwemmungen im Rahmen von akuten Psychosen muss man darauf verzichten.

Vorrangig körperlich bedingte Symptome

Allergien und andere Immunprobleme

Symptome, denen eine Überreaktion des Immunsystems zugrunde liegt, wie die immer häufiger auftretenden Allergien, aber auch die so genannten Autoimmunerkrankungen, können über den Atem gebessert werden. Hinter jeder Allergie verbirgt sich eine überzogene Abwehrreaktion des Organismus, die sich gegen normalerweise ungefährliche Substanzen richtet. Beim Heuschnupfen reagiert das Immunsystem mit enormer Kraft auf Blütenpollen, und es ist kaum nachvollziehbar, warum diese aggressiven Kräfte sich gegen die Samen der Pflanzen richten. Das Ziel dieser inneren Kämpfe ist die Ausrottung aller Eindringlinge. In Bezug auf schädliche Bakterien und andere Krankheitserreger sind diese Abwehrmaßnahmen verständlich, doch warum treten sie auch gegenüber Katzenhaaren, Erdbeeren und anderen harmlosen Substanzen auf?

Im politischen Weltgeschehen kennen wir die Bedeutung so genannter Stellvertreterkriege. Sie besitzen eher symbolischen Charakter. Ein direktes Kräftemessen wird dabei vermieden, um dessen Risiken zu vermeiden. Im einzelnen Organismus findet etwas Ähnliches statt. Der Stellvertreterkonflikt wird besonders deutlich, wenn man sich dem Wesen der allergischen Symptome und ihrer Symbolik widmet. Statt sich offensiv und mutig beispielsweise auf die eigene Erotik einzulassen, wird gegen deren Symbole, wie den männlichen Samen der Pflanzen, gekämpft.

Der verbundene Atem ist nicht nur in der Lage, die in solchen chronischen Konflikten gebundene Energie zu befreien, er kann auch die Zusammenhänge bewusst machen. Kämpfen die Abwehrzellen einen autoaggressiven, das heißt selbstzerstörerischen, Kampf, so liegt die Vermutung nahe, dass die Auseinandersetzung auf Stellvertreterebene stattfindet. Heruntergeschluckte Wut schlägt auf den Magen und ungelebte Auseinandersetzungen toben anstatt im äußeren Leben im Inneren des Organismus. Die Kampfeslust werden wir in Zusammenhang mit dem Kriegsgott Mars und dem von ihm vertretenen Urprinzip noch kennen lernen. Doch schon hier sehen wir, dass er immer den direktesten Weg der Konfrontation wählt. Beim außen unbemerkten Kampf, wie ihn der Allergiker im Körperinneren, auf der Erde des Immunssystems, führt, erinnern nur noch Symptome wie Rötung, Schwellung, tränende Augen und blutende (Kratz-)Wunden an die beteiligte Aggressivität und an Mars.

Stoffe, die beim Allergiker starke Reaktionen auslösen, sind für den Gesunden harmlos. Viele solcher Stoffe existieren in unserer Umwelt, die uns eigentlich nicht *jucken* bräuchten. Kraft des Fließens seines verbundenen Atems kann der Allergiker lernen, sich dem Fluss des Lebens anzuvertrauen und die Themen und Symbole, mit denen er im Widerstand lebt, auf einer tieferen Ebene in ihrem wahren Wesen zu erkennen und als Herausforderungen anzunehmen.

Haut- und Näheprobleme

Die Haut ist die Grenze zwischen unserem Körper und der Außenwelt. Sie ist eine so genannte semipermeable Membran, das heißt in beiden Richtungen für bestimmte Stoffe durchlässig und für andere undurchlässig. Mit unseren Händen können wir bewusst Kontakt herstellen und die Intensität der Berührung bestimmen. Nähe und Zärtlichkeit lassen sich über die Haut ausdrücken, aber auch Aggressionen in Form von Schlägen auf ihr spüren. Jeden Kontakt, den wir über unsere Haut herstellen, können wir bewusst kontrollieren, während die Berührung unseres zweiten großen Kontaktorgans, der Lunge, außerhalb unserer Einflussnahme liegt. Ob wir jemandem die Hand geben, können wir selbst bestimmen, doch wir müssen die gleiche Luft atmen wie alle anderen Menschen. Wie unsympathisch uns jemand auch ist, die gleichen Moleküle werden in seine und unsere Lunge geraten, sobald wir uns im selben Raum aufhalten. Die Homöopathie weiß um die Verbindung zwischen Haut und Lunge, weil die Heilung eines Lungenleidens wie Asthma oft mit dem kurzzeitigen Auftreten von Hautausschlägen einhergeht. Und das dauerhafte Unterdrücken einer Neurodermitis zum Beispiel durch Kortisongaben kann zu Atemproblemen führen. Hinter Haut- und Atemwegserkrankungen verbirgt sich folglich oft ein ähnliches Muster. Es geht um den Umgang mit zwischenmenschlicher Nähe auf der einen und den Erhalt des individuellen Freiraums auf der anderen Seite. Der verbundene Atem führt uns aber nicht nur durch Ängste hindurch, sondern auch zu den Wurzeln unserer Nähe – und Distanzprobleme.

Der verbundene Atem als unterstützende Therapie bei verschiedenen Krankheitsbildern

Wie in der Homöopathie kommt es beim verbundenen Atem häufig zu einer so genannten Erstverschlimmerung. Diese bleibt aber meist auf die erste Hälfte einer Sitzung begrenzt. Eine Besserung stellt sich in der Regel schneller ein als in der Homöopathie. Den aktiven und eigenverantwortlichen Beitrag zur Gesundung beschreiben viele Betroffene als Chance, sich vom Medikamentenkonsum zu befreien.

Verkrampfungen und Verhärtungen sind Folgen von Verengung. Menschen mit muskulären Verspannungen, aber auch multipler Sklerose, Morbus Parkinson und anderen neurologischen Krankheiten können den verbundenen Atem zur Ergänzung anderer Behandlungsformen nutzen. Krankheitsbilder wie Parkinson reagieren gut auf den Atemprozess; da viele der anstehenden Entladungen in der Sitzung passieren, gibt es anschließend nicht selten beglückende, allerdings meist nur kurze Intervalle von Symptomfreiheit.

Ein- und Ausatmung sind unweigerlich aneinander gebunden, und kein Aspekt kann ohne den anderen existieren. Atmen wir tiefer ein, so müssen wir stärker ausatmen und umgekehrt. Daher liegt im Atem die Kraft, dort Harmonie zu schaffen, wo Ungleichgewicht entstanden ist, wie bei vielen chronischen Atemwegserkrankungen. Beim **Asthma** finden wir eine Überbetonung des Einatempols, mit der Gefahr einer Überblähung. Auf der körperlichen Ebene geht es für den Asthmatiker ums Loslassen. Beim Ausatmen erlebt er, wie schwer ihm das fällt. Dadurch kann er Wege zu mehr Offenheit finden, sobald er über den Atem loszulassen lernt.

Auch bei **zu hohem oder zu niedrigem Blutdruck** liegt eine Einseitigkeit zugrunde. Während der verbundene Atem dem Menschen mit niedrigem Blutdruck seine ungenutzten Lebensräume zeigt, lässt er den mit Bluthochdruck spüren, wie weit er die Grenzen der eigenen Belastbarkeit bereits überschritten hat. Letztere hätten beim Loslassen besonders viel zu gewinnen, ergreifen diese Chance aufgrund ihrer Persönlichkeitsstruktur aber eher zögerlich.

Bei **Krebserkrankungen** kann der verbundene Atem jene Energie liefern, die für eine körperliche und seelische Auseinandersetzung mit der Krankheit notwendig ist. Sieht man Krebs als ein Wachstumsproblem, so fordert dies eine bewusste und aktive Beschäftigung mit der eigenen Persönlichkeit, die der verbundene Atem unterstützen kann. Die Entdeckung und Entfaltung des eigenen Wegs ist wesentlich für Heilung und Ganzwerdung bei dieser Krankheit, und hierbei kann der Atemprozess auf seine eigene Art helfen. Schließlich können Einheits- und/oder Sterbeerfahrungen, die das Leben radikal zu ändern vermögen, die neue Weichenstellung wie nichts sonst unterstützen. Wer seinen eigenen Weg wieder findet, hat die besten Chancen, selbst dem Krebs Paroli zu bieten, wie Untersuchungen belegen.

Auf der körperlichen Ebene kann die Überschwemmung des Organismus mit Sauerstoff zur so genannten Repolarisierung der Zellen führen, das heißt, diese können ihre elektrischen Aufgaben wieder übernehmen und werden folglich wieder lebendig. Das hebt die Kontaktstörung der Zellen auf (ein wesentliches Krebsproblem) und führt zur Wiedererlangung der Kommunikationsfähigkeit.

Selbstverständlich bessert der Atemprozess auch alle Symptome, die auf **Übersäuerung** zurückgehen, da er das Säure-Basen-Gleichgewicht zur Alkalose, also zum weiblichen Pol, verschiebt. Alles was früher unter der Modediagnose **vegetative Dystonie** zusammengefasst wurde, gehört hierher. Da der verbundene Atem die Gleichgewichte wiederherstellt, stellt sich dieser heilsame Effekt über den Faktor der Entsäuerung hinaus ein. (Spannungs-)**Kopfschmerzen** verschwinden manchmal bereits während der Sitzung, da sich die Spannung offenbar löst. Das ständige bewusste Wechseln von einem Pol zum anderen, das der Atem automatisch mit sich bringt, mag hier der Hauptgrund sein. Mit Migränepatienten kann man dagegen nur im freien Intervall atmen. Wenn der Atem bis in orgiastische Bereiche der Ekstase reicht, liegt der Weg zu den Wurzeln des Problems besonders nahe.

Selbst immer wiederkehrende **Wirbelsäulenprobleme** können sich manchmal aus eigener Kraft der Wirbelsäule zurechtrücken. Hin und wieder hat sich auf diese Weise auch schon ein hartnäckiges Schleudertrauma bessern lassen. Dabei erlebt man auf eindrucksvolle Art, wie eng Seele und Körper zusammenarbeiten und wie sie sich unterstützen, wenn man ihnen den Raum dazu gibt.

Auch **Rheumatiker** könnten sowohl ihre Gewebebeschaffenheit als auch ihr geistig-seelisches Beweglichkeitsproblem mit Hilfe des Atems in den Griff bekommen. Stattdessen suchen sie aufgrund ihrer Machermentalität ihr Heil in (irgendwelchen) Aktionen.

Sogar **Epilepsie** lässt sich positiv beeinflussen. Da sich bei Anfällen große Spannungen und Energien lösen und der verbundene Atem das vorwegnehmen kann, scheinen die Entladungen über Anfälle deutlich nachzulassen.

Hin und wieder konnten wir auch schon erleben, wie sich ein **Tinnitus** während der Sitzung abschwächte, und in Einzelfällen ist er auch weggeblieben. Leider lässt sich das nie voraussagen.

Verschiedene weitere Krankheiten reagieren positiv auf den verbundenen Atem, indem die allgemeine energetische Lage verbessert und seelische Prozesse in Gang kommen, die körperliche Lösungen anschieben und erleichtern.

Drogenprobleme oder Mangel an Ekstase

Verstärktes Atmen ist fast immer mit emotionaler Intensität gekoppelt. Am Gipfel des Atemprozesses kann die Erregung und die Emotionalisierung bis zur Ekstase gehen. Zumeist begegnen wir jedoch unerlösten, degenerierten Formen der Ekstase, wie sie durch Alkohol und andere Drogen hervorgerufen wird. Ursprünglich standen Alkohol und Drogen im Dienste der göttlichen Ekstase. Dionysos, der Gott der Fruchtbarkeit, des Weines und auch Rausches, hat verschiedene Beinamen wie Bromios (»der Tosende«), Lyaios (»der Löser«, der die Menschen von Sorgen befreit), aber vor allem schuf er den Weinstock und lässt Milch und Honig fließen. Er symbolisiert überschäumende Lebensfreude und führte Menschen in göttliche Ekstase. Der westliche Durchschnittsbürger ist weit entfernt von ursprünglicher Ekstase und erlebt sie höchstens in der unerlösten Form von Sucht und anderen Übertreibungen. Auch die am häufigsten erlebte Form der Ekstase, der sexuelle Orgasmus, ist für viele Menschen keine orgiastische Befreiung mehr. Frauen wie Männer plagen sich mit sexuellen Problemen aller Art. Diese reichen von Impotenz und Frigidität bis zur Sexsucht (vor allem Männer verwechseln häufig den Samenerguss mit einem Orgasmus). Die Epilepsie sowie verschiedene Geisteskrankheiten werden in vielen Kulturen als Formen der

Besessenheit angesehen. So werden Epileptiker im Islam als Menschen gewürdigt, deren Geist während eines Anfalls zu Allah aufgestiegen ist.

Da der Atem die Tür zu solchen ekstatischen Bereichen unseres Wesens zu öffnen vermag, kann er diesbezügliche Symptome und Ersatzformen wie Drogensüchte überflüssig machen. Wer sich anstatt in den Drogenexzess in den Atemprozess stürzt, hat gute Chancen, auf gesundheitlich unbedenkliche Art und Weise in Verzückung zu geraten. Ein weiterer Vorteil des verbundenen Atems ist, dass er durch die Überschwemmung mit Lebensenergie zur Harmonisierung der Aura beiträgt.

Weitere Indikationen

Der verbundene Atem ist fast so universell einsetzbar wie der Atem selbst. Er kann festgefahrene Muster im sexuellen Bereich (und damit oft Beziehungen) wieder beleben. Hier ergeben sich Möglichkeiten bis zur Paartherapie. Am besten ist es, allein zu beginnen, und dann auch gemeinsam im Rahmen von Gruppensitzungen zu atmen.

Mittels der Atemtechnik kann relativ energiearm arbeitenden Therapieformen (Psychoanalyse) mehr Energie zugeführt werden, wodurch sich einzelne Durchbrüche erreichen lassen. Der Einsatz des verbundenen Atems dient sicherlich in erster Linie der Bewusstseinserweiterung.

Der verbundene Atem als Geburtsvorbereitung

Beim Rebirthing steht das Wiedererleben und Verarbeiten des eigenen Geburtstraumas im Vordergrund. Besonders für werdende Mütter kann die Bewältigung der eigenen Geburt von enormer Bedeutung für das Gebären ihres eigenen Kindes sein. Das Rebirthing sollte jedoch vor der Schwangerschaft stattfinden, denn eventuell dabei auftretende körperliche Phänomene wie zum Beispiel Krämpfe, Kontraktionen des Unterbauchs und Ähnliches, könnten sich negativ auf das Kind auswirken. Frauen, die den verbundenen Atem bereits vor der Schwangerschaft für sich entdeckt haben, beschreiben ihn als ein ideales Medium der Geburtsvorbereitung, da der Atem eher zum ruhig fließenden Energielieferanten wird. Auch während der konkreten Geburt kann ein voller runder Atem Mutter und Kind die für diese schwere Zeit notwendige Vitalität liefern und den Geburtsablauf für alle Beteiligten wesentlich erleichtern. Die Mutter kann aus ihrer vollen Kraft heraus atmen und pressen, und das Kind wird reichlich mit Sauerstoff versorgt. So ist der verbundene Atem – vorausgesetzt er ist rechtzeitig eingeübt – das ideale Mittel, um Geburtskomplikationen, die auf Sauerstoffmangel zurückgehen, zu vermeiden.

Kontraindikationen

- akute Entzündungen: besonders Lungenentzündungen, TBC
- alle akuten Krankheitsprozesse, die die Fähigkeit zu atmen einschränken
- Hyperthyreose: kann in hyperthyroide Krise führen
- insulinpflichtiger Diabetes (je länger die Sitzung, desto gefährlicher (Koma))
- unkalkulierbare Herzbelastungen, Hochdruck über 200 mit Schlaganfallgefahr
- Psychosen, Borderline-Situationen

Da alle körperlichen Heilungsprozesse durch ein Überangebot an Sauerstoff gefördert werden, ist es schwer, Gegenindikationen anzugeben. Auch ist die Grenze der Verträglichkeit des verbundenen Atems schwer zu definieren. Voraussetzung für ein verstärktes, verbundenes Atmen ist eine gewisse körperliche Belastbarkeit. Deshalb ist es Menschen mit akuten, entzündlichen Erkrankungen (besonders der Atemwege) nicht zu empfehlen. Allerdings erübrigt sich diese Warnung beinahe. Erstens gibt es nur wenige Menschen, die sich trotz schwerer körperlicher Erschöpfung dieser Herausforderung stellen wollen, und zweitens zeigt der Körper schnell die momentanen Grenzen auf. Bei akuten bronchialen Infekten, Lungenödem und Lungenentzündung oder finalen Phasen schwerer Erkrankungen, die mit Auszehrung verbunden sind, ist der verstärkte verbundene Atem nicht zu empfehlen. In solchen Fällen kann aber immer noch mit Gewinn auf ein bewusst meditatives Atmen reduziert werden. Das kann gerade in der Vorbereitung auf das Sterben sehr erleichternd sein.

Patienten, die mit verschreibungspflichtigen Medikamenten behandelt werden, sollten von einem diesbezüglich qualifizierten Therapeuten betreut werden. Bei Menschen mit psychischen Auffälligkeiten müsste eine psychotherapeutische Vor- und Nachbetreuung gewährleistet sein. Auch der schon erwähnte Epileptiker gehört in sehr erfahrene Betreuung, vorausgesetzt er ist innerlich bereit, sich auf diese Form der Behandlung einzulassen. Personen mit Psychosen oder anderen schwer wiegenden psychiatrischen Diagnosen sollten in labilen Phasen nicht mit energetisierenden Methoden wie dem verbundenen Atem, sondern primär mit erdenden und den Allgemeinzustand stabilisierenden Methoden behandelt werden.[15] Dies gilt ebenso bei seelischen Traumata wie schweren Schicksalsschlägen. In der Anfangsphase sind die Betroffenen häufig in einer Art Schockzustand. Sie verdrängen das Erlebte und können die Bedeutung des Geschehenen emotional oft noch nicht erfassen. Diese Reaktion ist eine Art Schutz für die Seele und sollte respektiert werden. Sobald sich der Zustand der Betroffenen wieder etwas stabilisiert hat, werden Bearbeitung und Integration des Erlebten häufig zum Bedürfnis. Dann ist der verbundene Atem sinnvoll und sogar von großem Wert. Ähnliches gilt für unter Psychopharmaka stehende Patienten. Bleiben sie stabil, nachdem die Medikamente abgesetzt sind, können sie sich auch auf die Reise in innere Welten begeben.

Der verbundene Atem als Psychotherapie

Menschen, die psychotherapeutische Hilfe in Erwägung ziehen, stehen einigen Entscheidungsschwierigkeiten gegenüber. Wer Hilfe sucht, wird zum Suchenden, er weiß also nicht, in welche Richtung es weitergehen soll. Die Orientierungslosigkeit verstärkt sich oft noch mit dem Augenblick, wenn er sich dem Dschungel von Therapie- und Selbsterfahrungsmethoden nähert. Die Betroffenen haben die Qual der Wahl und guter Rat ist oft teuer. Jeder einigermaßen redegewandte Therapeut kann erklären, warum die von ihm vertretene Therapiemethode generell und für den Hilfe suchenden im Speziellen die richtige ist. Die meisten Therapiemethoden haben auch ihren Wert, zumindest für den Therapeuten, der sie vertritt, denn im besten Falle hat seine Methode ihm selbst geholfen, sein Leben besser zu bewältigen.

Da so viele verschiedene Therapiemethoden angeboten werden, kann es manchmal richtig sein, sich gefühlsmäßig zu entscheiden. Doch nicht selten ist es gerade die Intuition, die dem Suchenden abhanden gekommen ist. Er hat kein Vertrauen mehr in sich selbst und seine innere Stimme. Orientierungslosigkeit, Entscheidungsunfähigkeit und Gefühle von Sinnlosigkeit sind oft gerade der Auslöser für die Suche nach Hilfe. Genau diesen Gefühlen sieht er sich aber verstärkt ausgeliefert, wenn er der Vielfalt von Möglichkeiten begegnet.

Am besten wäre natürlich eine Therapieform, die jedem Menschen in jeder Situation zuträglich ist. Die gibt es aber leider nicht. Der verbundene Atem ist aber immerhin eine Methode, die zu vielen Menschen passt, weil sie sehr einfach ist und sich einer der Grundfunktionen des Lebens bedient. Immerhin haben alle Menschen seit ihrem ersten Atemzug erfolgreich geatmet. Wer bereit ist, sich auf sich selbst und seine eigene Energie einzulassen, kann mit Hilfe des Atems viel erreichen auf dem Weg zu sich selbst.

Bei jeder Art von Selbsterfahrung geht es darum, etwas zu entdecken oder in Gang zu bringen. Man will den abhanden gekommenen Lebenssinn finden oder das Hindernis, das den Durchbruch erschwert, aus dem Weg schaffen. Dazu muss man in Bewegung kommen und die Suche beginnen. Um überhaupt die ersten Schritte zu tun, ist irgendeine Form von Energie notwendig, die als Antriebskraft dienen kann. Die meisten Menschen, die sich in einer existenziellen Krise befinden, beschreiben sich selbst als erschöpft, haben alles in ihrer Macht Stehende getan und es doch nicht geschafft, ihre Probleme in den Griff zu bekommen. Eine Therapie soll nun helfen, den Rest der Lebenskraft zu bewahren und neuen Lebensmut zu finden. Dazu ist es notwendig, den letzten Rest der Lebensenergie einzusetzen. Dieser Gedanke löst bei vielen Angst aus, denn was wird geschehen, wenn auch diese letzten Reserven erschöpft sind?

Um innerlich und äußerlich belastbarer und stärker zu werden, gibt es nur eine gut erprobte Methode. Man muss die Kräfte, die noch vorhanden sind, einsetzen und damit bis an die eigenen Grenzen gehen. Nur dann können Körper und Seele mit der Zeit wieder die geforderten Leistungen erbringen. Wenn wir dann auch noch bereit sind, die hinzugewonnene Energie erneut einzusetzen, können unsere Kondition und Belastbarkeit steigen.

Auf der äußeren Ebene, beispielsweise beim Sport, ist dieser Mechanismus eine Banalität. Doch auch in seelischen und geistigen Bereichen verhält es sich ähnlich. Stellen wir uns einen Menschen vor, der an totaler seelischer und geistiger Erschöpfung leidet. Alles ist ihm zu viel geworden. Die geringste Anforderung vonseiten seiner Familie oder seines Berufes übersteigt seine Kräfte. Wenn wir diesem Menschen sagen, er müsse alle übrig gebliebenen Kräfte einsetzen und um seine Gesundheit kämpfen, ist es fraglich, ob er dazu bereit ist. Nur allzu gerne gibt er seine Verantwortung ab und bittet den Arzt oder Therapeuten um eine Art von Hilfe, die es ihm erlaubt, in Passivität zu verharren. Diese Hilfe kann ihm aber niemand geben.

Mit dem verbundenen und forcierten Atem haben wir eine Möglichkeit, Bewegung in unsere festgefahrenen Verhaltensmuster zu bringen. Durch verstärktes verbundenes Atmen entsteht Energie, die sich ausbreitet und wie ein Fluss einen Weg durch den Körper sucht. Dabei handelt es sich um eine Überschwemmung des Blutes mit Sauerstoff beziehungsweise Lebenskraft. Diese Energie wird sich ihren Weg suchen, und wo dieses nicht möglich ist, wird sie sich stauen. Ist der so aufgebaute Druck groß genug, wird das Hindernis weggespült, oder der Energiefluss sucht sich neue Wege und umfließt das Hindernis.

Nach den Gesetzen der hermetischen Philosophie sind alle mikrokosmischen Vorgänge analog zu den makrokosmischen, das heißt, der Mensch und die Welt sind eins.[16] Im Falle der Strömungsgesetze stimmen dem sogar die Schulwissenschaften zu, denn für eine Blutbahn gelten ähnliche Strömungsgesetze wie für den Lauf eines Flusses. Wir können diese allgemein gültigen Gesetze auf verschiedenste Lebensbereiche anwenden. Das Fließen von Energie bedeutet für uns ein Fließen auf körperlicher, seelischer und geistiger Ebene. Die Grenzen zwischen diesen verschiedenen Bereichen sind ebenfalls fließend, und alle drei Bereiche wirken wechselseitig aufeinander ein. Hierdurch wird es möglich, durch Gedanken die Zukunft zu beeinflussen, und gleichzeitig können konkrete Begebenheiten auf unser seelisches wie geistiges Dasein einwirken. Diesen Prozess wollen wir etwas genauer betrachten.

Jeder kennt einen forcierten tieferen Atem in Situationen starker körperlicher Beanspruchung. Dieser Atem ist die physiologische Reaktion unseres Körpers auf ein in den Muskelzellen entstandenes Sauerstoffdefizit. Wenn wir uns in unserer Außenwelt ausgiebiger bewegen wollen, brauchen wir mehr Sauerstoff. Der eingeatmete Sauerstoff wird von der Muskulatur verbrannt und in körperliche Bewegung umgesetzt.

Für nicht körperliche Energiebahnen gibt es in unserer westlichen Medizin wenig Verständnis. Viele alte Kulturen besitzen dagegen ein differenziertes Wissen über diese Energiebahnen. Die Akupunktur und ihr Meridiansystem können uns zeigen, wie sinnvoll und heilend sich solche Konzepte für unseren Organismus auswirken können. Nadis, Chakren und andere Begriffe beschreiben wohl alle die gleichen Energiephänomene.

Ausgehend von dem bei sportlicher Aktivität beschriebenen Prozess finden wir in abgewandelter Form Zugang zu den nicht stofflichen Energiebahnen. Denn atmet man tiefer, ohne sich zu bewegen und die Energie zu verausgaben, muss diese erhalten bleiben und andere Wege gehen. Diese führen in seelische und emotionale Bereiche.

Das Atmen ist ein grundlegender und höchst einfacher Lebensprozess, und so ist es durchaus möglich, dass die bisherigen und die folgenden Beschreibungen banal erscheinen mögen. Zumeist sind es aber gerade diese einfachen Zusammenhänge, die weiterführen. Wir sind fasziniert von umständlichen Denkmustern und ziehen oft die Komplizierung der Einfachheit vor. Die Wahrheit ist jedoch meist zutiefst unspektakulär und einfach. Es kann vorkommen, dass ein Zenmeister im Augenblick seiner Erleuchtung in schallendes Gelächter ausbricht. Er lacht darüber, wie kompliziert die Widerstände und Vorurteile das eigene Leben haben werden lassen und wie einfach rückblickend alles erscheint. Bekannt ist der Ausspruch Albert Einsteins, dass »wirklich bedeutende Entdeckungen in der Regel so einfach sind, dass sie alle Menschen verstünden«. An diesem Punkt gilt es, ein großes Missverständnis bezüglich seelischer Entwicklung zu betrachten. Wir sprechen von Persönlichkeitserweiterung und sind überzeugt davon, dass unserem eigenen Sein etwas Neues hinzuzufügen ist. Wir wollen dazulernen und durch neue Verhaltensweisen zu dem vollkommenen Menschen unserer Träume werden. Doch gerade dieses Unterfangen verstrickt uns immer tiefer in die eigene Unzulänglichkeit. Nicht grundlos bezeichnen wir den Prozess der seelischen Reifung als »**Entwicklung**«. Wir müssen nichts hinzufügen, sondern das, was in der Tiefe bereits vorhanden ist, freilegen. Genauso wie beim Entwickeln eines Films geht es darum, das Eigentliche hervorzuholen. Unserem wahren Wesen steht etwas im Wege, es wird verdeckt. So kommt es, dass viele, vor allem junge Menschen, jenes in der Tiefe verborgene Potenzial ihrer Möglichkeiten spüren, es ihnen aber nicht gelingt, dieses zu nutzen und umzusetzen.

Wir wollen jedoch nicht den Ursachen dieser Panzerungen und Verhärtungen auf den Grund gehen, sondern vielmehr vom Status quo ausgehen und nach Lösungsmöglichkeiten suchen. Etwas in uns selbst behindert uns, und wir wollen es loswerden oder zumindest einen Weg finden, produktiver damit umzugehen. Diese Hindernisse können in allen Bereichen unseres Lebens existieren, ganz gleich ob es sich um eine körperliche Erkrankung oder eine Hemmung im Umgang mit den Mitmenschen handelt. Vielleicht wollen wir uns Menschen nähern und können sie nicht ansprechen. Oder wir sprechen sie an und schaffen es anschließend nicht mehr, sie loszuwerden. Damit überhaupt eine Chance besteht, die Hindernisse aus dem Weg zu räumen, müssen wir sie zuerst ausfindig machen. Wir müssen sie spüren und greifen können. Gelingt es, spürbaren Kontakt zu einem inneren oder äußeren Hindernis herzustellen, können wir endlich damit fertig werden. Im Moment des Erkennens unserer Probleme entsteht die Chance, die alte Haut abzustreifen.

Es ist, als würden wir einen alten, durchlöcherten und daher nutzlos gewordenen Mantel ablegen. Bleiben wir in solch einem Augenblick der Erkenntnis auf der Gedankenebene hängen, werden wir anfangen, nach Ursachen zu suchen und so wahrscheinlich den Sprung in die Freiheit verpassen. Wir fragen uns dann etwa, warum es dazu kommen konnte. Warum waren meine Eltern so gemein zu mir, warum hat mein Partner mich verlassen, oder warum habe ich ihn verlassen? Bildlich gesprochen setzt man sich, bei der Suche nach den Ursachen, neben seinen alten Mantel und verliert sich in Spekulationen über ihn. Die sinnvolle Konsequenz wäre die sich aus der Erkenntnis ergebende Handlung, nämlich den alten Mantel liegen zu lassen und sich einen neuen zu kaufen beziehungsweise weiterzugehen oder in unserem Fall zu atmen. Denn die Probleme unseres Lebens wollen durchschritten und durchlebt werden. Alle inneren wie äußeren Krisen sind wesentlicher Teil unserer Entwicklung und beinhalten die Chance, an ihnen zu reifen.[17]

Eine energetisierende Methode wie das verbundene Atmen hilft uns, die Engpässe des Lebens zu überwinden, ohne in der Ursachensuche hängen zu bleiben. Das bedeutet harte Arbeit, die aber letztlich mit der (Er-)Lösung belohnt wird. Eine solche Befreiung beim Atmen kann ungeahnte Weiten in uns öffnen und uns von unseren Problemen befreien.

Mögliche Gefahren

Erlebnisse mit dem Atem betreffen den ganzen Menschen in seiner individuellen Art. Sie können deshalb nicht verallgemeinert werden. Es gibt natürlich Reaktionen, die häufiger auftreten, aber jede Einordnung und schon Benennung der auftretenden Zustände beinhaltet eine Beschränkung und kann dem Atmenden die Chance eigener individueller Erfahrung rauben. Echte Erfahrung kann nur eintreten, wenn wir unmittelbar und unvoreingenommen mit tieferen Bereichen in Kontakt treten. Jede »*Vor-Stellung*«, die wir uns machen, stellt sich, wie das Wort schon sagt, vor die Erfahrung und wird somit zum selbst geschaffenen Hindernis. Wenn wir beispielsweise einen uns völlig unbekannten Menschen treffen, der uns von einem Freund im Vorfeld als unmöglicher Mensch geschildert wurde, sind wir voreingenommen. Noch bevor wir in Kontakt kommen, ist die Wahrnehmung bereits fixiert. Bewusst oder unbewusst werden wir nach den beschriebenen Merkmalen suchen, die die Meinung des Freundes bestätigen könnten. Wir werden vor allem darauf achten und alle anderen Merkmale seiner Persönlichkeit gar nicht wahrnehmen.

Das ist keine neue Erkenntnis. Nach der Heisenberg'schen Unschärferelation beeinflusst der Beobachter das von ihm beobachtete System. Indem er etwas beobachtet, wird er zum Teil des Systems und verliert somit seine Objektivität. Es gibt in der Quantenphysik keine absolute Objektivität mehr. Was wir als Ergebnis in Erwägung ziehen, wird zum Stolperstein unserer eigenen Wahrnehmung. Dieser Effekt der Unschärfe wird umso größer, je kleiner und beeinflussbarer das wahrgenommene System ist. Die systemische Psychotherapie hat diesen Effekt längst in den therapeutischen Alltag integriert. Dort geht man davon aus, dass es dem Therapeuten unmöglich ist, ein objektives Bild von seinen Patienten zu bekommen. Vom ersten Kontakt an stehen beide in einer Beziehung zueinander, die sich nur als Beziehungssystem verändern kann. Etwas Neues ist entstanden, und es gehorcht eigenen Gesetzen. Man könnte sagen, es gibt stille, geheimnisvolle Abkommen darüber, welchen Regeln eine Beziehung gehorcht. Liegen wir mit einem Menschen im Streit, so werden wir unablässig Hinweise entdecken, warum es uns unmöglich ist, mit diesem Menschen im Einklang zu leben. Sind wir mit jemandem befreundet, so entdecken wir viele Beweise für unsere gegenseitige Anziehung. Eine Therapie- oder Heilmethode hängt daher in ihrer Wirkungsweise immer von ihren Rahmenbedingungen ab. Deshalb ist es heikel, darüber zu reden, was wir von einer Therapiemethode erwarten können und welche Erfahrung man mit ihr machen wird. Trotzdem ist es etwa für Ausbildungszwecke unerlässlich, man sollte sich aber der damit verbundenen Probleme bewusst sein.

Jedes Heilsystem wird von einem philosophischen Hintergrund getragen, der es dem Einzelnen erleichtert, die gemachten Erfahrungen in sein eigenes und das jeweils gültige gesellschaftliche System zu integrieren. Löst man eine Technik oder ein Heilmittel aus dem ursprünglichen Kontext, verändert sich unter Umständen seine Wirksamkeit. In unserer auf Effizienz bedachten Wissenschaftlichkeit versuchen wir die Wirkungsweise von Heilmitteln zu optimieren. Die Pharmaindustrie untersucht natürliche Stoffe, um ihre wirksamsten Bestandteile zu entdecken. Gelingt es, einen Wirkstoff zu extrahieren, und bringt man diese Substanz zur Anwendung, so stellt man häufig fest, dass unangenehme und im medizinischen Sinne gefährliche Nebenwirkungen auftreten. Ursprünglich waren diese Nebenwirkungen nicht zu beobachten, und ganze Kulturen konsumierten solche pflanzlichen Substanzen, ohne daran Schaden zu nehmen. Dafür gibt es viele Beispiele.

Ein sehr vertrautes ist der Kaffee. Als aufgekochtes Getränk, wie er noch heute in Griechenland und anderen Ländern zubereitet wird, ist er wesentlich bekömmlicher als unser Filterkaffee. Das Koffein bleibt im gefilterten Kaffee erhalten und ist wesentlich schädlicher für uns als jenes im griechischen Kaffee. Das liegt daran, dass der im Kaffee belassene Satz die schädlichen Substanzen bindet. Beim Nikotin erging es uns ähnlich. Die Indianer wurden zwar als primitive Rasse abgetan, doch bewunderte man sie für ihre körperliche Gesundheit und führte das auf ihren ausgiebigen Tabakgenuss zurück. Deshalb wurde Nikotin in der westlichen Welt als *panacea*, Allheilmittel, eingeführt. Beispielsweise wurden englische Eliteschüler dazu angehalten, vor dem Unterricht Nikotin unter Aufsicht zur Gesunderhaltung zu inhalieren. In diesem Falle wurde der Wirkstoff seiner im Schamanimus vorhandenen Bedeutung beraubt. Das Rauchen in der Indianerpfeife diente ausschließlich rituellen Zwecken. Der Rauch war das Bindeglied zwischen menschlicher und göttlicher Ebene. Alle Genuss- und Rauschmittel waren ursprünglich in einen rituellen Kontext eingebettet, und es lässt sich nachweisen, dass der Genuss bei Ritualen nicht zur Sucht oder körperlichen Krankheit führte. Diese Stoffe dienten und dienen zum Teil bis heute der Orientierung auf dem spirituellen Weg.

Viele außereuropäische Heilmethoden, die sich in letzter Zeit bei uns immer größerer Beliebtheit erfreuen, haben einen solchen Glaubenskontext, wie auch viele unserer eigenen ganzheitlichen Heilmethoden. Schon immer waren und sind es religiös orientierte Menschen, die diese Methoden entwickelten oder wieder belebten. Ihnen liegt das Heil des Menschen auf allen Ebenen seines Daseins am Herzen. Samuel Hahnemann, der Begründer der Homöopathie, Edward Bach oder Carl Gustav Jung waren Menschen, die in der Tiefe ihres Wesens vom Glauben getragen wurden. Der Glaube gab ihnen die Kraft, ihre Visionen umzusetzen. So ist ohne Bedeutung, ob der sinngebende Kontext eines Mittels stofflicher oder feinstofflicher Art ist; entscheidend ist, dass die Begleitumstände maßgeblich zur Wirkung eines Stoffes oder einer Therapiemethode beitragen. Die Umgebung bestimmt also weitgehend, wie wir das Erlebte oder Eingenommene verarbeiten oder nutzen können. Doch leider zählen diese Rahmenbedingungen in unserer heutigen

Gesellschaft immer weniger. Wir suchen vielmehr nach reiner Effizienz, die Rand- und Umfeldbedingungen erscheinen dabei fast nur noch als sinnloses Beiwerk.

Andererseits erleben jahrtausendealte Heiltraditionen heute eine Renaissance. Oft konnten deren Methoden nur überleben, weil sie in einen Glaubenskontext eingebunden waren. Sie wurden über Generationen von Lehrer zu Schüler weitergegeben und transportierten Bilder für eine ganzheitliche innere wie äußere Lebensführung. Therapeuten, die heutzutage solche Heilmethoden im jeweiligen Ursprungsland erlernen möchten, sind nicht selten erstaunt, wenn die einheimischen Lehrer Dinge von ihnen verlangen, deren Sinn sie nicht verstehen. Meist wird verlangt, dass die innere Entwicklung mit dem äußeren Erlernen der Technik einhergeht, was in Form geistiger Übungen und Meditationen praktiziert wird. Der Glaubenskontext, dem sie dort begegnen, erscheint westlichen Menschen aber eher verdächtig, und sie bezweifeln schnell die Seriosität des Ganzen. Sobald es um Glauben oder Sinn geht, überfällt die meisten Skepsis und Unsicherheit. Einige neigen allerdings auch zum Gegenteil. Viele moderne Menschen sind trotz aller Skepsis auf der Suche nach Lebensinhalt und Sinn oder nach irgendetwas, woran sie glauben können. Für viele können die Kirchen diesen Anspruch nicht mehr befriedigen. Wirklich glauben können sie nur an etwas, das ihnen vollkommen überlegen ist und Geborgenheit sowie väterlichen Schutz geben kann. Findet diese Sehnsucht keine Erfüllung, halten sie sich an Notlösungen. Sie fangen an, an ihre Firma zu glauben oder werden zu seelischen Leibeigenen einer autoritären Macht, der sie sich bedingungslos unterordnen. Krankhafter Glaube an Regime oder religiöse Richtungen entsteht häufig aufgrund dieser fehlgeleiteten Sehnsucht, die eine Verwechslung von irdischer und geistiger Ebene fördert.

Starke Sehnsüchte, die ursprünglich auf spirituelle Bereiche zielen, werden oft auch auf materielle Ebenen projiziert und führen dort zu extremen Auswüchsen. Das menschliche Grundbedürfnis, etwas zu haben, woran man glauben kann, wird nicht nur von Sekten ausgenutzt, sondern auch von vielen anderen Institutionen. Gelingt es einer Autorität, dieses Bedürfnis an sich oder an die eigene Institution zu binden, wird der Mensch abhängig und verliert seine Kritikfähigkeit. Häufig sind es gutgläubige Menschen, die an Sekten geraten, und je länger sie sich in deren Dunstkreis aufhalten, desto mehr setzt ihr gesunder Menschenverstand aus. Zweifel werden zurückgestellt, und es kommt zur totalen Abhängigkeit.

Der verbundene Atem ist in dieser Hinsicht ein nicht unproblematisches Werkzeug, denn er kann auf energetischer Ebene so viel in Bewegung setzen, dass darauf unvorbereitete Menschen manchmal dazu neigen, diese Erlebnisse an ihren Therapeuten oder Gruppenleitern festzumachen. Hier liegt eine wesentliche Gefahr für die Atmenden und eine Versuchung für die Therapeuten.

Wo sektenanfälligen Menschen eine Portion gesunder Skepsis fehlt, besitzt der Rest der Bevölkerung sie in eher übertriebenem Maße. Dies führt dazu, dass jede Institution, die das Wort Seele oder Spiritualität in den Mund nimmt, sofort als Sekte verdächtigt wird. Wollen wir das Problem der Sekten und ähnlicher Institutionen in den Griff bekommen, wird es nichts nützen, diese zu verbieten. Man müsste ihnen vielmehr das Wasser abgraben, indem man sie überflüssig macht. Es ist notwendig und viel gesünder, das Bedürfnis nach Spiritualität zu befriedigen, anstatt es pauschal als krankhaft abzustempeln.

Alte Kulturen wussten um die spirituellen Grundbedürfnisse der Menschen, und ihre rituellen Zeremonien stellten eine Verbindung zwischen irdischer und göttlicher Welt her. Dabei sind die Gefahren überschaubar. Der moderne Mensch ist jedoch in der Regel losgelöst von jeder Tradition, und seine geistigen Wurzeln reichen nicht mehr tief genug, um wirklich Halt geben zu können.

Durch den verbundenen Atem haben wir die Chance, wirklichen Kontakt zur eigenen Spiritualität herzustellen. Er ermöglicht vielen Menschen, lebendigen Austausch mit mythologischen Bildern und archetypischen Symbolen zu erleben, ohne dabei an irgendeine spirituelle Tradition gebunden zu sein. Insofern ist der verbundene Atem eine ideale Antwort auf die spirituelle Sehnsucht unserer Zeit. Allerdings kann er auch missbraucht werden, wenn er in einen abhängig machenden Kontext gestellt wird. Ein gutes Zeichen ist immer, wenn der durch das Atmen entstandene Überfluss an Lebensenergie dem Patienten für seine Entwicklung gelassen wird und nicht vom »Therapeuten« missbraucht wird, indem er ihn beispielsweise nach einer Sitzung mit positivem Denken bombardiert, ihm also »seinen Weg« vorgibt.

Individuation und Selbstwerdung

Die archaischen Völker früherer Zeiten lebten separat voneinander, und jede Gemeinschaft entwickelte ihre eigene Spiritualität. Es gab wenig oder keinen Kontakt zwischen den Kulturen, was dazu führte, dass der Mensch nur ein Glaubenssystem kannte. Rituale und Zeremonien blieben über Generationen unverändert, und es gab keinen Zweifel darüber, welcher Weg der geistigen Entwicklung der richtige war. Der innere Weg eines Menschen wurde vom spirituellen Meister oder Schamanen begleitet. Jede Übung durfte nur dann ausgeführt werden, wenn der Schamane den Anwärter als reif genug einschätzte, diesen Schritt zu wagen. Innere und äußere Aufgaben eines jeden Gesellschaftsmitglieds waren vorgeschrieben und unterlagen nicht dem Willen des Einzelnen. In allen Fragen der Lebensführung gab es weniger Eigenverantwortung als heute. Lebensaufgaben wurden so angegangen, wie die Vorfahren es überliefert hatten. Naturvölker schickten die Jugendlichen hinaus in die Einsamkeit, damit sie dort die Vision ihres weiteren Lebens suchen und finden konnten. In unseren Breiten mussten junge Männer im Rahmen ihrer Berufsausbildung auf die Wanderschaft, die so genannte Walz gehen, um dort das Alleinsein und die schmerzhafte Loslösung vom Elternhaus zu durchleben. Junge Frauen wurden zwar nicht, wie in archaischen Kulturen durchaus üblich, in Höhlen oder Hütten eingesperrt, doch auf psychischer Ebene erlebten sie auch bei uns etwas sehr Ähnliches. Ebenso wie ihre Leidensgenossinnen in archaischen Kulturen waren sie gezwungen, die eigene Freiheit aufzugeben und mussten lernen, sich in der Fremde allein zurechtzufinden. Wie in der Abgeschiedenheit einer Höhle waren sie gezwungen ihre eigenen Vorstellungen zu opfern. Sie lernten Hauswirtschaft und wurden darauf vorbereitet, von ihrem Vater einem ihnen oft fremden Mann übergeben zu werden. Der neue, fremde Lebensraum gab ihnen ebenfalls die Chance, sich selbst zu entdecken, ohne an ihrer ursprünglichen Familie hängen zu bleiben. Es geht uns hier nicht darum, zu bewerten, welcher der beiden Entwicklungswege der bessere ist. Der Mann ging hinaus in die Welt, um aktiv zu suchen und zu handeln, während die Frau dazu verurteilt war, daheim zu bleiben und sich in Demut zu üben. In jedem Fall sind diese Zeiten vorbei und mit ihnen die sicheren, vorgegebenen Wege. Das bedeutet einerseits eine große Befreiung, andererseits aber auch eine ebenso große Verunsicherung und eine Eigenverantwortung, der offenbar nur wenige Menschen gewachsen sind. Auf psychischer Ebene gibt es zwischen männlichem und weiblichem Entwicklungsweg heute keine großen Unterschiede mehr. Jeder Mensch, gleichgültig welchen Geschlechts, ist gezwungen, sich in zunehmendem Maße mit männlichen und weiblichen Lebensbereichen zu konfrontieren. Männer müssen sich immer häufiger mit aktiven, beruflich erfolgreichen Lebenspartnerinnen auseinander setzen, und Frauen leiden unter Männern, die lieber passiv zu Hause sitzen anstatt hinaus in die Welt zu gehen und den Lebensunterhalt für die Familie zu verdienen. Männer werden heute auch zunehmend von ihren Frauen verlassen und machen neue, ungeahnte Erfahrungen. Plötzlich müssen sie selbst all die Aufgaben erledigen, für die sie ihre Frauen nicht länger verpflichten können. Frauen stehen andererseits mit ihren Kindern plötzlich alleine da und müssen ihre Frau stehen und Geld verdienen. Noch immer herrscht eine einseitige und oft ungerechte bewertende Sichtweise solchen neuzeitlichen Problemen gegenüber, die auf den nach wie vor herrschenden patriarchalischen Strukturen unserer Gesellschaft beruht. Psychotherapeuten erleben, dass heute Männer wie Frauen ihre »liebe Not« mit den herrschenden Lebensformen und -aufgaben haben.

Was ist eigentlich tatsächlich anders geworden in unserer Zeit? In früheren Kulturen war jeder Mensch gezwungen, den inneren wie äußeren Anforderungen, die die Gesellschaft an ihn stellte, gerecht zu werden. Es gab für ihn keine Alternativen, und eine Verweigerung hatte oftmals den Tod zur Folge. Ohne Initiation ins Erwachsenenleben und ohne die typischen Aufgaben eines Erwachsenen zu übernehmen, war ein solcher Mensch nicht lebensfähig. Wie einem Kind, das nicht länger von der Mutter getragen wird und deshalb laufen lernen muss, um dorthin zu gelangen, wo es hin möchte, so ergeht es auch uns. Wir sind sozusagen in die totale Freiheit und Eigenverantwortung entlassen worden. Wir müssen selbst entscheiden, ob wir erwachsen werden wollen oder nicht. Das Ergebnis sind Dreißigjährige, die bei ihren Eltern wohnen und Männer mit Versorgungsansprüchen an ihre Frauen. Ihre Verbindung erinnert eher an eine Mutter-Sohn-Beziehung als an eine gleichberechtigte Partnerschaft. Erwachsene verhalten sich gegenüber Autoritätspersonen wie unmündige verschüchterte Kinder. Und das Schlimmste ist wohl, dass wir uns an all diese Stilblüten des modernen Lebens gewöhnt haben. Uns fällt kaum noch auf, dass viele Menschen einen Lebensstil pflegen, der in einer früheren Kultur zum Verstoß und zur Ächtung geführt hätte, weil er einer Verweigerung gleichkommt. Wir haben eine neue Gesellschaftsform kreiert, die uns von allen möglichen Zwängen befreit hat, in der uns keinerlei übergeordnete Strukturen zur Entwicklung zwingen, sondern die uns selbst entscheiden lässt, ob wir zu Hause ausziehen, erwachsen werden oder unsere spirituelle Entwicklung in Angriff nehmen wollen. Alle Lebensschritte, ob auf äußerer, materieller oder auf geistiger Ebene, unterliegen heute der Verantwortung jedes Einzelnen.

Die Welt der spirituellen Lehren und Schulen ist andererseits multikulturell geworden. Wir haben Zugriff auf verschiedene Lehren unterschiedlicher Völker und damit ein verblüffendes Überangebot. Es wird daher für viele immer schwieriger zu beurteilen, welcher innere Weg für den Einzelnen angemessen ist. Man könnte argumentieren, dass es sinnvoll ist, den im eigenen Kulturkreis üblichen Weg zu gehen, in Westeuropa also den christlichen. Gerade dieser ist aber für viele so vorbelastet, dass sie heute eher philosophischen Richtungen wie etwa dem Buddhismus als Heilsweg folgen. Helfer im seelischen Bereich, ob Geistliche oder Psychotherapeuten, können letztlich keinerlei verbindliche Richtung angeben, in welche die Entwicklung des Einzelnen weiterzugehen hat. Es wird immer wichtiger werden, dass jeder Mensch seinen eigenen Weg findet. Informationen über die eigene Lebensentfaltung müssen aus dem inneren Wissen eines jeden Menschen kommen. Im spirituellen Bereich werden wir uns der Herausforderung totaler Eigenverantwortung stellen müssen. Es ist daher wohl legitim, alle verfügbaren Informationen zu Hilfe zu nehmen, ganz gleich ob diese der christlichen, indianischen, buddhistischen oder einer anderen Kultur entstammen. Doch dieses fremde Wissen wird nicht genügen, zusätzlich zu allen Lehren benötigt jeder sein ureigenes Wissen. Nur dann wird er seiner Aufgabe der Selbstwerdung gerecht werden.

Daher bekommen Methoden der Selbsterfahrung wie die des verbundenen Atems heute zunehmende Bedeutung. Sie nutzen jene Eigenverantwortung, die es ermöglicht, die eigene Kreativität und Einzigartigkeit zu entdecken und im Leben umzusetzen. Außerdem ist es eine der wenigen Methoden, die eine Art Initiation in eigener Regie ermöglicht und für die verschiedenen Übergänge im Lebensmandala gleichermaßen geeignet ist. Nicht nur der Geburtsübergang (siehe Rebirthing), sondern auch alle anderen Krisen können mit Hilfe des verbundenen Atems noch nachträglich verarbeitet werden. Hier tut sich ein riesiges Feld für diese Form der Atemtherapie auf, denn nirgendwo haben wir solche Defizite wie beim Bewältigen der großen Übergangskrisen Geburt, Pubertät, Lebensmitte und Tod.[18]

Für die Begriffe Ichwerdung und Selbstwerdung existieren verschiedene Definitionen, und es ist schwierig, sie exakt gegeneinander abzugrenzen. Ichwerdung ist als Entwicklung der Eigenpersönlichkeit zu betrachten. Ihr Charakteristikum besteht in der Autonomie und inneren Stabilität eines Menschen. Das Erkennen persönlicher Eigenarten und deren Abgrenzung gegen andere Menschen stehen dabei im Vordergrund.

Die Selbstwerdung ist diesem Prozess übergeordnet. Sie weist über die individuellen Ziele eines Menschen hinaus und verlangt, dass die Ichstrukturen überwunden werden. Selbstwerdung kann nur einsetzen, wenn die Egozentrik des Ich dort aufgeben wird, wo sie unsere Weiterentwicklung behindert. Uneigennützigkeit, Hilfsbereitschaft und eine ungetrübte Wahrnehmung anderer Menschen mit ihren Bedürfnissen gehören zu den Merkmalen. Nach C. G. Jung erfordert die Selbstverwirklichung die Integration der (unbewussten) Schattenanteile durch das Ich. Freud sagte in seiner für ihn typischen Art: »Wo es ist, muss ich werden«, womit er ebenfalls meinte, dass das unbewusste, vom Kollektiven bestimmte Es vom Ich übernommen beziehungsweise durch Bewusstheit erlöst werden müsse.

Die Ichwerdung stellt die Basis der Selbstwerdung dar. Wo immer wir in der spirituellen Szene von innerer Entwicklung hören, spielt der Begriff der Ichaufgabe eine zentrale Rolle. Doch wir sollten Ichaufgabe nicht mit Ichauflösung verwechseln. Individualität und die Abgrenzung unseres Ich bestehen auch dann weiter, wenn wir beginnen, über unsere Ichfixierung hinauszuwachsen.

Die meisten Menschen verstehen unter innerer Entwicklung jenen Weg, der sein Ziel im Überpersönlichen, Spirituellen findet. Diese Art von Selbstwerdung oder Selbstverwirklichung kommt dem sehr nahe, was östliche Lehren als Befreiung oder Erleuchtung kennen und das Christentum als Eingehen in das Himmelreich Gottes anstrebt. Bei all diesen Anstrengungen auf dem Weg ist zu beachten, immer dort zu beginnen, wo man wirklich ist und nicht etwa dort, wo man gern wäre. Wer den Himmel sucht, bevor er mit der Erde ausgesöhnt ist, hat schlechte Aussichten für die Lebensreise, denn wo die Basis fehlt, bleibt das Ziel unerreichbar.

Selbstwerdung

»Der Berufene stellt sein Selbst hintan
und sein Selbst kommt voran.«
LAOTSE, *Tao Te King*

Die bisher erwähnten Lebensprobleme stehen in Verbindung mit den persönlichen Mustern. Diese liegen in den verschiedenen Lebensbereichen mehr oder weniger offen vor uns, doch es kann trotzdem schwer fallen, sie zu erkennen. Körpersprache, Angewohnheiten, Abneigungen und Symptome können uns eigene Lebens- und Verhaltensmuster vor Augen führen, wenn wir genügend Selbstkritik aufbringen. Allerdings sind wir diesen Menschen so nah, dass wir sie oft gar nicht wahrnehmen. Die für unsere Entwicklung so wichtigen, verdrängten Anteile unserer Persönlichkeit befinden sich in einem nicht einsehbaren Bereich unserer Wahrnehmung. Dies ist ein Phänomen, das wir Eigenblindheit nennen und das alle möglichen Arten von Therapie erheblich erschweren kann. Das ist schon in der Bibel angesprochen, wenn es heißt, wir neigten dazu, den Splitter im Auge des anderen zu sehen und den Balken im eigenen zu übersehen. Jeder kennt wohl einen Menschen, dessen Verhalten er als irgendwie sonderbar einstufen würde. Vielleicht bemerken auch andere diese Eigenschaften. Möglicherweise ist der Makel so deutlich, dass er jedem auffällt – nur eben dem Betroffenen selbst nicht. Er ist ahnungslos und wäre schockiert, würde ihn jemand auf diesen Punkt ansprechen. Den Inhalt dieses blinden Bereichs bezeichnet man gemeinhin als Schatten. Er steht uns im Weg und behindert das äußere Leben sowie die innere Entwicklung. Der Schatten ist jener Bereich, in den kein Licht gelangt. Für psychische Belange bedeutet es, dass keinerlei Bewusstheit in diese Bereiche dringt. Wenn der Schattenbereich beleuchtet wird, so nehmen wir einen leblosen und verdörrten Teil unseres Wesens wahr. Die Begegnung mit dem eigenen Schatten wird meist als unschön empfunden, und es braucht Überwindung, sich an diese Seite des eigenen Wesens zu gewöhnen. Überwinden wir den ersten Schock und betrachten das, was dort verborgen liegt, werden wir wieder finden, was wir verloren glaubten. Es scheint, dass viele von uns beim Verlassen der Kindheit nicht nur die Infantilität hinter sich gelassen haben, sondern auch Spontaneität und Lebensfreude. Um sie wieder zu entdecken, müssen wir unsere kindischen und oft peinlichen Wesenszüge erneut betrachten, denn irgendwo zwischen all dem nicht Sichtbaren liegt auch unsere Lebensfreude vergraben. Die erste Reaktion auf diese seelischen Altlasten ist aber Widerstand und Abscheu. In der materiellen Welt ist dieser Prozess banal und wird von jedermann akzeptiert. Ist beispielsweise das Wasserleitungssystem eines Hauses verstopft, so wird man es reinigen. Bei dieser Reinigung werden wir zuerst all das zutage fördern, was die Leitungen verstopft hat, nämlich Schmutz und Unrat. Niemand käme auf die Idee in diesem Augenblick zu sagen: »Ich höre auf zu reinigen, denn ich suche nach sauberem Wasser und finde nur Schmutz.« Wir müssen uns mit diesem Schmutz auseinander setzen, denn erst dann kommen wir zum eigentlichen Ziel, dem sauberen Wasser. Was unsere Energieleitungen verstopft, muss allerdings nicht unbedingt dunkel und schmutzig sein, denn Schatten ist an sich wertfrei, und es können genauso gut schöne, lebensbejahende Inhalte sein, die den Fluss behindern. Natürlich ist es schwer, sich bewusst einzugestehen, dass man Probleme hat, das Schöne im Leben anzunehmen.

Seltsam, dass etwas in seelischen Bereichen so schwer anzunehmen ist, auf anderen Ebenen so selbstverständlich erscheint und uns obendrein am eigenen Körper ständig begegnet. Sind unsere Hände von der Winterluft eiskalt, können wir sie kaum bewegen. Wollen wir ihnen wieder Lebendigkeit verleihen, tauchen wir sie (allopathisch) in warmes Wasser oder reiben sie (homöopathisch) mit Schnee ein. Die erste mit der wiederkehrenden Lebendigkeit verbundene Erfahrung wird unangenehm sein, denn das Wiedereinfließen des Blutes ist schmerzhaft. Der Schmerz fühlt sich weder wohltuend noch sinnvoll an, und doch ist er ein erstes Anzeichen wiederkehrender Lebendigkeit. Fließt Energie in einen körperlichen oder psychischen Schattenbereich, so ergeht es dem Betroffenen wie jenem Menschen mit den erfrorenen Händen. Will man sich weiterentwickeln, ist es notwendig, durch diese unangenehme Erfahrung hindurchzugehen, denn erst dahinter öffnen sich die neuen, ungeahnten Möglichkeiten. Das Erkennen und Erleben des eigenen Schattens ist eine Durststrecke, eine leidvolle Erfahrung, für die die auf Genuss ausgerichtete moderne »Fun-Gesellschaft« wenig übrig hat. Überall geht es um Leid- und Frustrationsvermeidung, jeder will möglichst Spaß am Leben haben. Das Durchleben solcher Schattenseiten ist aber ein elementarer Punkt jeder menschlichen Entwicklung und wurde von allen Kulturen und Religionen als Nachtmeerfahrt der

Seele akzeptiert. Da es ein archetypisches Geschehen ist, kann auch unsere moderne Gesellschaft es ihren Mitgliedern nicht ersparen, sie unterstützt lediglich die kollektive Verdrängung. Das Ergebnis ist ein ständiges Zunehmen von Depressionen.

Das folgende Beispiel mag den praktischen Umgang mit Schattenthemen noch deutlicher machen. Ein Mensch, der seine Körperpflege konsequent vernachlässigt, wird mit der Zeit einen zunehmend unangenehmeren Körpergeruch entwickeln. Er selbst gewöhnt sich so an den eigenen Duft, dass er ihn irgendwann gar nicht mehr wahrnimmt. Dieser Gewöhnungsprozess ist sinnvoll; in vielen Bereichen erleichtert er unser Leben sogar maßgeblich. In unserem Fall verhält es sich jedoch anders. Der Betroffene stellt vielleicht fest, dass ihm andere Menschen aus dem Wege gehen, und er wird mutmaßen, dass sie ihn nicht mögen. Mit der Zeit fühlt er sich ausgestoßen und minderwertig, denn niemand möchte sich mehr mit ihm abgeben. Es geht nicht recht voran in seinem sozialen Leben, und da sein Problem im eigenen Bewusstseinsschatten liegt, hat er keine Ahnung, was er dagegen unternehmen könnte. Seine Mitmenschen wollen ihn weder ausstoßen, noch empfinden sie ihn als minderwertig und ihrer nicht würdig. Aber die Tatsache, dass er so schlecht riecht, stößt sie ab. Der Gemütszustand des Betroffenen wird sich allmählich verschlechtern. Er ist nicht besonders gut zu sprechen auf die Menschen, die, aus für ihn unerfindlichen Gründen, einen Bogen um ihn machen. Wenn sich schließlich jemand an ihn heranwagt, um ihm mitzuteilen, dass er unangenehm riecht, mag er das als den Gipfel der Unverschämtheit empfinden und sich über so viel Bosheit entrüsten. Schlägt er nun diesen Hinweis in den Wind und geht ihm nicht weiter nach, wird sich die Spannung zwischen ihm und seinen Mitmenschen weiter steigern. Beginnt er aber darüber nachzudenken und wagt es, einen anderen Mitmenschen zu fragen, ob es wahr sei, dass er stinke, kommt er seinem Schatten näher. Sobald er dann bereit ist, diese unangenehme Neuigkeit über sich selbst zu akzeptieren, kann er über Lösungsmöglichkeiten nachdenken. Er kommt vielleicht auf die Idee, öfter zu duschen. Menschen kommen ihm wieder näher und er fragt sich, warum er den Grund seiner Schwierigkeiten nicht eher erkannt hat. So simpel dieses Beispiel anmutet, es zeigt doch den grundlegenden Mechanismus der Begegnungen mit dem Schatten. Um die eigenen blinden Flecken zu erkennen, benötigen wir ein Medium, an dem sich diese widerspiegeln. Ein Medium ist unsere äußere Umgebung und vor allen Dingen unsere Mitmenschen. Ganz besonders sind die eigenen Lebenspartner in der Lage, diesen Schattenbereich sichtbar zu machen. Die Kritiken und Anmerkungen eines Menschen, der uns sehr nahe steht, treffen oft ins Schwarze, und je größer unsere Ablehnung diesen Bemerkungen gegenüber ist, desto mehr sollten wir uns klarmachen, dass sie direkt ins Schwarze treffen. Natürlich fällt es schwer, solche Hinweise anzunehmen, und so weisen wir sie häufig zurück, ohne zu bemerken, dass wir dabei eine der besten Chancen der Selbsterkenntnis verpassen. Es ist die Aufgabe jeder Psychotherapie, solche blinden Flecken bewusst zu machen.

Eine ideale Möglichkeit bietet der verbundene, forcierte Atem. Er führt zielstrebig zu unseren individuellen Blockaden, und durch die konkrete Begegnung mit diesen behindernden Mustern kann uns schnell klar werden, wie sehr gerade diese Themen zu uns gehören. Was wir am eigenen Leibe zu spüren bekommen, können wir nicht länger als Bosheit anderer Menschen von uns weisen. Wie aber soll ein Mensch diese Schattenerfahrungen alleine verarbeiten? Vereinzelt mag es notwendig sein, solche Atemerfahrungen im therapeutischen Gespräch zu klären, größtenteils sind die Betroffenen aber sehr wohl in der Lage, das Erlebte in sinnvollen und fruchtbaren Kontext zum eigenen Leben zu setzen.

Der verbundene Atem stellt ein sich selbst regulierendes System dar. Jeder menschliche Körper besitzt sein eigenes Sicherheitssystem, eine Art Alarmanlage, die uns daran hindert, uns selbst auf lebensgefährliche Weise zu überlasten. Ein Untrainierter wird keinen Marathonlauf beenden können, sein Körper verweigert die Muskelfunktion und zwingt ihn zum Aufgeben, bevor er sich lebensbedrohlich überbelastet. Wir brauchen nur für einige Zeit den Atem anzuhalten, und augenblicklich bekommen wir zu spüren, wie unser Selbsterhaltungsreflex die Macht übernimmt. Solange wir mit unseren eigenen

Energiereserven arbeiten, befinden wir uns im sicheren Bereich und können uns kaum überlasten. Sollten wir jedoch versuchen, uns selbst und unseren Körper zu betrügen, geraten wir in große Gefahr. Nimmt ein Sportler Anabolika oder ein spirituell Suchender psychedelische Drogen zu sich, so überschreitet er körperlich wie seelisch Grenzen, die aus eigener Kraft nicht überschritten werden könnten. Der normalerweise eintretende Schutzmechanismus des Körpers oder der Psyche wird durch Drogen außer Kraft gesetzt, und es kann zur Überlastung kommen. Der Mensch verbraucht körperlich seine letzten Reserven, und der spirituell Suchende öffnet eventuell einen Vorhang, den zu schließen er später nicht mehr ohne weiteres in der Lage ist. Grenzen sind meist sinnvoll, gleichgültig ob sie durch ein körperliches Symptom oder einen inneren Widerstand aufgezeigt werden. Wir sollten sie in jedem Falle ernst nehmen und ihnen mit Respekt begegnen, auch dann, wenn wir versuchen, sie auf unserem Entwicklungsweg zu überwinden.

Einige Menschen erleben solch einen inneren Widerstand auch beim verbundenen Atem. Manch einer hat schon gegen das Wort Meditation einen derartigen Widerstand, dass es ihm unmöglich ist, in seelische oder spirituelle Tiefen einzutauchen. Solche Widerstände zeigen die momentanen Grenzen. Um diese zu überschreiten, benötigen wir besonderes Engagement oder einen Leidensdruck, der größer ist als der Widerstand. Wenn es auf dem momentanen Lebensweg kein sinnvolles Weiterkommen mehr gibt, ist es notwendig, in neue Lebensbereiche vorzustoßen. So können die Sehnsucht nach innerem Wachstum und der Leidensdruck gleichermaßen zum Dünger auf dem Weg werden.

Leidensdruck ist eine relative Größe. Manche Menschen erleben ihn durch körperliche Erkrankung, andere leiden innerlich an der Sinnlosigkeit oder Ziellosigkeit ihrer Existenz. Mit einer bewusstseinserweiternden Übung können wir feststellen, wie groß der Wille zur Veränderung tatsächlich ist. Jede Begegnung mit sich selbst, ob in Meditation, beim verbundenen Atmen oder in der Konfrontation mit einem Lebenspartner, ist Arbeit und braucht den Einsatz aller Kräfte. Findet solch ein Kontakt aufgrund von Neugierde oder Interesse statt (das

Wort »Inter-esse« bedeutet zwischen zwei »Stühlen« sitzen), so ist man weder bereit, seine ganze Kraft einzusetzen, noch ein Hindernis wirklich anzugeben. Oftmals entspricht diese Situation dem paradoxen Auftrag, der an den Psychotherapeuten ergeht. Da möchte jemand, dass sich die belastenden Umstände seines Lebens ändern, ohne sich dabei selbst verändern zu müssen, was so viel heißt wie: »Ändern Sie mich, aber bitte ohne dass ich etwas zu dieser Änderung beitragen muss.«

Ichwerdung

»Wer die Spiritualität vor dem fünfunddreißigsten
Lebensjahr entdeckt, ist gefährdet,
wer sie danach nicht entdeckt, ist verloren.«
C. G. Jung

Man könnte sich fragen, was Spiritualität mit der Ichwerdung zu tun hat. Wie wir wissen, besteht in vielen von uns ein ungestillter Hunger nach seelischen Erfahrungen und Spiritualität, doch wie das obige Zitat des wohl wichtigsten westlichen Psychotherapeuten zeigt, ist der Weg dorthin nicht gefahrlos. Spirituelle Lehren aller Kulturen wissen um die Notwendigkeit irdischer Stabilität auf dem inneren Weg. Der Buddhismus lehrt zum Beispiel, dass ein stabiles, kraftvolles Ich die Basis jedes inneren Weges bildet, denn nur äußere Stabilität verleiht die Standfestigkeit, um eventuelle innere Stürme und Schattenkonfrontationen zu überstehen. Alles was in die Höhe strebt, braucht Wurzeln. Der prächtigste Baum kann nur überleben, wenn er genügend Halt in der Erde findet.

Auf dem Weg zum Selbst gelangen wir früher oder später an den alles entscheidenden Punkt. Um von dort weiter zu kommen, ist es notwendig, das Ich hinter sich zu lassen. Das ist der Moment, an dem sich die Geister scheiden. Das Motto lautet von nun an Ichaufgabe, und Ziel ist es, sich vom Joch der eigenen Egobedürfnisse zu befreien. Doch alles hat seine Zeit.

Innere Reifung kann niemals bedeuten, das Ich vorzeitig über Bord zu werfen. Weder die Vergötterung noch die Verteufelung des Egos hilft weiter. Was aber geschieht, wenn wir etwas (in diesem Fall das Ego) loslassen sollen, in dessen Besitz wir noch nicht sind. Häufig nehmen wir unsere nicht gelebten Ichbedürfnisse erst bewusst wahr, wenn es darum geht, sie schrittweise zu opfern. Hierbei müssen wir berücksichtigen, dass Opfern nicht gleich Opfern ist. Wenn zwei Menschen in materieller Armut leben, ist zuerst einmal ungewiss, ob diese Lebenssituation eine Überwindung ihrer Egobedürfnisse darstellt. Einer der beiden mag sein Geld verschenkt haben, um sich ganz dem inneren Weg und der Wahrheitssuche hingeben zu können. Von ihm kann man sagen, das er den äußeren Besitz geopfert hat. Der andere ist vielleicht nur zu faul zum Arbeiten, trotzdem ist es gut möglich, dass er vorgibt, dieses Leben bewusst gewählt zu haben. Auch er kann behaupten, keinen materiellen Besitz zu brauchen. Doch da er niemals etwas besessen hat, stellt dies kein wirkliches Opfer dar. Reicht der Entwicklungsprozess eines Menschen über die Ebene der Egobefriedigung hinaus, kann es für ihn trotzdem nötig sein, das eine oder andere Ichbedürfnis zu erfüllen. Erst dann kann er sich seiner eigenen Motivation sicher sein und dem Leben die entscheidende Wende geben.

Da wir viele Lebensbereiche später nur schwer nachholen können, ist es wichtig auf die richtige Reihenfolge der Lebensaufgaben zu achten. Im Alter von 14 Jahren lässt es sich besser pubertieren als mit 54. Wem beispielsweise die nicht gelebte sexuelle Freiheit erst nach der eigenen Hochzeit bewusst wird, dem steht ein ziemliches Problem und eine wesentliche Entscheidung ins Haus. Er muss also entweder die sexuelle Freiheit opfern, die er noch gar nicht richtig kennt, oder er setzt die Ehe aufs Spiel. Stellt die sexuelle Freizügigkeit eine wesentliche Lebenserfahrung dar, wäre es am besten, diese vor Beginn einer festen Bindung zu erleben.

Diese und andere Lebensphasen und -themen können jedoch nicht mehr auf jene wohl geordnete zeitliche Struktur bauen, wie sie in früheren Zeiten und Kulturen selbstverständlich war. Eltern, die ihrer Tochter das Heiraten verbieten, weil der

Freund noch keine abgeschlossene Berufsausbildung hat, werden heute wohl eher belächelt. Vieles ist heute im Umbruch. Während früher Eltern vier Kinder hatten, haben Kinder heute eher vier Eltern. In der modernen Welt wird das psychologische Chaos allmählich zur Normalität. Erwachsene holen ihre Pubertät nach, und Pubertierende befassen sich mit Großväterweisheiten. Und bezüglich der Entwicklungsaufgaben herrscht auch ein ähnlich heilloses Durcheinander. Ordnungen und altbewährte Reihenfolgen werden weggespült vom Durcheinander der heutigen Zeit. So begrüßenswert die Versuche etwa der systemischen Familientherapie Bert Hellingers sein mögen, die alte Ordnung wiederherzustellen, sie haben gegen den breiten Strom des Zeitgeistes wenig Chancen.

Wir wollen hier auch gar nicht beurteilen, was besser oder schlechter ist, sondern vielmehr unsere Entwicklungschancen suchen und nutzen. Im Chaos schlummern bekanntlich Kreativität und Fruchtbarkeit, und diese wollen wir finden. Der verbundene Atem ist eine ideale Chance, die eigene innere Ordnung zu entdecken. Und diese innere Ordnung hat allen äußeren gegenüber den unübersehbaren Vorteil, dass sie lebendig statt starr und trotzdem oder gerade deswegen immer verlässlich ist. Wie alles Wesentliche liegt natürlich auch die entscheidende Ordnung innen. Dass sich heutzutage fast alle Menschen und sozialen Gemeinschaften nur noch um die äußere Ordnung kümmern, ändert diese Wahrheit nicht.

Jeder Mensch sollte sich darüber klar werden, in welchen Bereichen er Ichkräfte aufbauen und wo er sein Ich überwinden muss. Ichkräfte umfassen auch jene gesunde Portion Eigensinn, die wir brauchen, um als eigenständige Menschen erkannt und geachtet zu werden, während wir in der Ichüberwindung eine sinnvolle Begrenzung unserer Egobedürfnisse anstreben. Vielen Menschen gelingt es kaum, ein stimmiges Gleichgewicht zwischen diesen beiden Kräften zu finden, und so begegnen einem häufig Personen, die einen der beiden Pole extrem einseitig leben.

Egozentrische Menschen sind ichsüchtig geworden, während andere in Überanpassung ihr Leben wie die »schweigende

Mehrheit« verwalten lassen. Die Egozentriker machen, was sie wollen, und die Überangepassten machen, was die Egozentriker wollen, denn beider größtes Bedürfnis ist es, anerkannt und geliebt zu werden. Die eine Fraktion versinkt in narzisstischer Selbstliebe, während die andere um Liebe und Zuwendung buhlt. Wie es das Schicksal will, buhlen die Ichschwachen meist um die Liebe der ichsüchtigen Menschen, und weil diese nur sich selbst lieben können, bleiben alle Versuche erfolglos. Man könnte die Egozentrik als die unerlöste, übertriebene Form der Ichwerdung bezeichnen, während die Überanpassung die unerlöste Form der Ichüberwindung darstellt.

Ein Egozentriker wird seine Überzeugungen nur selten ändern. Er ist es auch nicht, der leidet, vielmehr leidet seine Umgebung unter ihm. Folglich sind es eher überangepasste Menschen, die pyschotherapeutische Hilfe suchen. Sie sind bemüht, alles richtig zu machen, und viel eher bereit, die Probleme bei sich selbst zu suchen, fehlt ihnen doch die Fähigkeit, eigene Bedürfnisse wahrzunehmen und diese gegen andere Menschen durchzusetzen. Der Ichsüchtige hingegen lebt in dem Gefühl, dass er der Mittelpunkt der Welt sei. Daher wäre für sein Leben die Erkenntnis, dass auch andere Bedürfnisse haben, eine große Bereicherung. Für beide Gruppen wäre es wichtig, die Attribute der Gegenseite im eigenen Leben zu integrieren. Sobald wir ein sinnvolles Maß beider Kräfte in uns vereinen, sind wir in der Lage, Ichwerdung und Selbstaufgabe am richtigen Ort und zur richtigen Zeit zu leben. Der Atem ist durch sein andauerndes Fließen zwischen den Polen ein wunderbares Mittel, um hier zu ver*mitte*ln.

Wer ständig damit beschäftigt ist, es allen Menschen recht zu machen, kommt zwangsläufig an den Punkt des therapeutischen Auftrags an sein Ich, sich selbst mehr zu lieben. Er muss lernen, sich abzugrenzen und wieder eigene Ziele ins Auge zu fassen. Diese Feststellung mag für einen Pubertierenden stimmig sein. Je älter und sozial integrierter ein Mensch jedoch ist, desto bedenklicher werden solche Ratschläge. Im Extremfall kann es dazu führen, dass eine Mutter sich gegen ihr eigenes Kind abgrenzt, um sich selbst zu verwirklichen. Sie sucht innere Entwicklung, doch es ist fraglich, ob innere Entwicklung möglich ist, indem sie eine menschliche Grundverantwortung übergeht. Mann oder Frau läuft so Gefahr, vom Regen in die Traufe zu gelangen. Nicht das Ziel der Selbstverwirklichung ist falsch, doch unter Umständen der Zeitpunkt. Insofern wäre es nahe liegend, Hilfe wie sie der verbundene Atem bietet, nicht erst in späteren Lebensphasen in Anspruch zu nehmen. Je rechtzeitiger man sich auf die eigenen Aufgaben besinnt, desto leichter werden sie einem fallen.

Der systemische Familientherapeut Helm Stierlin hat diesbezüglich den Begriff der bezogenen Individuation geprägt. Wir haben alte Regeln, Normen und Dogmen über den Haufen geworfen und müssen deshalb lernen, die verschiedensten Lebensbereiche gleichzeitig zu bearbeiten. Wir werden uns damit abfinden müssen, dass sich innere und äußere Lebensbereiche nicht länger klar strukturieren lassen. Es macht wenig Sinn, der verlorenen Ordnung nachzutrauern und sich nach vergangenen Zeiten zu sehnen.

Weder absoluter Fortschrittsglaube noch die Hoffnung auf alte indianische Rituale werden uns weiterhelfen, wenn wir sie nicht produktiv miteinander verbinden und aus ihrer Verschmelzung eine neue Weltsicht gewinnen. Die Vertreter moderner Technologien wollen die Welt durch Computerisierung und Gentechnik retten, während ihre Widersacher in Schwitzhütten sitzen und von archaischen Lebensformen träumen. Die Kraft des alten Wissens wird uns nur helfen, wenn wir es anwenden, um der heutigen konkreten Welt zu begegnen. Die Flucht vor der Welt, ob vorwärts oder rückwärts gerichtet, wird zum Fluch.

Entwicklung beruht heutzutage – im Gegensatz zur archaischen Gesellschaft – auf Freiwilligkeit. Ob jemand heiratet und eine Familie gründet oder lieber ein Singledasein führt, liegt bei ihm selbst. Entscheidungen bezüglich des Lebensstils unterliegen weniger als noch vor 50 Jahren dem gesellschaftlichen Muss.

Die lebenslange Beziehung zu einem Menschen ist eine von vielen Möglichkeiten der Selbsterkenntnis. Dass es als immer schwerer empfunden wird, diesen klassischen Weg durchzuhalten, zeigen sehr deutlich die Scheidungsraten in modernen

Industriestaaten. Durch die Konfrontation mit dem Partner begegnen wir früher oder später unserem Schatten, also jenem Teil, der uns zur Ganzheit fehlt, und werden daran leiden. Im günstigsten Fall führt uns dieses Leiden auf direktem Wege zu Reifung und Selbsterkenntnis. Werden Probleme nicht miteinander in der Partnerschaft gelöst, entscheiden sich viele Menschen für psychotherapeutische Methoden. Der verbundene Atem ist hier eine der natürlichsten und nach unserer Auffassung neben der Reinkarnationstherapie auch der wirksamsten Wege.

Viele spirituelle Schulen stellen (Vor-)Bedingungen an ihre Schüler. Eine wesentliche ist die vollkommene Entfaltung der Ichkräfte. Bevor sie den Weg geistiger Entwicklung beginnen dürfen, müssen sie ihr materielles Leben und alle von diesem gestellten realen Anforderungen bewältigt haben. Erst danach ist der Mensch reif, den spirituellen Prozess der Selbstwerdung zu beginnen.

Laufen diese Prozesse jedoch gleichzeitig ab, wie es bei einem jungen Menschen, der sich mit Spiritualität beschäftigt, der Fall ist, ist es enorm wichtig, den jeweiligen Gegenpol im Auge zu behalten. Wer sich spirituell entwickeln möchte, muss besonders darauf achten, sein äußeres Leben im Griff zu haben. Er sollte sein eigenes Geld verdienen und auf allen Ebenen seine Unabhängigkeit entfalten, sich innerlich wie äußerlich von der Ursprungsfamilie lösen und alle diesbezüglichen behindernden Zwänge überwinden. Er muss, wie die Schamanen es nennen, ein makelloser Krieger werden. Angst vor Konflikten und Mittelmäßigkeit stehen der inneren Entwicklung im Wege. Dies ist aber keine Aufforderung, kalt und egozentrisch zu sein, sondern im Gegenteil die Ermutigung, sich konsequent und trotzdem kompromissfähig den eigenen inneren wie äußeren Zielen zu widmen. Nur wer sich vollkommen für sein eigenes Leben einsetzt, ist für andere Menschen als eigenständiges autonomes Wesen wahrnehmbar. Wer sich überall anpasst, wird für andere unfassbar. Solch schwammiges Verhalten wird ursprünglich nur gewählt, um Anerkennung zu erlangen, doch nichts verhindert diese mehr als eine ungenaue Selbstdefinition.

Wie die Menschen leben, so atmen sie auch. Kein Wunder, dass die meisten so flach atmen, dass sie gerade noch am Leben bleiben. Wer seine Ziele wirklich in Angriff nehmen will, benötigt Kraft. Wenn wir nicht mehr Energie in unser eigenes System gelangen lassen, als zum bloßen Überleben notwendig ist, kann keine Veränderung eintreten. Den notwendigen, bedingungslosen Einsatz für das eigene Leben können wir sozusagen stellvertretend durch die bewusste Veränderung unseres Atemmusters üben. Dass jeder Mensch tief atmen kann, kennt man von den Erfahrungen körperlicher Anstrengung. Deshalb ist es verwunderlich, wenn Klienten in Atemsitzungen behaupten, sie könnten nicht tief atmen. Tatsächlich behindert eine (seelische) Blockade in ihnen die Entfaltung ihrer ureigensten Lebenskraft. Durch die Begegnung mit dem eigenen verbundenen Atem lassen sich Wege finden, diese Hindernisse aus dem Weg zu räumen. In der ersten Phase werden die Blockaden zuerst einmal bewusst, was immer Voraussetzung für ihre Überwindung ist.

Der Weg aus der Blockierung ist bei jedem Menschen anders, und nur er selbst ist in der Lage, sich zu befreien. Die sinnvollste Strategie ergibt sich aus den Erfahrungen mit dem verbundenen Atem. Im ersten Schritt geht es darum, jene Kraft zu entfalten, die notwendig ist, sich selbst zu beleben beziehungsweise mit Energie zu versorgen.

In dieser Hinsicht hat der verbundene Atem fast etwas Alchemistisches, denn er kann wie keine andere Therapieform mit Energie versorgen. Nicht umsonst spricht man in östlichen Weisheitslehren von Prana, Lebensenergie, die mit dem Atem aufgenommen wird. Viele Mittel der alten und neuen Naturheilkunde und auch jene Interventionen der chinesischen Medizin mittels Energielenkung sind wunderbar, können aber nur mit der Energie umgehen, die noch vorhanden ist. Es ist aber ein alter Gedanke der Alchemie, auch Energie zuzuführen. Der verbundene Atem ist in einzigartiger Weise in der Lage das zu leisten, indem er den Organismus auf dem denkbar natürlichsten Weg mit Energie überschwemmt.

Gleichgültig ob es darum geht, sich abzugrenzen oder einzulassen, seine Frau oder seinen Mann zu stehen, ohne die notwendige Energie muss jeder dieser lobenswerten Versuche im Keim stecken bleiben. Es fehlt ja nicht an guten Vorsätzen. Das Problem liegt darin, dass uns »die Luft ausgeht«, sobald wir etwas ändern wollen. Der Volksmund sagt ganz richtig, dass man einen *langen Atem* braucht, um weit zu gehen. Beim verbundenen Atmen fordern wir Menschen auf, sich mit Hilfe des Atems selbst in Bewegung zu bringen, denn Bewegung und Veränderung bilden die Grundlage alles Lebendigen. Wem es möglich ist, seine Stagnation und Lähmung aus eigener Kraft atmend zu überwinden, der wird auch in der Lage sein, seinen eigenen Lebensweg zu gehen. Wie und mit welchem Einsatz dieser Weg gegangen wird und wo er hinführt, liegt bei der jeweiligen Person. Jeder selbst gegangene beziehungsweise geatmete Weg wird aber automatisch als eigener vom Schicksal anerkannt und somit zum Sinnbild eigenen Lebens. So können einzelne Atemsitzungen eine verblüffende Symbolkraft entwickeln.

Wirkungsweise und Ziele des verbundenen Atems

Innere Beweglichkeit

Viele unserer Probleme entstehen, weil wir in einseitigen Lebenssituationen festhängen. Man lebt alleine und leidet unter Einsamkeit oder man lebt in einer Beziehung und leidet unter symbiotischer Gefangenschaft. Solche Extreme halten viele Menschen gefangen. Wenn sie so sehr leiden, dass sie schließlich zu Änderungen bereit sind, verfallen sie nicht selten ins Gegenteil und hängen dann erneut fest. Die Bulimiekranke will entweder gar nichts essen oder stopft Unmengen von Essen in sich hinein. Der Alkoholiker trinkt bis zur Bewusstlosigkeit oder wird in der Entziehungskur zur absoluten Abstinenz umerzogen. Der manisch Depressive versinkt in seinen eigenen dunklen Welten oder wird in der manischen Phase vom eigenen Enthusiasmus davongetragen. Unser Gefühlsleben leidet ebenso unter Einseitigkeit. Das so genannte »Non-Future-Syndrom« hält Menschen in Frustration und Pessimismus gefangen. Dieser Untergangsstimmung steht die Welt des positiven Denkens und der übertriebenen und kitschigen Rosamalerei gegenüber. Während die No-Future-Generation von Lebensfreude und Optimismus nichts wissen will, neigen so genannte »Positiv-Denker« dazu, negative Gefühle zu unterbinden. Beiden Extremen liegt nach dem Polaritätsgesetz das gleiche archetypische Thema zugrunde. Je einseitiger die Ausrichtung ist und je vehementer sie vertreten wird, desto eher neigt man dazu, bei Veränderungsbestrebungen ins genaue Gegenteil zu kippen.

Die Ausschließlichkeit der jeweiligen Situation bedeutet Unfreiheit und Schmerz auf körperlicher und seelischer Ebene.

Dieser Lebensstil gleicht einem Aufzug mit nur einem Gewicht. Das Gewicht fällt hinab, reißt den Aufzug nach oben und hält ihn im obersten Stock gefangen. Die einzige Chance freizukommen, besteht darin, das Gewicht vom Aufzug zu trennen, was dazu führt, dass der Aufzug hinabfällt, um im untersten Stock festzusitzen. Dann dauert es einige Zeit, um das Gewicht hinaufzutragen und erneut zu befestigen. Das Spiel beginnt von neuem. Und immer wieder werden die Betroffenen es als unheimlich aufwändig empfinden, zwischen den Stockwerken beziehungsweise Polen zu wechseln.

Um uns auf unterschiedlichen Ebenen unseres emotionalen Lebens bewegen zu können, benötigen wir ein zweites, gleich schweres Gegengewicht. Wollen wir die Extreme nicht als langanhaltende, einseitige Situation erleben, so müssen wir lernen, flexibel zwischen ihnen hin und her zu wechseln. Es ist beispielsweise notwendig, sich im einen Moment abzugrenzen, um sich im nächsten erneut auf den Partner einlassen zu können. Das somit entstehende Gleichgewicht gibt uns die Chance, durch kleinste Verschiebungen selbstständig zu entscheiden, in welches Stockwerk wir fahren wollen. Das rechte Maß finden wir, wenn wir unsere verschiedenartigen Lebenskräfte kennen und nutzen lernen. Um diesen Zustand zu erreichen, müssen wir jederzeit entscheidungsfähig sein. Dabei kann der verbundene Atem helfen. Die Extreme (auch des Atems) stellen zwei Seiten der gleichen Medaille dar, und jeder Versuch, einen Pol zu bevorzugen, muss scheitern. Der Volksmund sagt: »Zu wenig und zu viel ist des Narren Ziel.«

Zuerst einmal betreten wir durch das intensive Atmen jenes in uns schlummernde Neuland der eigenen Möglichkeiten. Da der Atem Empfindungen wachruft, gibt er uns sozusagen eine Vorausschau auf alles Kommende und zeigt, wie sich der Kontakt mit unseren zum Beispiel angstbesetzten Lebensbereichen anfühlen wird. Dieser Effekt tritt in ähnlicher Weise auch beim Erleben innerer Bilder ein. Wir bekommen einen Vorgeschmack darauf, welche Auswirkungen die in unserem Leben anstehenden Schritte für uns haben werden. Wir können so über den verbundenen Atem etwas empfinden, was in unserem äußeren Leben noch gar nicht stattgefunden haben mag.

Der Atem regt auch unser inneres, zeitloses Wissen an und schafft Verbindungen zwischen verschiedenen Wesensteilen. Die Atemerfahrung ist sozusagen der Stein in der Mitte des Flusses, den wir überqueren wollen. Auf ihm können wir zwischenlanden, erneut abspringen und das andere Ufer erreichen. Mit dem Atem verbundene Erfahrungen können so neue Horizonte eröffnen, doch sie sind nicht der Endpunkt dieses Prozesses. Geht es bei den Erkenntnissen um konkrete äußere Lebenssituationen, so wird erst die reale Umsetzung zur Lösung führen. Will jemand seinem Partner einen Seitensprung vergeben, so wird er erst bei der Begegnung mit dem Partner erfahren, ob diese Geschichte für ihn wirklich abgeschlossen ist. Nur wenn er dem Partner wirklich vergibt und die entsprechenden Worte auch ausspricht und empfindet, kann es wirklich zur Erlösung kommen. Voraussetzung ist dabei auch das Anerkennen des eigenen Anteils am bestehenden Problem.[19]

Es geht um ein Erleben innerer Realität. Somit ist es schwer möglich, allgemeine Aussagen zu treffen. Da der verbundene Atem einen lebendigen Prozess darstellt, wird er sich nicht im wissenschaftlichen Sinn einordnen und begrenzen lassen, und genau darin liegt seine große Kraft. Leben bedeutet, die ständige Veränderung zu akzeptieren, und genau diese Unberechenbarkeit unserer Existenz macht Angst. Sie lässt sich nicht in rationale Formen pressen, denn daran zerbricht sie. Was wir wissen, wird zum Nichtwissen. Alle wahren philosophischen Schulen lehren in Bildern und Paradoxien. Das rationale, intellektuelle Wissen besaß niemals einen Zugang zu diesen Bereichen menschlicher Existenz und wird ihn auch niemals erlangen. Alle Versuche in dieser Richtung erinnern an den Versuch der Fliegen, durch die Glasscheibe ins Freie zu gelangen. Sie sehen das Ziel, die Freiheit, ständig vor sich und wissen doch nicht, was sie abhält, dorthin zu gelangen.

Musteränderungen

Ein weites Feld der im verbundenen Atem liegenden Heilungschancen eröffnet sich im Erkennen der eingefahrenen und Leid bringenden Verhaltensmuster. Probleme im Umgang mit sich selbst und den Mitmenschen entstehen durch unbewusstes Festhalten an nicht funktionierenden Lösungsversuchen.

Beispielsweise haben wir in der Pubertät einen praktikablen Weg gefunden, uns dem anderen Geschlecht zu nähern. Dieser Weg mag nicht optimal gewesen sein, aber Erfolg heiligt bekanntlich die Mittel, insbesondere in einer so schwierigen Übergangssituation. Sobald wir feststellen, dass die eigene »Masche« erfolgreich ist, behalten wir sie bei und suchen nicht nach weiteren Verhaltensformen. Nun mag es aber sein, dass diese Art des Auftretens und Verhaltens für einen Pubertierenden angemessen war, sicher aber nicht mehr für einen 30- oder 50-jährigen Menschen. Wir haben sozusagen unser eigenes Muster überlebt und müssen irgendwann die altbewährte Bahn verlassen, damit unser Verhalten unserer Persönlichkeit angemessen ist. Zögern wir diesen Schritt zu lange hinaus, werden wir hängen bleiben und festsitzen.

Die Musteränderung ist ein generelles Problem der Psychotherapie. Viele an sich gute Konzepte wie etwa die Psychoanalyse, aber auch so modische Ansätze wie der Quadrinityprozess scheitern an diesem Punkt. Wir wollen am Bild einer tief eingefahrenen Fahrspur das Thema etwas klarer machen. Stellen wir uns vor, wir fahren mit einem Jeep jeden Tag eine Strecke von A nach B, die wir immer in exakt derselben Spurrille auf einer Sandstraße zurücklegen. Je häufiger wir die Strecke benutzen, desto tiefer werden die Fahrrillen. Irgendwann sind sie so tief, dass der Boden des Jeeps die Straße zwischen den Spurrillen berührt und gebremst wird, bis er endgültig aufsitzt und wir weder vorwärts noch rückwärts fahren können. Im übertragenen Sinn stellen wir dann fest, dass unser Verhalten in keiner Weise mehr mit unserer Persönlichkeit übereinstimmt und wir uns gezwungen sehen, neue Wege zu gehen.

Wir müssen jetzt einige Mühe investieren, um »den Karren aus dem Dreck zu ziehen«. Wir könnten einen Kranwagen besorgen, den Jeep aus seiner misslichen Lage befreien und ihn neben den alten Fahrrillen wieder auf die Straße setzen. Wenn wir weiterfahren, müssen wir höllisch aufpassen, dass wir nicht in die alte Fahrspur hineinrutschen und wieder festsitzen. Legen wir erneut unsere Strecke von A nach B zurück, so droht ständig die Gefahr, ins alte Muster abzurutschen. Doch je öfter wir den alten Weg in einer neuen Spur zurücklegen, desto tiefer wird auch diese Spur sich eingraben. Das Beste wäre also, wir würden jedes Mal eine andere Fahrspur benutzen. Dann wäre es auch kein Problem, wieder einmal jene erste Fahrspur zu nutzen, die uns schon einmal zum Verhängnis geworden ist, denn wir könnten sie jetzt jederzeit wieder verlassen.

Genau wie in diesem Beispiel verhält es sich auch mit unseren psychischen Mustern. Es ist nicht möglich, unsere alten Muster einfach über Bord zu werfen, denn sie haben sich im Laufe der Jahre viel zu tief in unser Bewusstsein eingegraben. Wir können sie auch nicht wirklich be*seit*igen, wie es die allopathische Schulmedizin immer wieder versucht, denn dabei bleiben sie durchaus erhalten, wenn auch eben auf der Seite. Selbst wenn wir uns neue Muster antrainieren, wie es etwa die Verhaltenstherapie versucht, laufen wir langfristig Gefahr, auf anderer Ebene genauso einseitig zu werden. Außerdem werden wir dadurch nicht mit der alten ersten Spur fertig. Sie wird zwar konsequent gemieden, bleibt aber bedrohlich. Doch wenn wir uns wirklich danach sehnen, haben wir die Möglichkeit, neue Wege zu entdecken und zu gehen. Wir müssen praktikable Alternativen zu unserem eingefahrenen Verhalten schaffen, nicht um es gänzlich überflüssig zu machen, sondern um uns von unserer Einseitigkeit zu befreien.

Wer viel Alkohol trinkt, hat offenbar ein schweres Problem. Wenn er dann nie mehr trinkt, ist er zwar deutlich besser dran, hat aber immer noch das Problem. Deshalb bezeichnen sich die Anonymen Alkoholiker zeitlebens als »trockene Alkoholiker«. Wenn das auch ein großer Sieg ist, wäre es doch noch besser, wenn sie irgendwann so frei würden, dass sie hin und wieder einen Schluck trinken könnten, ohne zurück in die frühere Einseitigkeit zu rutschen. Der verbundene Atem stellt eine wundervolle Möglichkeit dar, ausgefahrene Spuren frühzeitig zu erkennen, sie zu verlassen und sich viele neue zu erschließen. Das ist einer der Gründe, warum wir im Rahmen der Reinkarnationstherapie nicht mehr auf ihn verzichten möchten.

Ein- und Ausatem in Märchen und Mythen

Der Neubeginn

Leonard Orr erlebte im Rahmen einer Atemerfahrung seine eigene Geburt wieder, worauf er für seine Atemtechnik den Namen »Rebirthing« wählte. Der erste Atemzug steht in direkter symbolischer Verbindung zu unserer Geburt. Daher kommt es häufig vor, dass Menschen mit dem Atem Erfahrungen machen, die in Zusammenhang mit ihrer leiblichen Geburt stehen. Ob symbolisch oder real, es ist das emotionale Wiedererleben, das zur Verarbeitung und Lösung von Traumata führt, und wir haben gelernt, der Symbolik seelischer Prozesse mindestens so viel Bedeutung beizumessen wie der Realität. Es geht einzig um die Bedeutung dieser Erlebnisse für unser momentanes Leben, wobei die inneren Erlebnisse bedeutender sind als äußere Faktoren.

Auf unserem Lebensweg durchleben wir viele *»schwere Geburten«*. Wir wollen daher die Symbolik des Geborenwerdens auf unser konkretes Leben anwenden und uns etwas tiefer mit den mythologischen Hintergründen dieses Prozesses beschäftigen. Neues kann generell nur entstehen, wenn wir das Alte verlassen. Nachdem wir bei der Geburt die (alte) Einheit mit der Mutter verlassen haben, können wir erst das Wasserreich des Anfangs hinter uns lassen und im Luftreich ankommen. Diese Menschheitserfahrung findet Ausdruck in Mythen und Märchen aller Kulturen. Ob wir das Verlassen des Paradieses oder ein anderes Bild des Heraustretens aus einem geschützten Raum betrachten, immer werden wir feststellen, dass sich diese Bilder auf der ganzen Welt ähneln. Die Ganzheit, das Göttliche oder wie immer wir die Ureinheit nennen, stößt neues Leben aus. Damit die erste und weitere Geburten neuen Lebens stattfinden können, bedarf es eines gebärenden Schosses. Es gibt hierfür viele Bilder, die alle die gleichen Eigenschaften aufweisen.

Die Urmutter, der Uroboros, jene sich selbst in den Schwanz beißende Schlange, oder der Hermaphrodit, der die Fähigkeit besitzt, aus sich selbst heraus fruchtbar zu werden, haben eines gemeinsam: Sie bilden eine in sich geschlossene Einheit. Wie die menschliche Zelle können sie sich beliebig reproduzieren, doch es gelingt ihnen nicht, etwas anderes als sich selbst zu erschaffen.

Damit etwas völlig Neues entstehen kann, braucht es einen Impuls von Außen. Bei der jungfräulichen Geburt im Christentum ist es der heilige Geist, der diese höhere Macht darstellt, in der Evolution ist es die männliche Samenzelle. Eine gleichmäßige, sichere und doch lebendige Umgebung ist außerdem notwendig, um die Entstehung neuen Lebens zu ermöglichen. Das geläufigste Bild dieser Ureinheit ist wohl der mütterliche Schoß mit seiner nährenden und beschützenden Funktion. Damit Neugeburt und Weiterentwicklung stattfinden können, muss sich dieses geschlossene System für neue, kreative Impulse öffnen. Alle Kulturen besitzen Symbole für diese bewegte Ausgeglichenheit und jenen von außen nahenden, befruchtenden Impuls. Das Symbol des Tai Chi mit Yin und Yang ist eines, wobei das Yin den weiblichen, fruchtbaren Teil darstellt und das Yang den männlich-aggressiven Impuls. Jedes dieser symbolischen Bilder gilt in gleichem Maße für die körperlich, seelische und geistige Ebene.

Hat ein Mensch in einem Lebensbereich diese Art von Ganzheit erlangt, so ist er reif für eine erneute Befruchtung und damit zur Weiterentwicklung. Befruchtung meint in diesem Zusammenhang jede Art von Erkenntnis, die neue Impulse setzt. In den Mythologien unterschiedlicher Traditionen und Religionen finden wir Beschreibungen dieses Vorgangs.

Das Jungfräuliche und Unschuldige wird verfolgt und gejagt. Ob es der Wolf ist, der Rotkäppchen nachstellt, oder Pan, der die Nymphen und Elfen verfolgt, die archetypische Botschaft ist bei all diesen Geschichten gleich. Es geht den Verfolgern nicht um sinnlose Gewalt und Zerstörung, sondern um Fortpflanzung und Wandlung. Die unbefleckte Jungfrau empfängt die göttliche Inkarnation, und die Elfen werden Opfer der natürlichen Triebkraft Pans. Auch dem Göttervater Zeus ist die Fortpflanzung ein wichtiges Anliegen, denn er verbringt viel Zeit mit sexuellen Eroberungsfeldzügen.

Diese Bilder erzwungener Befruchtung sind Symbole für Entwicklung, und wir sollten sie nicht auf die körperliche Ebene begrenzen und dort verurteilen. Vielleicht ist sogar das Bild des modernen Vergewaltigers ein abscheulicher Versuch, etwas Fruchtbares in die eigene, leblose Seelenwelt zu bringen. Solange dieser Impuls allein auf körperlicher Ebene gelegt wird, führt er zu sinnlosem Leid. Die Mythen zeigen uns Bilder der äußeren Befruchtung, die der Arterhaltung und Weiterentwicklung dienen, außerdem gibt es Bilder der Selbstbefruchtung und der innerpsychischen Weiterentwicklung des Menschen.

Mann und Frau gehen eine Partnerschaft ein, und aus der sexuellen Vereinigung entsteht ein Kind. Doch jeder Mensch besitzt in sich weibliche und männliche Anteile, die ebenfalls Fruchtbarkeit und Neubeginn ermöglichen. Nehmen wir die berufliche Ebene als Beispiel: Zu Beginn der Erwerbstätigkeit geht es um Alltagsbewältigung und Selbstkontrolle. Ein junger Mensch kann nicht mehr – wie das Kind – frei seinen Impulsen und Vorlieben nachgehen. Das Kind kann in der Sonne spielen, während die Eltern für den Lebensunterhalt sorgen. Der Erwachsene ist eigenverantwortlich und muss auch an schönen Tagen zur Arbeit gehen. Er lernt die äußere Welt zu beherrschen und ein eigenständiges Leben zu führen, sein Geld einzuteilen, seine Wohnung aufzuräumen und einiges mehr. Erst wenn er mit all diesen Themen wirklich ausgesöhnt ist und er nicht länger mit den täglichen Notwendigkeiten hadert, ist er reif, diese Lebensphase abzuschließen und weiterzugehen.

Abschließen heißt nicht unbedingt sie zu beenden, sondern etwas Neues hinzufügen. Das Alte bleibt als Basis notwendig. Jeder kann für sich selbst prüfen, wie stark er solchen Notwendigkeiten entfliehen möchte und der Sehnsucht nach Fremdversorgung nachhängt. Empfindet man es als ungerecht, täglich arbeiten zu müssen und noch immer nicht im Lotto gewonnen zu haben, oder träumt man ständig vom Schlaraffenland, so ist dieses Ziel noch nicht erreicht. Die Mythen des Schlaraffenlands beziehen sich ganz eindeutig auf die Einheit (des Mutterleibs), wo einem noch alles Notwendige ohne eigenes Dazutun zufloss.

In den modernen Industriestaaten erreichen viele Menschen dieses Stadium jedoch erst mit der so genannten Midlifecrisis. Der Sozialstaat versucht sogar, ihnen einen Mutterleibersatz und eine dem Schlaraffenland ähnliche Situation zu bieten. In der Phase des Wechsels in der Lebensmitte muss sich der Mensch dann äußerlich nichts mehr beweisen. Im Beruf hat er mehr oder weniger Anerkennung gefunden, etwaige Kinder sind großgezogen, und es gibt in der äußeren Welt keine echten neuen Herausforderungen mehr. Dies ist der Augenblick, wo viele sich die so genannte Sinnfrage stellen. Welchen Sinn hat die berufliche Tätigkeit, welchen Zweck hat mein Leben und der Platz, den ich eingenommen habe. Äußerlich betrachtet – und dies ist leider meist die einzige Möglichkeit der Betrachtung, zu der westliche Kulturen neigen – ist alles in bester Ordnung. Man ist im Idealfall erfolgreich, finanziell abgesichert, lebt vielleicht in einer intakten Familie und doch ist etwas mit der Zeit unstimmig geworden. Man spürt, dass dem eigenen Leben etwas Wesentliches fehlt.

Diese innere Unzufriedenheit kann mit Pan verglichen werden, dem unwillkommenen Störenfried, der unsere bis dahin heile Welt in Aufruhr versetzt hat. Die geborgene und selbstzufriedene Welt ist von ihm befruchtet oder erschüttert worden, und die Suche nach neuer Orientierung kann beginnen. Wenn wir diesen neuen Flötentönen oder Impulsen nicht nachgeben und uns weigern, das alte vertraute Land zu verlassen, muss uns dieser alte Naturgott seine andere, dunkle Seite zeigen und uns ganz andere Töne beibringen, die schließlich sogar jene Panik auslösen können, die nach ihm benannt ist. Für Menschen, die sich mit den im Leben angelegten Aufgaben nie wirklich auseinander gesetzt haben, kommen solche Umbrüche durchaus überraschend und unerwartet.[20] Sie sind nicht auf die klassischen Übergänge des Lebens beschränkt, sondern können alle großen Themen des Lebens und alle Einseitigkeiten betreffen. Wer zum Beispiel ein partnerloses, zufriedenes Leben führt, könnte in folgende Umbruchphase hineinstolpern. Obwohl er aufgehört hat, nach dem Idealpartner zu suchen, und sich mit seinem Leben arrangiert hat, kann, eh er sich es versieht, mit jemandem in Kontakt kommen, der sein gesamtes Konzept vom glücklichen Alleinleben über den Haufen wirft.

Wo und wann immer wir uns mit den bestehenden Lebensumständen ausgesöhnt haben, ohne der Vergangenheit nachzutrauern oder von der Zukunft zu träumen, bereiten wir den Nährboden für eine neue Lebensphase. Diese Harmonie ist die ideale Grundlage allen weiteren Wachstums.

Allerdings ist sie nicht zu verwechseln mit einer anderen, unerlösten Form, der scheinbaren Ausgeglichenheit, die versucht, an früheren Lebensphasen festzuhalten. Diese als Regression bezeichnete Flucht vor der Eigenverantwortung ist entwicklungsfeindlich. In solch einer Regression sind wir darum bemüht, unsere verschiedenartigen Bedürfnisse gleichzeitig zu befriedigen, und wünschen uns, dass diese Zufriedenheit ewig bestehen bleibt. Doch der Rückzug in diesen paradiesischen Zustand ist uns verwehrt, da die totale Geborgenheit und absolute Freiheit mit dem Verlassen des Mutterleibs unwiderruflich verloren ist. Was nicht heißen soll, dass wir diese Zustände nicht mehr erleben könnten. Dies ist sehr wohl – und gerade mittels des verbundenen Atems – möglich. Wir müssen dazu aber vorher die auf den Moment fixierte Wahrnehmung eines Säuglings aufgeben und uns mit den Gesetzen von Raum und Zeit aussöhnen.

Für den Verlust der Einheit ist niemand verantwortlich, er liegt im Kreis des Lebensmusters beschlossen. Insofern ist es sinnlos, irgendeine Verantwortung auf die Umstände oder den Gott Pan zu projizieren. Bei der Geburt ist uns noch klar, dass niemand Schuld daran ist, dass das Paradies der Gebärmutterhöhle mit der Zeit zu eng geworden ist. Es macht auch später keinen Sinn, Schuld zuzuweisen, weil ein Lebensabschnitt abgeschlossen ist und ein anderer beginnt.

Die Einheit der Gegensätze gehört mit dem Augenblick unserer Geburt unwiderruflich der Vergangenheit an. Wir nehmen den ersten Atemzug und müssen von nun an ein Leben lang ein- und ausatmen. Das ganze Herz des Neugeborenen wird vor der Geburt von einem breiten Blutfluss durchströmt, doch mit dem Eintritt in die gespaltene, äußere Welt schließt sich die Scheidewand des Herzens und besteht nun aus zwei voneinander getrennten Kammern. Was früher eins gewesen ist, spaltet sich nun in zwei Pole. Die physische Einheit des Blutflusses endet genauso wie die körperliche Verbundenheit von Mutter und Kind. Wenn sich die Herzscheidewand nicht schließt und nicht scheidet, was nun nicht mehr zusammengehört, sprechen wir von einem Herzfehler, und die Babys sind je nach Schwere des Defekts gar nicht oder nur bedingt lebensfähig. Wenn sich Mutter und Kind bei der Geburt nicht physisch trennen, sterben beide. Wenn sie sich bei der Pubertät nicht seelisch trennen, und die Kinder sich nicht spätestens mit der Adoleszenz abnabeln, dürfen wir durchaus auch von einem Defekt sprechen.

Erst wenn wir beide Pole des Lebens akzeptieren und durchleben, gelangen wir am Ende des Wegs zu einer neuen Form von Harmonie. Wir müssen den Preis der Polarität zahlen, um die Einheit auf einer spirituellen Ebene wiedergewinnen zu können.

Der erste Eindruck, den ein Neugeborenes von dieser Welt bekommt, macht bereits deutlich, was ihn als heranwachsenden Menschen auf seinem Weg durch die Polarität erwartet. Nach über 20-jährigen Erfahrungen mit der Reinkarnationstherapie können wir davon ausgehen, dass der Säugling den Weg durch den Geburtskanal als äußerst eng und bedrohlich empfindet. Außerdem werden ihm der Temperatursturz und die räumliche Weite seiner neuen Umgebung kühl und abweisend erscheinen. Die Erfahrung der Freiheit ist daher anfänglich mit einem Gefühl der Weite und Kühle verbunden, während wir Geborgenheit und Nähe, wenn sie im Übermaß auftritt, leicht als eng und bedrängend empfinden.

Die Weite und Kühle aller neuen Erfahrungen erleben wir beim Einatmen. Wir weiten unseren Brustkorb, und die kühle Luft strömt in uns ein. Im Innern der Nase können wir die

Kühle des Einatems ebenfalls leicht spüren. Beim Ausatmen löst sich die Spannung, und unser Körper kehrt zurück zu Ruhe und Leere, sprich Harmonie. Während der Einatem die Stille am Ende des Ausatems durchbricht, löst der Ausatem die Spannung des Einatems. Damit Befruchtung in unser Leben gelangen kann, benötigen wir den lebendigen Nährboden des Ausatems und den aktiven Impuls des Einatems.

Der Impuls zur persönlichen Weiterentwicklung kann aus dem äußeren Leben kommen, durch neue Kontakte oder Lebensumstände, der spirituelle Weg jedoch muss im Menschen selbst entstehen. Der Funken der Erleuchtung, der Geistesblitz und ähnliche Ausdrücke beschreiben dieses Eindringen der Entwicklungsimpulse in unser Bewusstsein.

Im Atem ist alles vereint, was wir zur Entwicklung benötigen, und er ist nicht nur Sinnbild für das Durchleben der Gegensätze, sondern zeigt auch deren Wiedervereinigung. Die meiste Zeit fließt er autonom, wir sind aber in der Lage, ihn jederzeit bewusst zu verändern. Wenn wir wollen, können wir ihn tiefer oder flacher werden lassen oder seinen Rhythmus variieren. Sobald wir ihm aber keine Aufmerksamkeit mehr schenken, übernimmt das Atemzentrum des Gehirns neuerlich die Steuerung. Der Atem ist eine Zwittergestalt im Bereich unserer Körperfunktionen, in ihm mischen und ergänzen sich unsere bewussten und unbewussten Anteile.

Das Zusammenspiel bewusster und unbewusster Kräfte ist ausschlaggebend für Wohlbefinden beziehungsweise Unwohlsein. Unterstützen sich beide Seiten, so herrscht Harmonie zwischen bewusster Wahrnehmung und Gefühlswelt. Stehen sie aber auf Kriegsfuß, so herrscht Unfriede in uns.

Beim Menschen in der Midlifecrisis kommt es leicht zu einer Diskrepanz zwischen bewusstem Wollen und tiefer liegenden, unbewussten Bedürfnissen. Seit seiner Jugend war er damit beschäftigt, die äußere Welt in den Griff zu bekommen. Seine unbewussten Kräfte standen hinter ihm, und alles ging leicht von der Hand. Sein inneres und sein äußeres Wesen waren sich bezüglich seiner Lebensaufgabe einig. Irgendwann erkennt seine unbewusste Seite aber, dass sich etwas ändern muss; die Rückbesinnung auf die eigentlichen Werte des Lebens hat begonnen. Doch seinem Verstand bleibt diese Veränderung verborgen, und so kommt es, dass sich sein Wesen in zwei Teile spaltet. Bewusst lebt er nach dem Motto »immer mehr vom Gleichen«, doch innere Instanzen haben schon den Rückzug begonnen. Er möchte beispielsweise in ferne Länder reisen und sich weiterhin ausschließlich mit der realen Welt beschäftigen. Sein Inneres sehnt sich aber bereits nach Ruhe und Besinnlichkeit und möchte viel lieber an einem plätschernden Bach sitzen, um über das bisherige Leben nachzudenken. Währenddessen hetzen ihn sein Tagesbewusstsein und vermeintliche äußere Zwänge weiter auf ausgetretenen Pfaden. Der Kampf wird in ihm toben, bis die beiden streitenden Seiten zu einer Einigung kommen. In dieser Situation wird eine Atemsitzung nicht nur das Thema offenbaren, sondern auch die Energien in die entsprechende Richtung kanalisieren.

Wie Goethe sagt, ist alles Sichtbare nur ein Gleichnis und gibt einen Fingerzeig auf jene Sphären jenseits unserer äußeren, materiellen Welt. Da der Atem in der äußeren Welt genauso zu Hause ist wie in der nicht sichtbaren, inneren Welt, haben wir durch ihn die Chance, mit diesen anderen Ebenen in Kontakt zu kommen. Indem wir in unser vorherrschendes Atemmuster aktiv und vor allem bewusst eingreifen, gelangt Energie in diesen Grenzbereich zwischen Unterbewusstem und wachem Bewusstsein. Die beiden Seiten unseres Wesens können in Kontakt kommen, und es kann eine Art Zwiesprache zwischen ihnen stattfinden. Der Atem bringt uns in Verbindung mit der elementaren Lebensenergie. Der Sauerstoff, der mit jedem Atemzug in unseren Körper gelangt, verbindet uns in jedem Augenblick mit dem Leben an sich.

Mit dem ersten Atemzug beginnt unser Leben, um mit dem letzten zu enden. Solange wir atmen, spüren wir ständig, wie Lebenskraft uns erfüllt. Sauerstoff ist der Urbrennstoff aller Zellen, und alle Bewegung entsteht durch sein Reaktionsvermögen. Das Feuer benötigt ihn, damit die Flamme Nahrung hat, und jeder Motor macht sich seine Explosionskraft zunutze. Sauerstoff war so auch an der Einleitung des industriellen Zeitalters maßgeblich beteiligt.

Unsere Gesellschaft sieht das menschliche Leben als eine lineare einmalige Bewegung. Ebenso empfinden die meisten Menschen ihren Atem als das eintönige Auf und Ab einer Sauerstoffpumpe. Die wunderbaren Vorgänge unseres Körpers haben wir zu einer zweidimensionalen maschinellen Bewegung degradiert. Doch dadurch haben wir uns unserer Lebensfreude sowie entscheidender Entwicklungschancen beraubt. Das Leben erscheint uns als einmaliges Ereignis, und wir sind kaum noch in der Lage, die Verbindung zwischen Ausatem (Loslassen, Sterben) und Einatem (Neubeginn, Wiedergeburt, Weiterführung) wahrzunehmen. Unsere Verbindung mit dem ewigen Kreislauf des Stirb-und-werde-Prinzips ist in Vergessenheit geraten. Wollen wir die Monotonie und Lebensfeindlichkeit der Linearität verlassen, müssen wir in der Bewegung unseres Atems ein harmonisches, fließendes Ganzes erkennen. Bildlich gesprochen kann dies geschehen, indem wir aus der Auf- und Abwärtsbewegung einen Kreis werden lassen. Der Kreis kennt weder Anfang noch Ende, er stellt das Rad des Lebens dar, das unser menschliches Dasein mit dem Fluss aller Naturvorgänge verbindet. Ein anderes schönes Bild für diese Bewegung ist die Lemniskate, das Unendlichkeitszeichen der Mathematik.

Damit sind wir beim Bild des verbundenen Atems angelangt. Erst wenn unser Atem zur Schlange wird, die sich selbst in den Schwanz beißt (Uroboros), wird er zum Mutterschoß und zur Geburtshöhle der Seele. Alle inneren Entwicklungswege zielen auf diese zweite Geburt, und das Wort »Entwicklung« ist in diesem Fall wörtlich zu nehmen. Sich entwickeln bedeutet, etwas auszuwickeln und auszupacken, das von vornherein vorhanden war. Wir brauchen nichts Neues hinzuzufügen, sondern müssen »nur« das Unwesentliche aus unserem Leben vertreiben. Der verbundene Atem kann – der Verwicklung entgegenarbeitend – Ent-wicklung in Gang bringen. Die Begegnung mit ihm führt häufig zu elementaren inneren Erfahrungen, und diese ermöglichen es uns, wesentliche Inhalte des inneren Lebens wiederzuentdecken und mit denen des äußeren in Beziehung zu setzen.

Wenn wir den verbundenen Atem als die Geburtshöhle bezeichnen, so wird diese Höhle alleine nicht genügen, um etwas

Neues entstehen zu lassen. Im empfängnisbereiten Uterus kann Wachstum nur dann entstehen, wenn es zur Befruchtung kommt. Das schönste und schnellste Auto kommt nicht in Bewegung, wenn der Zündfunke im Innern des Motors das Gas-Luft-Gemisch nicht zur Explosion bringt. Ähnliches gilt für den Atem. Es genügt nicht, ihn mechanisch zu forcieren. Erst wenn Bewusstheit hinzukommt, kann Entscheidendes geschehen. Bewusstheit und Aufmerksamkeit sind die Funken, die die Energie, die wir in uns gesammelt haben, entzünden und dadurch innere Bewegung bewirken. Das Maß der Bewusstheit ist es letztlich, das darüber entscheidet, ob psychische Prozesse in Gang kommen oder nicht. Je mehr wir in der Lage sind, Bewusstheit aufzubauen, desto weniger müssen wir den Atem forcieren. Der meditierende Yogi hat so viel Bewusstheit aufgebaut, dass der ruhige und kaum wahrnehmbare Fluss seines sanften Atems ihn letztlich zur Erleuchtung führt. Doch dieser Weg ist lang, und wir sind im Allgemeinen ein gutes Stück von der Erleuchtung entfernt.

Wollen wir diesen langen Weg abkürzen, und alle spirituellen Übungen haben letztlich dieses Ziel, müssen wir bei all diesen Prozessen einige körperliche oder emotionale Unannehmlichkeiten in Kauf nehmen und durchleben. Auch der Yogi musste in der Meditation einen langen Weg zurücklegen und all das durchleben und auflösen, was seiner Erleuchtung im Wege stand.

Der Einatem

Wenn wir die beiden Phasen des Atems gesondert betrachten, tritt deren polarer Charakter hervor. Das sollte nicht darüber hinwegtäuschen, dass beide Pole in Wirklichkeit untrennbar zusammengehören. Je klarer wir jedoch die beiden Seiten des Atems in ihrer Verschiedenartigkeit erkennen, desto sinnvoller können sie sich später ergänzen, ohne dass es zur Verwechslung der Aufgabenbereiche kommt.

Willenskraft und Aktivität stellen die Attribute des Einatems dar. Die Bewegung des Einatems entsteht durch die Kontraktion der Atemmuskulatur. Das Straffen des Zwerchfells bewirkt in der Brustregion einen Unterdruck, wodurch die Einatemluft gleichsam eingesogen wird. Es ist also zuerst eine muskuläre Anspannung da, die den Einatem herbeiführt. Symbolisch stellt er daher den aktiven und somit männlichen Teil des Atems dar. Für uns ist der Einatem der symbolische Vertreter aller in unserem Wesen existierenden aktiven Kräfte, auch jener, die wir noch gar nicht genutzt haben.

An unserer Bereitschaft, einzuatmen, können wir folglich erkennen, wie sehr wir uns in neue, unberechenbare Regionen unseres Lebens wagen. Der Einatem zeigt, inwieweit wir bereit sind, uns für eigene Ziele einzusetzen. Im Einatem liegt der symbolische Neubeginn. Mit ihm treten wir wie der junge Held hinaus in die Welt, um sie uns Untertan zu machen und uns unserer Aufgabe zu stellen. Im Moment des Luftholens verlassen wir den sicheren Hafen unserer gewohnten Umgebung.

Mars

Wir können den Einatem mit all jenen mythologischen Gestalten gleichsetzen, die in die Welt hinaus gehen, um ihr Glück zu suchen. Wer in die Welt hinauszieht, benötigt Mut, Risikobereitschaft und Kampfwillen, denn er weiß nicht, was ihm begegnen wird. In allen den Heldenweg beschreibenden Märchen und Mythen finden wir diese Thematik. Mars (Ares), der Gott des Krieges, sieht den Sinn der eigenen Existenz allein im Kämpfen. Er zieht durch die Lande und sucht die Konfrontation. Alle (widrigen) Umstände bedeuten für ihn eine Herausforderung. Seine (naive) Siegessicherheit hilft ihm, die größten Gefahren und stärksten Gegner zu überwinden. Unbeirrbar schreitet er voran, und der unausweichliche Angriff ist seine einzige Kampf-»Strategie«. Diese unmittelbare Aggressivität bereitet uns Unbehagen, denn wir sind nicht gewöhnt, dass jemand seine Aggressivität offen lebt.

In unserer Gesellschaft wird Aggression inzwischen fast nur noch mit sinnloser Gewalttätigkeit gleichgesetzt. Schon in der Kindheit lernen wir, Aggressivität zu verdrängen, uns ihrer zu schämen und leben in Angst, für asozial gehalten zu werden, falls solche Tendenzen bei uns sichtbar werden. Sicherlich ist es notwendig, unser aggressives Potenzial zu kontrollieren, damit innere Reifung und äußere Kultur entstehen können. Verbannen wir aber alle Aggressivität aus unserem Leben, verlieren wir unsere elementare Lebenskraft. Flucht vor Aggressivität führt in die Aggressions- und häufig auch Kraftlosigkeit. Auf diese Weise werden wir zu saft- und kraftlosen Jasagern. Konfliktscheue und manipulierbare Menschen sind für die menschliche Gemeinschaft genauso gefährlich wie destruktive, zumal sie oft zusammenfinden und dann großen Schaden anrichten. Es ist schwer zu entscheiden, was wichtiger ist, der Mutterboden oder der ihn befruchtende Same. Die aggressivste Ideologie ist ohne den Boden einer schweigenden und schließlich mittrottenden Mehrheit nicht sehr gefährlich. Es kann daher nicht um ein Entweder-oder gehen, sondern um den sinnvollen Einsatz unserer Aggressivität und Lebensenergie.

Die ursprüngliche Bedeutung des Wortes Aggression (von Lateinisch aggredi = heranschreiten, angreifen) ist angreifen im Sinne von zupacken. Darin können wir unschwer beide Pole erkennen. Jemanden angreifen bedeutet dem Wort nach aber lediglich, ihn zu berühren. Wenn wir jemanden anlangen, stellen wir einen körperlichen Kontakt zu dieser Person her. Im österreichischen Sprachgebrauch hat das Wort »angreifen« noch diese ursprüngliche Bedeutung und wird nicht unbedingt negativ gesehen. In der Redewendung »das Leben in Angriff nehmen« wird die positive Seite der Aggression deutlich.

Meiden wir grundsätzlich jeden Kontakt mit unseren eigenen oder fremden Aggressionen, schützt uns das zwar vor schmerzhaften Erfahrungen, aber gleichzeitig verlieren wir jede Chance, mit Lebendigkeit in Berührung zu kommen. Wollen wir die schönen Seiten des Lebens erleben, wird es sich nicht vermeiden lassen, auch den unangenehmen Seiten zu begegnen. Um unsere Lebendigkeit zu finden, müssen wir in die Welt hinausgehen und Erfahrungen machen. Wir können uns nichts ersparen, und es ist unmöglich konkret vorauszusehen, was uns begegnen wird. Die Kampfkraft des Mars könnte uns den Mut und die Kraft verleihen, dieses Wagnis einzugehen. Der Einatem symbolisiert diesen Prozess auf der körperlichen Ebene. Indem wir ihn wie beim verbundenen Atem verstärken, machen wir uns auf den Weg, um die heißen Eisen unseres Lebens anzupacken.

Der Narr

Damit Mars und seine Kräfte in uns wirksam werden können, müssen wir noch eine weitere innere Kraft in Betracht ziehen. Diese zweite Energie steht vor allem Anfang. Im Tarot wird ihr die Zahl Null zugeordnet und somit schließt sie den Kreis der zweiundzwanzig so genannten großen Arkana, der Meilensteine des Entwicklungswegs. Es ist der Narr, der sowohl am Anfang wie auch am Ende der Entwicklung steht. Er stellt das zweite Standbein aller lebendigen Prozesse dar. Seine Fähigkeiten sind die Grundlage für die Aktionen des Mars. Der Narr trägt in sich die Fähigkeit, aus Überlegungen und Vorhaben reale Handlungen werden zu lassen.

Er ist unschuldig wie ein Kind, und seine Unbedarftheit gibt ihm die Freiheit, verrückt und unkonventionell zu sein. Ihm ist gleichgültig, ob seine Taten Erfolg bringen oder nicht, er probiert alles aus, und die Möglichkeit eines Misserfolgs hat für ihn keine Bedeutung. Misslingt ihm etwas, versucht er es erneut, solange bis es gelingt oder er das Interesse verliert.

Mars hingegen hat schon eine eindeutige Richtung und möchte um jeden Preis siegen. Ihm fehlt die erlöste Naivität des Narren völlig, und so kann es sein, dass er sich vor lauter Wollen selbst blockiert. Wollen alleine genügt nicht, denn erst die kindlichen Kräfte verleihen dem Willen die Fähigkeit, einen Anfang zu finden. Die spielerische Leichtigkeit des Narren steht in Verbindung mit den unbewussten Kräften des Menschen. Dadurch gelingt es ihm, mit geradezu traumwandlerischer Sicherheit zur rechten Zeit am rechten Ort zu sein und spontan zu handeln. Letztlich ist er das Bindeglied im Kreis der

Entwicklungsstufen, denn im Tarot stellt er die niedrigste und höchste Karte zugleich dar und erfüllt den Auftrag menschlicher Entwicklung, »wieder zu werden wie die Kinder«. Um ein lebendiges Bild dieser Urprinzipien zu erhalten, wollen wir einen dieser Mythen betrachten.

Parzival

Parzival ist eine mythologische Figur, die uns die männlich-aktive Seite des menschlichen Entwicklungswegs in wunderbarer Klarheit aufzeigt, und zugleich ist er die perfekte Verkörperung des kämpferischen Narren. Da der Einatem dieses Thema in der Körperwelt vertritt, werden wir von Zeit zu Zeit einen Sprung aus der mythologischen Ebene in unsere eigene Innenwelt machen. Im Einatem ist der aktive Weg des Menschen auf eine ähnliche Weise enthalten, wie die einzelne Körperzelle Informationen über den gesamten Organismus enthält.

Der Name Parzival bedeutet nach Robert Johnson »unschuldiger Narr«.[21] Seine Unschuld und Naivität sind geradezu Auslöser für seinen Heldenweg. Sein Vater war der berühmte Ritter Gachmuret. Als er im Kampf getötet wird, entschließt sich Parzivals Mutter, ihren geliebten Sohn vor dem gleichen Schicksal zu bewahren. Herzeloyde versteckt sich mit ihrem Sohn und dem Gesinde im Wald. Dort wähnt sie Parzival geschützt vor den Einflüssen des ritterlichen Lebens. Er wird dort auf sehr weibliche Art und Weise in der Nähe des heimischen Herdes aufgezogen. Sie bemüht sich um ihn mit gefühlvoller Hingabe und verwöhnt ihn mit Liedern und Leierspiel. Zur Sicherheit steckt sie ihn in Mädchenkleider. Ähnlich ergeht es heute vielen Mädchen und Jungen, die nach der Trennung der Eltern von der Mutter allein groß gezogen werden. Der Versuch, ausschließlich die gefühlvollen Seiten des Menschen zu fördern, indem man jegliche Berührung mit Aggressivität vermeidet, führt häufig zu Problemen. Das Bestreben vor den dunklen männlichen Eigenschaften des Vaters zu warnen und ihn abzuwerten, führt zielstrebig in jene Katastrophe, die auch Parzival erlebt. Er sollte das genaue Gegenteil seines Vaters werden und wird gerade deshalb genau wie dieser. Denn jeder Pol erzwingt seinen Gegenpol.

So kommt es, wie es kommen muss, Parzival wendet sich irgendwann vom Singen und Musizieren ab und richtet sein Hauptinteresse auf eine Art Schleuder, mit der er zum Entsetzen seiner Mutter Tiere erlegt. Als er eines Tages im Wald einigen prächtig gekleideten Reitern begegnet, hält er diese in seiner Unbedarftheit für Engel. Er ist von ihrem Glanz fasziniert und beschließt, selbst solch ein reitender Engel zu werden. Die Männer erzählen ihm, er müsse an den Hof von König Artus gehen, um dort zum Ritter geschlagen zu werden. Sein Entschluss steht fest, und alles Wehen und Klagen der Mutter kann ihn nicht davon abhalten, sich auf den Weg zu machen.

Parzival hat drei wesentliche innere Qualitäten: Als Erste besitzt er seine jugendliche Unschuld. Durch diese wird er zwar beschützt, sie nimmt ihm aber auch die Fähigkeit, Gefahren wahrzunehmen. Die zweite Eigenschaft wird symbolisiert durch seine kindliche Schleuderwaffe. Diese Waffe wirkt lächerlich, vergleicht man sie mit den prächtigen Schilden und Schwertern der Ritter, und doch soll sie in seinen jugendlichen, unschuldigen Händen zu einer Wunderwaffe werden. Das dritte Attribut ist auf den ersten Blick betrachtet eher hinderlich. Es besteht aus dem Narrenkleid, das seine Mutter ihm zum Abschied genäht hat. Ihre Hoffnung besteht wohl darin, dass dieses Kleid Mitleid erregen wird und die gegnerischen Ritter ihn verschonen werden, sobald sie in ihm den Narren erkennen. Es führt aber dazu, dass sein erster Gegner ihn nicht ernst nimmt und Parzival ihn deshalb besiegen kann. Das Gefühl der Überlegenheit macht seinen Gegner blind und unvorsichtig. Viele junge Männer haben Angst davor, von erwachsenen Männern nicht für voll genommen zu werden. Doch betrachtet man diese Torheit als etwas Positives, so entpuppt sie sich als optimale Tarnung, denn wer nicht für voll genommen wird, kann sich in seiner Umwelt frei bewegen. Problemlos kann er überall hin gelangen, ohne als Konkurrent oder Gefahr betrachtet zu werden. Um den Zustand des Nicht-für-voll-genommen-Werdens aushalten zu können, benötigt er Durchhaltevermögen. Er spürt während dieser Zeit seines Lebens all die

Fähigkeiten und Potenziale, die aus ihm herausdrängen, und doch ist es wichtig, den richtigen Augenblick abzuwarten. Erst wenn die Zeit reif ist, macht es Sinn, die eigenen Fähigkeiten sichtbar werden zu lassen. Robert Bly beschreibt diesen Aspekt als das Sichtbarwerden des goldenen Haares.[22]

Für Parzival ist der richtige Augenblick das erste Mal gekommen, als er dem roten Ritter Ither begegnet. Die Farbe Rot symbolisiert Mars und somit Lebenskraft, Aggressivität und Mut. Parzival wird Herr dieser Kräfte, indem er den roten Ritter besiegt und von nun an dessen Rüstung trägt. Unter der Rüstung aber trägt er weiter sein Narrenkleid und erst nach und nach wird er es ablegen. Er muss in die Rüstung erst noch hineinwachsen. Je deutlicher er seine Ritterlichkeit unter Beweis stellt, desto mehr verliert er seine jugendliche Verrücktheit beziehungsweise transformiert sie in Spontaneität und Kreativität.

Unsere moderne Gesellschaft hat es sich unbewusst zur Aufgabe gemacht, diese närrischen Jugendlichen zu zerbrechen. Jungen Menschen werden in unseren Bildungssystemen die Flügel gestutzt, so dass sie zu flügellahmen, seelisch unkompletten Menschen werden. Viele Ausbildungen behindern junge Menschen mehr, als sie zur Lebensbewältigung zu befähigen. Dabei benötigen wir ein gesundes Maß an Verrücktheit, um in Kontakt mit unserer ureigenen Kraft zu kommen. Es gibt Menschen, die sich von ihrer Kindlichkeit und Verrücktheit so weit entfernt haben, dass es ihnen unmöglich ist, mit dieser Kraft in Kontakt zu kommen. Sie sind derart verkopft und beladen mit Vorbehalten, dass sie in der Vorbereitung auf das Leben stecken bleiben. Wenn jemand etwas wagen will, vielleicht einen neuen Lebensabschnitt oder einen therapeutischen Prozess, besteht er darauf, eine Erfolgsgarantie für seine bevorstehenden Taten zu erhalten. Er fragt sich ständig, ob das, was er vorhat, gut oder schlecht für ihn sein wird, und ist nicht bereit, Energie aufzubringen, solange die Gefahr des Scheiterns besteht. Auf der anderen Seite erlebt gerade die moderne Gesellschaft immer närrischere Formen jugendlichen Aufbegehrens. Parzival wagt den närrischen Sprung, und dies führt ihn in seine eigene Lebenskraft. Was nun folgt, ist sein ganz persönlicher Heldenweg, der ihn zum wahren Menschen reifen lässt. Dieser Weg weist symbolische Merkmale von kollektivem Wert auf. Jeder ist Parzival beziehungsweise trägt diesen Archetypus in sich. Es folgen Einsamkeit, Drachenkämpfe, Hoffnungslosigkeit, Versuchungen und viele andere Herausforderungen, wie sie auf seelischer Ebene jeder Mensch zu durchleben hat.

Die äußere Lebensbühne, auf der solche Themen abgehandelt werden, ist bei jedem Einzelnen ganz anders. Die Verschiedenartigkeit der äußeren Bereiche ist in unserem Zusammenhang weniger interessant, es kommt uns auf das Wesentliche an: die Kraft, etwas in Gang zu bringen. In jedem Einatem exerzieren wir dieses Ritual der Aktivierung der Lebenskraft. Beim Prozess des verbundenen Atems benötigen wir dazu den närrischen Wagemut, der uns, gepaart mit unserer Willenskraft, zum konfliktbereiten Kämpfer werden lässt. Wir können uns im Einatem an die eigenen Drachen heranwagen und den Kampf mit ihnen aufnehmen. Sind die Dämonen besiegt, erhalten wir Zugang zu den Wassern des Lebens, die in der Mythologie meist durch einen Brunnen oder eine zarte Jungfrau symbolisiert werden.

Der Übergang von Einatem zu Ausatem

Mars gilt als Zerstörer und Draufgänger, daher ist er im Götterhimmel nicht sonderlich wohlgelitten. Er braucht eine Gegenkraft, sonst würde ihn sein Übermut zerstören. Auf sich allein gestellt, stürmt er über das Ziel hinaus und verliert sich in Selbstüberschätzung. Bei den Spartanern symbolisierten die Berserker diesen Aspekt der marsischen Kräfte. Auch Odins Krieger und andere mythologische Gestalten weisen auf die Grenzen der männlichen Kraft hin. Sie sind so kampfkräftig und aggressiv, dass sie, sobald der Kampf beendet und die Gegner getötet sind, sofort wieder eingesperrt werden müssen, da sie sich sonst gegenseitig zerfleischen würden.

In unserem symbolischen Atemzug sind wir nun am Gipfel angelangt und haben im Idealfall unser ganzes Fassungsvermögen ausgenutzt. Jetzt steht eine Veränderung an, denn auf aktivem Wege geht es nicht mehr weiter, und die marsischen Kräfte müssen wieder eingefangen werden. Was wir tun konnten, haben wir getan, und nun folgt die Umkehr. Nun geht es darum, alles, was wir zuvor hereingeholt haben, wieder loszulassen. Es gibt in diesem Augenblick viele Formen zu reagieren, und kaum etwas fällt Menschen westlicher Kulturen so schwer wie loszulassen. Wir sind dermaßen auf Besitz und Festhalten fixiert, dass wir der Aufforderung loszulassen vielfach hilflos gegenüberstehen. In dem Augenblick, wo es nichts mehr zu tun gibt, sollten wir alles weitere geschehen lassen. Der Bauer kann sein Feld bestellen und die Pflanzen, nachdem er den Samen ausgesät hat, noch gießen, doch im Wesentlichen muss er sie nun lassen. Es braucht Zeit und Geduld, Demut und Hingabe, damit seine Arbeit Früchte tragen kann. Hört er nicht auf, die Pflanzen zu gießen, wird er sie ertränken, anstatt sie zum Wachsen zu bringen. Sobald wir an diesem entscheidenden Punkt die Grenze überschreiten und zu viel machen, weil wir nicht loslassen können, führt es zu unkalkulierbaren Folgen. Durch künstliche Düngung kann der Bauer zwar das Wachstum verstärken, doch auf lange Sicht zerstört er dadurch sein Feld. Vielleicht ist es diese Phase, an der die heutige Welt am meisten leidet. Auf allen Ebenen verwandelt sich unser Leistungsprinzip in Selbstzerstörung. Die Ressourcen gehen zu Ende, und die Manager rafft der Herzinfarkt dahin. Wenn wir alles uns Mögliche getan haben, sollten wir alles Wollen aufgeben und Veränderungen geschehen lassen. Dieser Einstellungswechsel spielt in allen Lebensbereichen eine entscheidende Rolle. Ein Versuch der Stanford University zeigt die Bedeutung des Übergangs von der aktiven zur passiven Haltung. Zur Untersuchung paranormaler Fähigkeiten wurden Testpersonen, die sich zu solchen Konzentrationsleistungen in der Lage fühlten, in einer Gruppe versammelt. Mit ihren mentalen Kräften sollten sie Kompassnadeln zum

Abweichen aus der magnetischen Nord-Süd-Linie bewegen. Es gelang ihnen nicht, und der auf die doppelte Zeit ausgelegte Versuch wurde nach zwei Wochen abgebrochen. In dem Augenblick jedoch, als sie ihre Bemühungen einstellten und sich offenbar entspannten, kam es zum ersten Mal zu deutlichen Ausschlägen der Nadeln.

Es gibt sehr viele Beobachtungen dieser Art, die letztlich auf dasselbe Ergebnis hinauslaufen. Beispielsweise wurde in einer Studie über Spontanremission bei an Krebs erkrankten Menschen festgestellt, dass jenes Gleichgewicht zwischen Willenskraft und Demut die einzige Gemeinsamkeit zwischen den verschiedenen Bewältigungswegen darstellte. Vollkommen gesund wurden jene Menschen, die alles in ihrer Macht liegende zur Heilung beigetragen hatten. Sie beschäftigten sich mit den psychologischen Hintergründen ihrer Erkrankung, achteten auf ihre Ernährung und griffen nach jedem sich bietenden Strohhalm, der Hilfe versprach. Gleichzeitig entwickelten sie aber Demut und waren sich tief in ihrem Wesen klar darüber, dass auch ein Scheitern ihres Kampfes möglich war. Sie erkannten die eigenen Grenzen an, was in ihrem Fall bedeutete, auch den eigenen Tod anzunehmen. Zur Spontanremission kam es nur, wenn beides zusammentraf, der geballte männliche Wille, das Ruder noch einmal herumzureißen, und die große weibliche Demut, das eigene Schicksal letztlich zu akzeptieren.

Entspannung und Offenheit bilden das Gegengewicht zu Anpassung und Zielstrebigkeit. Dieser Gegenpol kann nur wirksam werden, wenn alles Wollen und Tun ausgeschaltet ist. Je mehr wir bereit sind, uns im Augenblick des Loslassens vollkommen hinzugeben, desto tiefer dringen wir in diese Welt ein. Es ist die Welt von Venus und vieler anderer weiblicher Gottheiten, die diese Kräfte im Menschen symbolisieren. Am besten sind diese Energien mit der Qualität des Wassers, dem weiblichsten der Elemente, zu vergleichen. Wasser ist weich, anpassungsfähig und gefühlvoll. Seine Nachgiebigkeit verleiht ihm Unzerstörbarkeit, und es entwickelt gewaltige Kräfte durch Beharrlichkeit und seine alles umfassende Präsenz.

Mars kann für sich alleine auf Dauer nicht überleben, er benötigt seinen weiblichen Gegenpol, um ganz zu werden. Den perfekten Krieger, als erlöste Gestalt im Sinne des Schamanismus, erkennt man nicht allein an seiner lebendigen Aggression beziehungsweise Vitalität, sondern auch an seinen strategischen Fähigkeiten. Nur derjenige, der es versteht, sich im richtigen Augenblick zurückzuziehen, um den Gegner ins Leere laufen zu lassen, ist ein wahrer Meister der Kampfkunst. Carlos Castaneda lässt den schamanistischen Lehrer Don Genaro über den sich verwirklichenden Krieger sagen, er sei so stolz, dass er sich vor niemandem beuge, und so demütig, dass er niemandem erlaube, sich vor ihm zu beugen.

Dieses Zurücknehmen des Eigenwillens zeigt sich im Ausatem. Den Dingen ihren Lauf lassen, sich zurückziehen, still werden sind Möglichkeiten, diesem Thema gerecht zu werden. Wer es versteht, im rechten Augenblick den Mund zu halten, vermag damit viel mehr auszusagen, als Worte es könnten. Diese weiblichen rezeptiven Anteile sind bei Männern wie Frauen vertreten, und beide kommen im Laufe ihres Lebens mit ihnen in Kontakt. Es ist egal, ob wir eine weibliche oder eine männliche mythologische Gestalt betrachten, beide erleben beide Pole dieser Welt, allerdings in umgekehrter Reihenfolge. Das weibliche Prinzip beginnt seinen Weg in der Ohnmacht und gelangt im Laufe der Zeit zum männlichen aktiven Pol. Das männliche Prinzip beginnt aktiv, um im Laufe des Lebens seine Weiblichkeit in der Demut und Hingabe zu entdecken.

Zu Beginn seines Ritterdaseins gelangt Parzival mehr oder weniger zufällig in jenes Gralsschloss, wo der verwundete Fischerkönig auf Erlösung wartet. Parzival ist jedoch zu unbewusst, um zu erkennen, an welch geheiligten Ort er gelangt ist. Er verpasst seine Chance, das Land und den König vom Leid zu erlösen. Der König ist ein Symbol für das Selbst. Im Parzival-Mythos geht es also um die Erlösung des Helden, um seine Selbstverwirklichung. In seiner inneren Welt leidet er auf eine Art und Weise, wie es heutzutage viele Menschen tun. Sie sind auf der Suche nach etwas, das sie sehr gut zu kennen glauben, aber nicht wissen, wo sie danach suchen sollen.

Erst nachdem Parzival das Gralsschloss verlassen hat, erkennt er, dass er sich am Ziel seines Lebens befunden hatte.

Er schwört sich, die Suche nicht aufzugeben, bevor er dieses Schloss wieder gefunden hat. Auf äußere, männliche Art sucht er jahrelang erfolglos. Erst als er sich sein Scheitern eingesteht, erlangt er erneuten Zutritt zum heiligen Ort. Nachdem er das aktive Suchen aufgegeben hat, kann das Wunder geschehen. Nun ist er nicht länger der harte, unbeugsame Kämpfer, denn das Scheitern seiner aktiven Suche hat ihn weich und sensibel werden lassen. Jetzt ist er in der Lage, die richtige Frage (»Was fehlt dir, Oheim?«) nach dem Schatten zu stellen, wodurch Land und König vom Leiden erlöst werden. Der König ist geheilt, das Königreich gelangt zu neuem Leben, und das Volk feiert ein Fest. Der Ritter Parzival hat seine eigene Weiblichkeit integriert und ist somit zum wahren Menschen geworden.

Die Jahre des Herumirrens und Suchens, die er zwischen seinem ersten und zweiten Eintritt ins Gralsschloss durchlebt, finden wir in den meisten Heldenmythen. In unserer aktiven, patriarchalischen Welt bevorzugen wir den äußeren, erfolgreichen Teil dieser Erzählungen. Deshalb findet die andere Wesensseite der Helden wenig Platz in unserem Bewusstsein. Der zweite Teil von Goethes »Faust« spiegelt dieses Thema ebenso wider wie der zweite Teil von Sophokles' Tragödie »König Ödipus«. Auch Ödipus muss, nachdem er das Missgeschick seines eigenen Lebens erkennt, sich selbst blendet und in die Einsamkeit geht, in der Verdammung Jahre der Beschämung und der Suche nach sich selbst durchleben. Alle Helden müssen diesen Weg gehen und ihren eigenen Stolz überwinden. Ihre alte Persönlichkeit stirbt, und sie werden als vollkommener Mensch wieder geboren. Nur wenige Menschen sind in der Lage, mit der zweiten Seite ihrer Lebensaufgabe fertig zu werden. Das so häufig zu beobachtende mangelnde Loslassen im Ausatem kann uns als Metapher dafür dienen.

Sehr deutlich wird dieses Thema auch beim Tod Jesu und seiner Wiederauferstehung nach drei Tagen. Er stirbt, um als Christus wiederzukommen. Nur jene Helden, die ihre äußere Macht aufgeben und ihre innere Einsamkeit und Verzweiflung durchleben, werden zum wahren, zum selbstverwirklichten oder erleuchteten Menschen.

Der aktive Teil der Wirklichkeit erfreut sich außerordentlicher Beliebtheit. Die meisten Kino- und Fernsehabenteuer folgen diesem archetypischen Weg. Der einsame, wahrheitsliebende, starke und mutige Held muss sich seinen Weg durch eine unwirtliche Landschaft bahnen. Er muss sich gegen korrupte Polizisten behaupten, ist vollkommen auf sich alleine gestellt und kämpft so lange gegen das Böse, bis es endgültig besiegt ist. Dann ist »Hoch-Zeit«, er ist Herrscher über die äußere Welt und bekommt zur Belohnung sein äußeres Gegenstück, die »Prinzessin«, als Ehefrau.

Mit dem Ende der meisten Spielfilme beginnt das innere Abenteuer, das in Filmen nur selten gezeigt wird, weil es nicht sehr spektakulär darzustellen ist. Es ist der Weg der Umkehr und des Abstiegs in die Unterwelt. Es ist der Augenblick, wenn beispielsweise Musashi (ein erfolgreicher Samuraikämpfer) keine äußeren Gegner mehr finden kann. Er beschließt, in die Einsamkeit zu gehen, um die Schwertkunst in seinem Inneren zu perfektionieren.

Damit der äußeren Hochzeit die innere Vermählung folgen kann, muss der Held die Konfrontation mit seinen inneren weiblichen Anteilen suchen. Wie wir bereits erwähnten, läuft der weibliche Entwicklungsweg in umgekehrter Reihenfolge. Er beginnt in der Passivität und führt zur Aktivität. In Gestalt eines Stiers entführt Zeus Europa über das Meer und bringt sie in ein anderes Land. Das Weibliche, in Gestalt von Europa, findet sich hineingeworfen in eine neue, unbekannte Umgebung. Die Aufgabe besteht darin, diese unbekannte Welt begreifbar und behandelbar zu machen. Auch für den weiblichen Weg der menschlichen Entwicklung existieren Bilder in der Märchen- und Mythenwelt. Im Zusammenhang mit dem Ausatem werden wir diese Bilder zu unserem Thema machen.

Der Ausatem

Am Ende des Weges durch die äußere, materielle Welt ist es notwendig, die Strategie zu ändern. Wir kommen von nun an nur weiter, wenn wir loslassen, geschehen lassen und den Lauf der Welt zulassen, ohne Einfluss auf das zu nehmen, was geschieht. Der Volksmund weiß um die Notwendigkeit des weiblichen Pols: »Geben ist seliger denn Nehmen.« – »Reden ist Silber, Schweigen ist Gold.« – »Der Klügere gibt nach.«

Nur wenn es gelingt, die Brücke zum Weiblichen zu schlagen, sind wir in der Lage, unsere innere wie äußere Welt zu retten. Viele Zivilisationskrankheiten[23] hängen direkt damit zusammen, dass wir nicht aufhören können, zu tun. Wo wir hinblicken, sind wir versucht, unsere Probleme durch aktives Handeln in den Griff zu bekommen. Der Überernährte nimmt Medikamente, um weniger Nahrungsfett zu verdauen und gegen sein Leberleiden. Doch wie soll ein Organismus gesunden, wenn wir dem überlasteten Verdauungstrakt mehr anstatt weniger zumuten. Einen Ausweg aus dem Dilemma gibt es erst, wenn wir begreifen, dass weniger auch mehr sein kann. Eine Fastenkur kann zeigen, wie stark die Selbstheilungskräfte des Körpers sind. Sie setzen aber erst ein, wenn wir unserem Körper Ruhe und Abstand geben. Abstand vom Nahrungsüberfluss und allen auch noch so gut gemeinten Zugaben. Aber nicht nur im Mikrokosmos unseres Körpers, auch im Makrokosmos reagiert die Natur eher negativ auf unsere zu aktiven Hilfsprogramme. Gewässer würden sich binnen weniger Jahre erholen, wenn es gelänge, die Giftzufuhr zu unterbinden. Auch die meisten Herzinfarkte könnten vermieden werden, würden wir unseren Lebensstil mehr zum weiblichen Pol verlagern. Es ist erstaunlich, wie viele Menschen die lang ersehnte Heilung finden, sobald sie nicht unbedingt notwendige Medikamente absetzen und längere Zeit fasten. Betrachten wir unseren Lebensstil, so finden wir eine Unzahl von Beispielen unserer Selbstzerstörung, aber auch die darin enthaltenen Chancen zur Umkehr.

Der Ausatem kann uns helfen, Zugang zur weiblichen Welt und damit auch Lösungen für unsere größten Probleme zu finden. Bereits jeder bewusste Atemzug, bevor man zum Telefon greift oder bevor man ins Auto steigt, könnte zu einem sinnvollen Ritual des Loslassens werden, das uns mit der Zeit unserer weiblichen Seite und somit unserem inneren Gleichgewicht näher bringen kann. Ein Problem mag heute sein, dass die entsprechenden Übungen und Rituale des weiblichen Pols sehr einfach sind und wir mehrheitlich gelernt haben, unser Elend nur auf dem Weg aufwändiger und komplizierter Maßnahmen anzugehen.

Das Ausatmen beginnt am Höhepunkt des Einatmens, wenn wir alles genommen haben, was wir nehmen konnten. Damit die Lebenskraft fließen kann, müssen wir unseren Besitzanspruch überwinden. Es gibt nichts, was wir tun müssten, um erfolgreich auszuatmen. Der Brustkorb ist geweitet, die Atemmuskeln sind kontrahiert, und sobald wir die Anspannung aufgeben, fließt der Atem von selbst aus uns heraus. Je vollständiger wir uns in diesem Augenblick dem Geschehen überlassen, desto harmonischer und kompletter wird sich unsere Lunge entleeren. Wir können unseren Atem zwar auch aktiv herauspressen, doch dies verbraucht wesentlich mehr Energie und mindert die Erfolgsphase, in der wir Kraft für das nächste Einatmen schöpfen könnten. Auf physiologischer Ebene ist es der Atem, der die Körperzellen von ihrem Abfall befreit. Nur wenn die verbrauchten Stoffe unseren Organismus verlassen, sind wir in der Lage, neue Energie aufzunehmen. Im Seelischen wie Körperlichen kommt es zu Problemen, wenn wir den weiblichen Pol beschneiden. Halten wir an verbrauchten Lebensenergien fest, blockieren wir die Erneuerung unserer Lebenskraft. Es ist meist keine Behinderung des Einatems, durch die die Atemnot des Asthmatikers entsteht, sondern eine Überblähungssituation. Er kann den hereingenommenen Atem nicht mehr loslassen und ist mangels Raum nicht in der Lage, neuen Sauerstoff aufzunehmen. Einatmen ist nicht sein Problem, aber da er im Anfall nicht mehr ausatmet, nützt ihm auch die intakte Fähigkeit des Einatmens nichts. Wenn ein Pol blockiert ist, bricht immer auch der andere zusammen. Auch seelische Beschwerden entstehen durch das Festhalten an Vergangenem und Überlebtem. Eine gescheiterte Beziehung oder ein anderes Verlusterlebnis werden zum Stolperstein für die weitere Entwicklung, wenn die Loslösung nicht gelingt. Märchen und Mythen, die den weiblichen Weg beschreiben, beginnen daher häufig mit einem Verlusterlebnis. Sie beginnen häufig dort, wo der Weg des männlichen Helden endet. Die goldene Kugel der Königstochter fällt beim Spiel in einen Brunnen, Aschenputtel verliert den Schuh, und das Märchen vom Mädchen ohne Hände beginnt mit dem Verlust seiner Hände.

Das Mädchen ohne Hände

Des Müllers Tochter verliert aufgrund eines Paktes ihres Vaters mit dem Teufel die Hände. Man könnte sagen, die Weiblichkeit büßt ihre Handlungsfähigkeit ein. Auch heute leidet das Weibliche unter der Funktionalität der modernen Welt. Wir alle bezahlen materiellen Fortschritt und äußeren Reichtum mit dem Verlust an seelischer Lebendigkeit, also mit der weiblichen Seite unseres Lebens. Effizienz und Produktivität gehen zulasten der Gefühlsebene, und dabei ist es symbolisch betrachtet gleichgültig, ob wir die konkrete gesellschaftliche Unterdrückung der Frauen oder die Verödung der Gefühlswelt beim Einzelnen betrachten. In beiden Fällen geht es um das selbe Thema, nur die Manifestationsebene ist unterschiedlich. Der symbolische und zeitlose Inhalt dieses Prozesses wird im Märchen beschrieben.

Der Teufel verspricht dem Müller eine »Profitsteigerung durch Optimierung des Produktionsprozesses« seiner Mühle. Er bietet ihm an, eine Konstruktion zu bauen, die es ihm ermöglicht, viel mehr Korn zu mahlen, als er es im Augenblick vermag. Der Teufel verlangt für seine Hilfe als Gegenleistung, was hinter der Mühle steht. Der Müller weiß, dass es dort nur eine alte Tanne gibt, die er gerne zu opfern bereit ist. Die beiden machen den Handel perfekt, und der Teufel baut die handbetriebene Mühle des Müllers in eine durch Wasserkraft getriebene um. Offensichtlich wird hier der Prozess der Industrialisierung vom Märchen vorweggenommen und als Teufelswerk dargestellt, das letztlich das Weibliche handlungsunfähig macht.

Von nun an ist der Müller in der Lage, viel mehr Korn zu mahlen als früher und wird zum reichen Mann. Als eines Tages der Teufel erscheint und das verlangt, was hinter der Mühle steht, gehen beide hinter die Mühle und zum Entsetzen des Müllers steht dort seine einzige Tochter. Der Teufel nimmt die Hände der Müllerstochter mit sich, und erst jetzt wird dem Müller bewusst, wie hoch der bezahlte Preis in Wirklichkeit ist. Seine Tochter und somit das unschuldige Weibliche wird lebensunfähig.

Wir erfahren täglich die Einschränkungen unserer Gefühlswelt durch unsere rationalen, einzig auf noch mehr Effizienz zielenden Entscheidungen. Ein solcher Pakt wurde auch Goethes Faust zum Prüfstein; und bis heute leiden Menschen unter ähnlich verhängnisvollen Abkommen. Jeder Kredit, den wir aufnehmen, ist eine solche Paktsituation. Wir möchten jetzt etwas haben, für das wir erst später bezahlen wollen. Je unbewusster wir solch einen Handel abschließen, desto mehr haben wir dabei das Gefühl, etwas geschenkt zu bekommen. Viele Menschen denken – wenn sie ihr neues Auto in Empfang nehmen – nicht mehr an den Preis, den sie in Zukunft werden zahlen müssen. Es ist ein höherer Preis, denn für den verfrühten Konsum fallen Zinsen an. Wir sind also bereit, für sofortigen Genuss mehr zu geben, als uns dieser Genuss in einiger Zeit kosten würde. Damit wir uns diesen verfrühten Genuss leisten können, müssen wir später mehr arbeiten, um das Geld für den hohen Preis zu verdienen. Doch wenn wir mehr arbeiten, bleibt weniger Zeit zum Genießen. So kommt es, dass wir bei solchen Pakten letztlich immer draufzahlen, und es ist die weibliche Seite unseres Lebens, die diesen Preis entrichtet. Auch ein Unternehmer, der seinen Betrieb rationalisiert, schließt eine solchen Pakt. Er entlässt Mitarbeiter, damit sein Betrieb effizienter arbeiten kann und er mehr verdient. Doch den Preis zahlt er im sozialen Bereich, er entlässt Mütter und Familienväter. Um den eigenen Profit zu steigern, zerstört er soziale Gefüge.

Betrachten wir die Situation des Müllers im Märchen, so könnten wir sagen, dass die Hände seiner Tochter und damit die Handlungsfähigkeit seiner inneren Weiblichkeit *zum Teufel gehen.* Sein Mitgefühl wird leiden, denn um seine Entscheidung zu verkraften, wird er sein Gewissen vergewaltigen müssen. Die Müllerstochter verbringt nun lange Zeit in Einsamkeit und Verzweiflung. Sie versteckt sich im Wald, und zum Überleben stiehlt sie ab und zu einen Pfirsich aus des Königs Garten. Sie lebt einsam und zurückgezogen, denn ohne ihre Hände scheut sie jeden Kontakt zu anderen Menschen.

Viele moderne Seelen fristen solch ein Dasein, sie leben versteckt und bekommen nicht mehr »Nahrung«, als sie zum Überleben brauchen. Sie fühlen sich hässlich und verkrüppelt. Das klägliche Dahinkümmern der Gefühlswelt heutiger Menschen wartet auf Erlösung. Belästigungen vonseiten der Seele empfindet der extrovertierte Mensch als Unverschämtheit. Es gibt störende Albträume, die den Schlaf rauben, oder einen nicht kontrollierbaren Gefühlsausbruch, der das funktionale Leben beeinträchtigt.

Die verletzte weibliche Seite braucht aufgrund ihrer Scheu viel Zeit und Ruhe, um positiv in Erscheinung treten zu können. Wie die Müllerstochter zeigt sie sich nur dann, wenn es für sie überlebensnotwendig ist. Sobald äußere Betriebsamkeit entsteht, zieht sie sich erschreckt zurück.

Als der König das Verschwinden der Pfirsiche bemerkt, legt er sich auf die Lauer und sieht nach einiger Zeit jenes Wesen, das in seinem Wald lebt. Er ist fasziniert von der Schönheit der Müllerstochter. Diese ist aber so scheu, dass es ihn unendliche Mühe kostet, sie hervorzulocken. Der König muss das Mädchen ohne Hände erst davon überzeugen, dass es nicht hässlich und wertlos ist. Er muss ihr Zeit widmen und ihr dabei helfen, die eigene Schönheit wiederzuentdecken und anzunehmen. Der König im Märchen tut dies, indem er sie zur Frau nimmt und ihr silberne Hände anfertigen lässt. Silber ist das Metall des weiblichen Pols, das das Licht widerspiegelt.

Für uns bedeutet dies heute, mittels Willen einen Raum im Leben zu schaffen, in dem sich unsere Seele zeigen kann. Das können beispielsweise in den Tagesablauf eingebaute Meditationen sein. Das wache Bewusstsein muss still werden, damit sich die eigene scheue Weiblichkeit hervorwagen kann. Doch wenn sich diese zarten Anteile zeigen, heißt es noch lange nicht, dass sie auch bei uns bleiben. Wir müssen ihnen etwas anbieten, das sie hält, beispielsweise silberne Hände. Die künstlichen Hände sind für die Weiblichkeit, also die Gefühlswelt, ein Hilfsmittel, mit dem sie in der realen Welt etwas bewirken kann. Zwar mag dieses Handeln etwas unbeholfen wirken, aber eine unbeholfene Handlung ist immer noch besser als gar keine. Auf unser Leben übertragen wäre eine solche Handlung beispielsweise eine äußere Lebensentscheidung, die wir aufgrund eines Traums treffen. Menschen, die auf ihre eigene Intuition vertrauen und entsprechend handeln, benutzen bildlich gesprochen ihre silbernen Hände. Das gilt auch für jene, die ihrer Seele Zeit einräumen, etwa für eine Atemsitzung oder Meditation. Es ist für sie ungewohnt, sich von ihren Gefühlen leiten zu lassen, und deshalb wirkt ihr Handeln genauso unbeholfen und hölzern wie das der Müllerstochter mit ihren künstlichen Händen. Das Hantieren mit diesen Händen ist eine Notlösung, doch für die junge Königin (die Seele) ist es die einzige Chance, überhaupt am Leben teilzunehmen. Lange Zeit lebt sie dieses für sie unbefriedigende Leben mit den silbernen Händen.

Eines Tages jedoch fällt ihr Kind in den Fluss und droht zu ertrinken. Bisher wurde ihr Kind von der Dienerschaft gepflegt und versorgt. Doch jetzt ist niemand zur Stelle, und sie ist gezwungen, selbst zu handeln. Sie greift ins Wasser, um ihr Kind zu retten, und in dem Augenblick, als sie ihre silbernen Hände ins Wasser taucht, verwandeln sie sich in Hände aus Fleisch und Blut. Jetzt wird die Müllerstochter zur wahren Königin. Von nun an kann sie gemeinsam mit dem König das Land regieren. Sie ist ihm ebenbürtig, und die Kräfte des Königreichs können sich entfalten. Es herrscht Harmonie und Gleichberechtigung zwischen männlichem und weiblichem Pol. Der König als Vertreter des männlichen Pols hat seine Weiblichkeit entdeckt, und die Müllerstochter regiert mit ihm das Königreich, was bedeutet, dass sie ihre männliche aktive Seite integriert hat.

Übertragen wir diese Situation auf das reale Leben, so entspricht der Augenblick, in dem die Müllerstochter ihre silbernen Hände ins Wasser taucht, der »Stunde der Wahrheit«. In diesem Moment geht es darum, das eigene »innere Kind« vor dem Ertrinken zu retten. Häufig ist es die Chance des Durchbruchs zur eigenen Lebensbestimmung. Was das Eintauchen der Hände ins Wasser für den einzelnen Menschen bedeutet, kann nur aus seinem inneren Muster ersichtlich werden. In jedem Fall handelt es sich dabei um ein sehr zentrales Lebensthema: Die Flucht vor einer Konfrontation mit einer übermächtig scheinenden Vater- und/oder Mutterfigur kann bevorstehen oder eine Auseinandersetzung mit anderen Autoritätsfiguren. Es mag zum Beispiel auch die Angst sein, an der eigenen Mutter schuldig zu werden, weil wir sie, die uns aufgezogen und ernährt hat, zurücklassen, um endlich unser eigenes Leben zu leben. Jedenfalls können wir diese Aufgabe der Befreiung nur erfüllen, indem wir unsere weiblichen Kräfte zu Hilfe nehmen. Jeder muss für sich erspüren, was der eigenen Weiterentwicklung im Wege steht. Häufig handelt es sich dabei um anstehende Entscheidungen oder Auseinandersetzungen, die wir aus scheinbar unerfindlichen Gründen vor uns herschieben.

Um unsere größten Lebensthemen angehen zu können, brauchen wir also zwei verschiedene Energien: die aktiven aggressiven marsischen Kräfte verbunden mit der Spontaneität des Narren und die passiven weiblichen Qualitäten der Müllerstochter. Um wirklich ans Ziel zu gelangen, müssen wir den rechten Augenblick abwarten, um zu kämpfen oder uns zurückzuziehen. Ohne Hingabe, Demut und die Unterstützung höherer Mächte wird es uns schwer fallen, auf dem seelischen Entwicklungsweg weiterzukommen. So verschieden diese beiden Kräfte auch sein mögen, sie gehören doch zusammen, und jeder Atemzug zeigt uns ihr Zusammenspiel. All diese mythologischen und daher symbolischen Kräfte können wir körperlich mit jedem Ein- und Ausatmen erleben.

Wenn wir uns die Zeit nehmen, die kleinen, alltäglichen Dinge unseres Lebens etwas gründlicher zu betrachten, eröffnen sie uns den Zugang zu einem reichen Innenleben. Durch bewusstes Hinschauen zeigt sich uns eine Welt voller Vielfalt und Tiefgründigkeit. Der Atem jeden Augenblicks stellt hierbei eine sehr gute Möglichkeit dar, sich auf innere Entdeckungsreise zu begeben.

Es macht keinen Sinn, einen Pol über den anderen zu stellen. Der Atemprozess beginnt nicht mit dem Einatmen, denn das setzt das Ausatmen schon voraus. Er beginnt aber auch nicht mit dem Ausatem, der wiederum den Einatem voraussetzt. Wir haben in diesem Abschnitt einem uralten und in dieser patriarchalischen Gesellschaft tief verwurzelten Muster folgend mit dem Einatem begonnen, aber das entspricht nicht der letzten Wirklichkeit. Der Atemprozess hat wie der Kreis keinen Anfang und kein Ende.

Spirituelle Schulen setzen die bewusste Atembeobachtung ein, um Einblick in die Welt hinter den äußeren Erscheinungen zu erlangen. In fast allen Kulturen wurden und werden hierzu einfache Übungen verwendet. Man betrachtet den Pfeil in dem Moment, wenn er sich von der Bogensehne löst, oder die Bewegung des Tees in der Tasse bei der Teezeremonie. Dem Atem wurde und wird besondere Bedeutung beigemessen, und in den Weisheitslehren und spirituellen Traditionen der Welt spielt er eine zentrale Rolle, denn er kann jedem Übenden zeigen, wo er gerade steht. Ob östliche Kampfkünste oder westliche Kontemplation, immer wurde und wird der Entwicklungsweg vom Atem begleitet. Wir wollen an diese jahrtausendealte Tradition anknüpfen und hoffen damit möglichst vielen Menschen Zugang zu diesem Allheilmittel zu ermöglichen.

Körpersprache und ihre Bedeutung

Wie bereits erwähnt, finden während des forcierten Atmens Vergrößerungen der psychischen Muster statt, die sich auf körperlicher Ebene ausdrücken. Wie unter dem Mikroskop sehen wir plötzlich Kleinigkeiten groß und überdeutlich. Beispielsweise nehmen Atemtherapeuten die Körpersprache ihres Gegenübers deutlicher wahr, und der Atmende selbst spürt seine Gestik körperlich.

Körpersprache zeigt immer den ganzen Menschen, daher auch jene Seiten der Persönlichkeit, die unserem Wachbewusstsein verborgen bleiben. Da diese Präsentation alles enthält, was wir im Laufe der Zeit ins Unterbewusste verdrängt haben, ist sie nicht immer angenehm. Im Gegenteil, es handelt sich oft um hässliche, unnütz erscheinende Dinge. Mit diesem Verdrängungsprozess verlieren wir allerdings auch jene Kräfte, die wir auf unserem weiteren Lebensweg irgendwann benötigen. Es ergeht uns wie einem Land, das Probleme mit seinem ausländischen Bevölkerungsanteil hat und kurzerhand beschließt, alle Ausländer des Landes zu verweisen. Sofort wird man feststellen, dass viele dieser Ausländer Teil der Infrastruktur waren und plötzlich für bestimmte Tätigkeiten fehlen.

Wir müssen zurückholen, was wir versehentlich aus unserem inneren Land verwiesen haben, doch dabei werden wir auch einigem Unrat begegnen. Aber nur wenn wir alles sichten, was sich in unserem Unterbewusstsein angesammelt hat, können wir das Wertvolle retten.

Unserem Tagesbewusstsein mag es kurzfristig gelingen, alles Unangenehme zu verdrängen, doch unser Körper spielt dieses Spiel nicht mit. Er zeigt uns immer unsere Ganzheit. Um von der körperlichen Ebene Rückschlüsse auf andere Lebensbereiche ziehen zu können, ist es gut, das Auge zu schulen – insbesondere für jene Signaturen und Muster, die im Prozess des verbundenen Atems eine große Rolle spielen.

Gesprochene Sprache und Körpersprache unterscheiden sich dadurch, dass Letztere ausschließlich emotional erlernt wird. Wir studieren nicht ein, welche Bedeutung eine bestimmte Körperhaltung hat, können aber nachempfinden, wie sich diese Haltung bei uns selbst anfühlen würde. Dann können wir vorsichtige Rückschlüsse auf deren Bedeutung ziehen. Anstatt passiv wahrzunehmen, sollten wir das, was wir wahrnehmen, aktiv miterleben. Im Hinduismus findet diese Eigenschaft Ausdruck im »Tat twam asi« (sinngemäß: »Auch das bist du.«), was sagen will, dass wir im anderen Menschen immer uns selbst erblicken und unweigerlich mit allem, was uns umgibt, verbunden sind.

Die materielle Basis dieser Wahrnehmung hat die Hirnforschung in den Spiegelneuronen entdeckt. Führen wir mit der Hand eine Bewegung aus, so kommt der Befehl dafür aus einem für aktives Handeln verantwortlichen Hirnbereich. Nehmen wir die Handbewegung eines anderen Menschen wahr, so gehen wir davon aus, dass diese ausschließlich in einem rezeptorischen (aufnehmenden) Hirnbereich aufgenommen wird. Doch auch jene für unsere bewusste Bewegung zuständigen Zellen werden aktiv, wenn wir diese Bewegung wahrnehmen. Das bedeutet, dass im Gehirn eine enge Verwebung von Innen und Außen besteht, die die Weisheit der indischen Vedanta-Lehre bestätigt.

Die zwischen gesprochenem Wort und körperlicher Wahrheit liegende Diskrepanz findet Ausdruck in unserer Haltung, Gestik und Mimik. Wollen wir herausfinden, ob uns ein Mensch anlügt, so achten wir am besten darauf, ob sich Worte und Körpersprache in Harmonie befinden oder widersprechen.

Gleichgültig welchen Grund wir haben, die Körpersprache zu deuten, wir sollten dabei immer bei uns selbst beginnen. Gehirnforscher und Weisheitslehrer haben herausgefunden, dass die Wahrnehmung anderer Menschen immer mit der Selbstwahrnehmung zusammenhängt. Dies bedeutet, dass eine falsche Selbstwahrnehmung immer auch zur Fehlwahrnehmung anderer Menschen führt. Sobald wir aber etwas in seiner wahren Bedeutung erkennen, transzendiert sich unsere Wahrnehmung. Schon Horaz erkannte: Um sich selbst zu verstehen, muss man von einem anderen verstanden werden. Um vom anderen verstanden zu werden, muss man den anderen verstehen.

Unser Gegenüber in seiner Ganzheit zu erkennen, ist im täglichen Leben zwar sehr hilfreich, doch diese Erkenntnisse können auch zum Stolperstein werden. Im Wissen über sich selbst und andere Menschen liegt große Macht, und wir entscheiden, ob wir sie sinnvoll einsetzen oder ob wir sie verwenden, um unser Ego aufzublähen. Der Versuch, die persönlichen Beziehungen zu manipulieren, führt häufig zu Einsamkeit und Frustration. Alles was wir hier beschreiben, dient der Selbsterkenntnis. Wenn wir entdeckt haben, dass die Hälfte unserer persönlichen Eigenschaften Schatten ist, werden wir auch umsichtig und verantwortungsvoll mit dem Schatten unserer Mitmenschen umgehen. Dabei ist es vollkommen gleichgültig, ob unser psychologisches Interesse der Beziehung zum Ehepartner gilt oder ob es Bestandteil unserer beruflichen Tätigkeit ist.

Um das Gesagte zu verdeutlichen, betrachten wir eine Situation, die sich am Anfang jeder Gruppenatemsitzung ergibt. Alle Teilnehmer legen sich auf den Rücken, schließen die Augen und warten ab, was geschehen wird. Viele Menschen zeigen, ohne dass es ihnen bewusst ist, schon jetzt viel von sich selbst, wobei jeder Mensch ganz individuelle Ausdrucksformen besitzt. Wir werden hier die häufiger auftretenden Haltungsmuster betrachten und wollen damit einen Einblick in die Welt der Körpersprache gewähren. Dabei ist jede wertende oder gar moralisierende Beurteilung zu vermeiden, da sie unseren Blick trüben würde. Wir können davon ausgehen, dass sich die dem Wachbewusstsein verloren gegangenen Inhalte im Körper widerspiegeln. Ob die daraus resultierenden Erkenntnisse angenehm oder unangenehm sind, ist zunächst gleichgültig, in jedem Fall können sie helfen, Fehlendes zu integrieren.

Sobald wir in der Lage sind, die Muster eines Menschen zu deuten, erwächst daraus eine große Verantwortung. Selbst wenn wir eine Wahrheit über einen Menschen an seinem Körper erkannt haben, kann diese sich zur Lüge wandeln, wenn wir sie dem Betroffenen im falschen Moment oder auf unangemessene Weise vermitteln. Es gehört zur Verantwortung eines Atemtherapeuten, seine Beobachtungen ausschließlich zum Wohl der Betroffenen einzusetzen, das heißt ihnen ihren Schatten auf annehmbare Weise näher zu bringen. Dies kann und sollte nur geschehen, wenn der Klient dazu bereit ist. Es kommt nicht darauf an, richtig oder falsch zu liegen oder zu atmen, denn der Sinn aller Bemühungen liegt in der Selbsterkenntnis. Für den Klienten gibt es daher nichts (Wichtigeres) zu tun, als in jedem Moment beim aktiven Ein- oder passiven Ausatem zu bleiben beziehungsweise zu ihm zurückzukehren, sobald er bemerkt, dass er in Gedanken abgeschweift ist.

Alles, was ein Mensch durch seine Gestik offenbart, kann sein inneres Wesen verdeutlichen. Je länger man den eigenen Blick schult, desto deutlicher wird die Symbolik. Schon die Auswahl des Liegeplatzes im Raum sagt etwas aus. Legt man sich in die entlegenste, dunkelste Ecke, so mag das auf Bescheidenheit hinweisen und die Tendenz, die guten Plätze den anderen zu überlassen, oder man will nicht gesehen werden, um nicht (unangenehm) aufzufallen. Meist suchen sich jene Menschen einen abgelegenen Liegeplatz, die auch im Leben häufig das Gefühl haben, im Abseits zu stehen. Je nach den räumlichen Gegebenheiten verstecken sie sich manchmal so gut, dass die Musik zu leise erscheint und die betreuende Person Schwierigkeiten hat, sie überhaupt zu erreichen, woraus dann das Gefühl resultieren mag, im Stich gelassen zu werden. Sie verschaffen sich damit letztlich selbst genau die Situation, unter der sie in gewohnter Weise leiden können. Ein anderes Phänomen zeigen Menschen, die schon im Vorfeld einer Gruppensitzung Bedenken bezüglich der Musiklautstärke anmelden, sich dann aber zielstrebig vor die Lautsprecherboxen legen.

Schon an diesen beiden Beispielen können wir erkennen, wie sehr wir unbewusst jene Situationen kreieren, die wir eigentlich vermeiden möchten. Dahinter steckt einerseits der tiefe Wunsch nach Wachstum, andererseits die resignative Annahme, dass wieder einmal nichts passieren wird. Empfinden wir laute Geräusche als bedrängend, könnten wir uns fragen, ob wir uns zu oft von Erwartungen anderer bedrängen lassen.

Sind wir darauf angewiesen, uns unsichtbar zu machen, sollten wir auf die Suche gehen nach allem, was andere nicht an uns erkennen dürfen. Vielleicht entdecken wir, dass unsere Makel nicht gravierender sind als die anderer Menschen und wir uns erlauben können, etwas mehr in den Vordergrund zu treten.

Legt sich der Klient auf einen Platz, fangen die Deutungsmöglichkeiten erst richtig an. Wie man sich bettet, so liegt man, sagt ein Sprichwort. Legt er sich langsam hin oder schnell? Bereitet er das Lager perfekt vor oder nachlässig? Legt er sich so viele Kopfkissen unter den Hinterkopf, dass die »Kontrollinstanz« den Überblick behalten kann oder darf sich der Kopf auf einer Ebene mit den anderen Körperregionen befinden?

Einer kann nur hart liegen, der andere nur weich, der dritte überhaupt nicht und so weiter. Es ist legitim und verständlich, rationale Rechtfertigungen für das eigene Verhalten zu liefern. Sie haben ihre Berechtigung, brauchen uns aber nicht weiter zu interessieren, denn die Bedeutungsebene liegt viel tiefer als das äußere Geschehen. Wenn ein Mensch körperlich nicht fähig ist, hart zu liegen, sagt dies immer aus, dass er einen weichen Untergrund bevorzugt, und zwar auf allen Ebenen. Wer es dagegen darauf anlegt, ausgesprochen hart zu liegen, neigt in der Regel auch sonst dazu, es sich nicht allzu bequem zu machen und harte Wege in Kauf zu nehmen. Die tiefere Wahrheit liegt jeweils hinter der äußeren Ebene, und dort sollten wir nach ihr suchen.

Die sich im Atem darstellende Polarität von Ein- und Ausatmen lässt sich wie schon dargestellt in die symbolische Welt des Männlichen und des Weiblichen aufteilen. Die hier beschriebenen Typen sind allerdings Idealtypen und dienen nur dazu, Ordnung in unsere Wahrnehmung zu bringen. Die meisten Menschen werden sich als eine Mischung dieser Beschreibungen empfinden. Man spürt gewisse Schwerpunkte in sich, doch wir sind nie in der Lage, jene Klarheit der Archetypen widerzuspiegeln. Die Beschreibungen sind seelische Landkarten und weisen die gleichen Eigenschaften auf wie Landkarten zur Orientierung in der äußeren Welt. Eine Landkarte zeigt eine Auswahl relevanter Merkmale. Zu viel Information würde die

Orientierung erschweren, daher werden zum Beispiel Feldwege auf einer Straßenkarte nicht eingetragen.

Der menschliche Unterkörper steht für die weiblichen Bereiche des Organismus, der Oberkörper spiegelt den männlichen Part wider. Ein noch besseres Abbild liefert das Tai-Chi-Symbol. Es zeigt dieselbe Aufteilung, aber mit einem weißen Punkt im schwarzen Feld und einem schwarzen Punkt im weißen Areal. Die weiblichen Brüste stellen im männlichen Oberkörper den schwarzen Punkt im weißen Yang-Feld dar, während das männliche Glied dem weißen Punkt im unteren schwarzen Yin-Feld entspricht.

Generell leidet unsere weibliche Hälfte stärker unter Verdrängungen als die männliche. Was man über die untere Körperhälfte aussagt, wird leicht zum »Schlag unter die Gürtellinie«, daher braucht es dort noch mehr Diplomatie beim Vermitteln der Schatteninhalte.

Unterkörper – der weibliche Bereich

Die Wurzeln

Da wir bemüht sind, mit unseren Deutungen auf dem Boden zu bleiben, wollen wir mit den Füßen beginnen. Legt man sich zu Beginn der Therapie entspannt auf den Rücken, liegen die Beine meist ausgestreckt und parallel mit etwas Abstand voneinander. Die Füße kippen dabei mehr oder weniger stark nach außen. Manche Menschen bekommen kalte Füße, bevor es überhaupt losgeht. Sie haben das Bedürfnis, Füße oder auch Beine und manchmal sogar noch das Becken mit einer Decke zuzudecken. Sind nur die Füße bedeckt, so kann dies bedeuten, dass der Patient in diesem Bereich Wärme, Halt und Geborgenheit sucht. Er hat vielleicht Angst. Symbolisch versucht er die Füße in der Erde zu verwurzeln. Sie sollen ihm bei eventuell auf ihn zukommenden Stürmen Halt geben. Ihm ist bewusst, wie leicht er *»kalte Füße«* bekommt. Vielleicht befürchtet er, *den Boden unter den Füßen zu verlieren* oder haltlos zu werden. Gewicht und Wärme der Decke vermeiden, dass er hin und her geworfen werden kann und so seine Verankerung in der realen Welt nicht verliert.

Wollte er das, was die Decke ihm auf körperlicher Ebene gibt, auf innerer Ebene verwirklichen, so müsste er inneren Halt und Beständigkeit entwickeln. Nur wer in sich selbst verankert ist, kann riskieren, »umwerfende« Erfahrungen zu machen, denn seine inneren Wurzeln können ihm dann jederzeit Halt geben und ihm erlauben, sich wieder aufzurichten. Ist er nicht in der Lage, sich aus sich selbst heraus aufzurichten, flößt ihm ein »umwerfendes« Erlebnis Angst ein. Häufig empfinden sich diese Menschen als ängstlich und haltlos in der materiellen Realität, was sie jedoch zu kaschieren versuchen. Konkrete Lebenserfahrungen vermeiden sie, um nicht Opfer der eigenen Haltlosigkeit zu werden. Wollen sie ihren Platz im Leben finden, müssen sie sich ihre Haltlosigkeit bewusst machen und den eigenen Möglichkeiten entsprechend ausleben. Nur ein Baum, der tiefe und kräftige Wurzeln bildet, kann sich gefahrlos starken Stürmen aussetzen.

Schamhaftigkeit

Zieht jemand – bei normaler Raumtemperatur – die Decke bis über das Becken, so weist dies auf eine gewisse Schamhaftigkeit hin. Im Bedecken des Unterleibs zeigt sich der Versuch, die triebhaften, unkontrollierbaren Seiten der Körperwelt zu verstecken. Der unschöne Unterkörper des griechischen Gottes Pan soll versteckt werden. Pan besitzt den Oberkörper eines wohlgebauten Jünglings und spielt bezaubernd auf der Flöte, während sein Unterkörper die gierige Seite seines Wesens zeigt, die sich in einer Dauererektion ausdrückt. Sein wildes und zügelloses Triebleben wird durch den Unterleib des Ziegenbocks symbolisiert. In vielen Kulturen wird der Ziegenbock als Symbol der Triebe und vor allem der Sexualität betrachtet. Nach biblischer Tradition wird der »Sündenbock« in die Wüste gejagt, um mit ihm die sündhaften, unreinen Seiten der Menschen zu vertreiben. Herodot beschreibt den ägyptischen Sexualkult des Bocksgottes, und im griechischen Mythos ist es Pan, der die unschuldigen Nymphen jagt, um sich an ihnen zu vergehen. Auch in der Umgangssprache schlägt sich diese symbolische Deutung nieder, wird doch ein sexuell zügellos lebender Mann »geiler Bock« genannt.

Wenn der Patient also seinen Unterkörper zudeckt, so wirft das die Frage nach seinem Umgang mit der Sexualität auf. Steht er zu seinen sexuellen Empfindungen und Bedürfnissen oder schämt er sich ihrer? Versteckt er diese Region auf körperlicher und übertragener Ebene, so gibt er nicht nur seine Sexualität und Triebhaftigkeit auf, sondern häufig auch jegliche Vitalität. Möglicherweise blockiert er seine Schaffenskraft und Kreativität auch auf anderen Ebenen. Die kreativen Fähigkeiten landen allzu leicht im Exil, wenn wir unsere Sexualität in die Wüste schicken. Menschen, die einen Bezug zu diesen Themen haben, sollten lernen, ihre Triebe und Bedürfnisse anzunehmen und ihr Begehren anderen und vor allem sich selbst einzugestehen. Sobald sich der Patient dazu durchringt und – bildlich gesprochen – seinen Unterleib zeigt, wird sich bei ihm Scham einstellen, denn für ihn ist dieser Körperteil tabuisiert.

Das Gegenstück ist der Exhibitionist, er schockiert andere Menschen, indem er die Hüllen fallen lässt. Der Exhibitionist und derjenige, der seine Triebhaftigkeit versteckt, haben das gleiche Thema. Beide sollten sich die eigenen triebhaften und die ihnen anzüglich erscheinenden Bedürfnisse eingestehen und nach deren tieferen Wurzeln suchen. Werden die verborgenen Sehnsüchte offen kommuniziert, eröffnen sich überraschende Erfahrungen und Lösungsmöglichkeiten. Da die Wahrnehmung der eigenen Problembereiche nicht oder nur sehr unzuverlässig funktioniert, ist eine Rückmeldung durch andere Menschen notwendig und hilfreich.

Der Verweigerer

Diesem Typus werden wir auch bei der Betrachtung des Oberkörpers begegnen, denn es gibt einerseits die weibliche, trotzige Art, sich zu verweigern und andererseits eine männliche, verstandesmäßige Form. Die männliche Art will die Kontrolle behalten, während die weibliche eher aus der Kontrolle aussteigen will.

Wer zu einer Atemsitzung kommt, um Erfahrungen zu machen, die ihm Antwort auf seine momentanen Lebensfragen geben können, muss sich notwendigerweise öffnen. Wer aber mit überkreuzten Beinen daliegt, drückt nicht Offenheit, sondern Zurückhaltung aus. Es ist nahezu überflüssig, diese Körperhaltung zu deuten, denn jeder kennt diese Position aus eigener Erfahrung. Wir müssen uns lediglich an die mit dieser Haltung einhergehende Stimmung erinnern, um deren Bedeutung zu erfassen. Am Abend nach getaner Arbeit legt man seine überkreuzten Beine auf den Sofatisch, um fernzusehen. Wer diese Haltung wählt, zeigt, dass er seine Ruhe haben will. Allerdings ist es eine unerlöste Art von Ruhe, die in einem solchen Augenblick angestrebt wird. Es geht dabei nicht um meditative Versenkung, sondern um das Ausschalten der eigenen Bewusstheit. Dieses Muster signalisiert der Umgebung, dass man es vorzieht, in einen nebulösen Dämmerzustand abzutreiben, wobei man weder von der Außenwelt noch von der eigenen Innenwelt behelligt werden möchte. Man verschließt sich und wird so unantastbar.

Diese Haltung beinhaltet noch andere Bedeutungsnuancen, die vom Trotz des Kleinkindes bis zur Arroganz und Überheblichkeit des intellektuellen Verstandesmenschen reichen, der dann oft noch zusätzlich die Hände hinter den Kopf legt. Wer in dem Gefühl lebt, bereits sämtliche Erkenntnisse über sich selbst und die eigene Umwelt erlangt zu haben, hat es nicht mehr nötig, sich auf etwas Neues einzulassen. Die *Vermessen*heit und Anmaßung dieser inneren Haltung ist offensichtlich. Alle spirituellen und religiösen Traditionen sagen, dass mit jeder wahren Einsicht die Erkenntnis einhergeht, wie klein unser eigener Horizont ist. Sokrates' Satz »Ich weiß, dass ich nichts weiß« und Platons Variante »Je mehr ich weiß, desto mehr weiß ich, dass ich nichts weiß« beschreiben die Paradoxie jeder echten Erkenntnis. Ein Mensch, der viele innere Erfahrungen durchlebt hat, sollte daher jederzeit in der Lage sein, sich ein weiteres Mal einzulassen. Wer von sich behauptet, er habe keine weitere Lebenserfahrung nötig, erregt den Verdacht, dass er noch gar nicht begonnen hat, sich auf echte Lebendigkeit einzulassen. Letztlich hat jeder Mensch das gute Recht, sich zu verweigern, doch sollte er sich klarmachen, dass diese Haltung innere Erfahrungen unmöglich macht. Der mit überkreuzten Beinen Liegende drückt aus, dass er an allem, was eventuell stattfinden könnte, nicht teilnehmen möchte. Es kann die eigene Überheblichkeit sein, die ihn daran hindert, oder die Zeit mag für ihn einfach noch nicht reif sein. Da jede Selbsterfahrung ein Mindestmaß an Offenheit verlangt, sollte er seine eigenen Absichten überprüfen und sich gegebenenfalls eingestehen, dass er noch gar nicht bereit ist, seiner Innenwelt zu begegnen. Sobald er aber eine klare Entscheidung trifft, kann er sich bewusst öffnen oder seinen Widerstand in die Tat umsetzen und seiner Wege gehen. Meist genügt das Erkennen des eigenen Trotzes, um ihn zu überwinden.

Der Therapeut würde diese Haltung der überkreuzten Beine gleich zu Beginn der Sitzung korrigieren, da das bereits einen inneren Umschwung einleiten kann. Wenn der Patient sie dann wieder einnimmt, wird die oben beschriebene Problematik immer deutlicher.

Die Vogel-Strauß-Taktik

Es gibt Menschen, die ihren Körper von Kopf beziehungsweise Hals bis Fuß unter der Wolldecke verstecken, um zu vermeiden, dass unangenehme Wahrheiten aus dem Körper emporsteigen. Bedeckt jemand die geschlossenen Augen zusätzlich mit einem Tuch, so verstärkt er seine Tarnung. Natürlich würde er aber nicht zu dieser Tarnkappe stehen, sondern mit irgendwelchen Lichteffekten argumentieren. Aus seiner Sicht dient diese Haltung im Gegenteil intensiveren Erfahrungsmöglichkeiten. Er kann mit dem Vogel Strauß verglichen werden, der laut Anekdote seinen Kopf in den Sand steckt und glaubt, allen Gefahren entgehen zu können, indem er deren Wahrnehmung verweigert. Kinder halten sich zum gleichen Zweck häufig die Augen zu. Wenn ein Erwachsener versucht, sich auf diese Art zu verstecken, ist das Ausdruck einer Regression. Die letzte Konsequenz der Regression ist die Rückkehr in den Mutterleib. Denn nur in dieser Phase des Lebens sind wir total beschützt und vollkommen abgeschnitten von den Gefahren der Außenwelt. Im Mutterleib werden wir ernährt und müssen keine Verantwortung tragen. Mit der Geburt endet aber diese Lebensphase. Dann können wir die direkte Beziehung mit unserer Umwelt nicht vermeiden. Ein Mensch in der Regression möchte aber jeden unangenehmen Kontakt vermeiden. Doch dadurch verliert er auch den Kontakt zum eigenen Leben. Die schützenden Hüllen, hinter denen er sich versteckt, werden ihm zum Gefängnis, und es ergeht ihm wie einem Ritter in seiner Rüstung. Wo nichts hinein kann, kann auch nichts heraus.

Was wir für den Bereich der Triebwelt besprochen haben, gilt ähnlich auch für die ganze Persönlichkeit. Die grundlegende Aufgabe besteht darin, das eigene Wesen für andere sichtbar werden zu lassen, sich zu zeigen und zu lernen, dabei entstehende Gefühle der Nacktheit auszuhalten. Der von der Wolldecke erhoffte Schutz wird überflüssig, wenn man gelernt hat, sich selbst zu schützen. Den eigenen Wesenszügen Freiraum und Respekt zukommen zu lassen, wird zur zentralen Aufgabe.

Oberkörper – der männliche Bereich

Während der Unterkörper unsere Verwurzelung, die Triebwelt, das Urvertrauen und andere Elemente unserer körperlichen wie seelischen Basis symbolisiert, zeigt der Oberkörper unseren Umgang mit der konkreten Welt. Insofern repräsentiert der Unterleib mehr die unbewussten Bereiche unseres Wesens, während der Oberkörper unser Wachbewusstsein vertritt. Die Arme und Hände behandeln die Welt, während der Kopf die jeweiligen Impulse gibt. Dem Rumpf entspringen Kopf und Arme, er stellt daher ihre Verbindung mit der Körpermitte dar.

Der Rumpf ist relativ wenig beweglich, dafür ist aber sein Erscheinungsbild aufschlussreich. Das Größenverhältnis von Rumpf, Kopf und Armen zueinander sagt einiges aus, wie auch ihr Verhältnis zum Unterleib. Am Oberkörper können wir sehen, wie lebendig ein Mensch ist. Diese Körperhälfte kann weich und beweglich oder rigide und hart wirken. Wilhelm Reich ortete in dieser Region den Körper- beziehungsweise Charakterpanzer, der, wenn er starr ist, die Lebensenergien blockieren kann. Hier drückt sich auch die Durchsetzungskraft eines Menschen aus. Ein Bodybuilder legt beispielsweise besonderen Wert auf das Wachstum der Brustmuskulatur. Der mächtigen Brust des Kraftsportlers steht die Hühner- und auch die Trichterbrust, als Sinnbild der Schwächlichkeit, gegenüber. Da sich innere und äußere Welt entsprechen, sich aber auch gegenseitig kompensieren können, ist es möglich, dass der Bodybuilder ein seelischer Schwächling ist und in der Hühnerbrust eine zähe und in sich gefestigte Persönlichkeit wohnt. Grundsätzlich können wir aber davon ausgehen, dass bei einem Menschen mit voluminösem Brustkorb Themen wie Stärke und Durchsetzungsvermögen eine bedeutende Rolle spielen, während es beim zarten Oberkörper um Schwäche oder Schwachwerden geht. In beiden Fällen stellt sich die Frage, in welchen Lebensbereichen Schwäche oder Stärke gelebt werden müssen, damit der Körper diese Themen nicht länger auf materieller Ebene ver*körpern* muss.

Die Schultern sind die Verbindung vom Rumpf zu den Armen. Wenn sie hochgezogen werden und sich der Kopf zwischen ihnen versteckt, erkennt man die Angst des Betreffenden. Sind die Schultern zurückgenommen, schwillt die Brust und verstärkt ein eindrucksvolles Erscheinungsbild, sind sie dagegen vorgeschoben, versteckt sich wiederum ein ängstliches Herz zwischen ihnen oder ein Mädchen oder eine Frau will ihre Brüste den Blicken und Zugriffen entziehen.

Mit den Armen können wir die konkreten Dinge unseres Lebens heranholen und festhalten. Indem wir die Arme in den Ellbogen beugen, sind wir zum Beispiel in der Lage, Nahrung zum Mund zu führen und uns die reale Welt einzuverleiben. Mit ihnen können wir andere Menschen umarmen, um Nähe herzustellen, oder wir können sie missbrauchen, indem wir andere an uns pressen, sie sozusagen »erpressen«. Drücken wir die Ellenbogengelenke durch, so sind die Arme gerade und können uns Dinge vom Leib halten. Wir können uns mit ihrer Hilfe ebenso abgrenzen und distanzieren, aber auch Verbindungen und Nähe herstellen.

Die Arme zeigen an, wie wir unser Leben bewältigen wollen, die Hände dienen der Feinabstimmung dieser Vorgänge. Mit ihrer Hilfe »behandeln« wir unsere Umwelt. Sie ermöglichen uns, zu entscheiden, wie fest wir andere anpacken oder wie weit wir uns ihnen öffnen und sie annehmen. Wir brauchen sie, um unser Leben »in den Griff« zu bekommen und Halt zu finden, andererseits um loszulassen, was wir nicht mehr brauchen. Die Haltung der Arme und insbesondere der Hände gestattet uns daher Rückschlüsse auf unseren Umgang mit diesen Lebensthemen.

Die geballte Faust

Die offene Hand ist ein Symbol der Friedfertigkeit und Ehrlichkeit. Wir ballen die Faust vor Wut und um zuzuschlagen oder dies jedenfalls anzudrohen. In unserer Kultur gilt beides jedoch als grob und ungut. Beim verbundenen Atmen zeigt die Faust gehemmte Aggression an. Wir ballen zwar die Faust, doch dabei bleibt es. Was auf körperlicher Ebene einleuchtend erscheint, besitzt auch auf psychischer Ebene große Bedeutung. Wer die Faust unbewusst ballt, verrät damit, dass ihn einiges an seiner Umgebung stört, er jedoch nicht bereit ist, diese Gefühle auch verbal auszudrücken. Er versteckt seine Wut in der geschlossenen Hand, und es kostet ihn Kraft, sich zurückzuhalten. Die Faust kann auch eine Tendenz zur Selbstzerstörung (Autoaggression) anzeigen. Den aus sich herausströmenden Empfindungen begegnet dieser Mensch mit geballter Faust und zwingt sie, im eigenen Organismus zu bleiben. Im übertragenen Sinn wäre es für diesen Klienten wichtig, die Faust zu ballen und auch zuzuschlagen. Dies könnte beispielsweise geschehen, indem er lernt, verbal zuzuschlagen und sich durchzusetzen.

Die versteckten Hände

Menschen, die ihre Hände unter das Gesäß schieben, wollen, dass diese versorgt sind und keinen Schaden anrichten können. Es kann einem dann auch niemand mehr auf die Finger hauen, um Ungezogenheiten zu bestrafen. Diese Haltung zeigt, dass sich der Betreffende scheut, aktiv zu handeln. Er versteckt seine Werkzeuge unter der schwersten Region des Körpers, dem Becken. Was wir uns im Geist vorstellen, erschaffen wir mit unseren Händen. Verbergen wir sie, so kann sich unsere Schöpferkraft nicht entfalten. Meist kennen wir diese Haltung bei sitzender Position, die Bedeutung ist die gleiche wie im Liegen. Doch welchen Sinn soll es haben, die eigene Schaffenskraft zu verstecken? In der Regel verbirgt sich dahinter die Hoffnung, dass man, wenn man nichts anfasst, auch nichts falsch- oder kaputtmachen kann. Dieser Versuch der Schadens- und Leidvermeidung wird zur Selbstbehinderung. Betroffene richten zwar keinen Schaden an, aber gleichzeitig sind sie auch nicht in der Lage, das eigene Leben in den Griff zu bekommen oder Attacken anderer Menschen abzuwehren. Die sich ergebende Lernaufgabe bei dieser Haltung heißt, die eigenen Visionen Realität werden zu lassen und zu akzeptieren, dass auch einmal etwas zu Bruch gehen kann.

Der versteckte Daumen

Grundsätzlich liegt hinter jedem Versuch, etwas zu verstecken, eine ähnliche Symbolik. Der jeweils versteckte Körperteil zeigt dabei Bereiche, die im Leben Mühe bereiten. Während mit dem Verstecken der gesamten Hände eine radikale Vermeidung aller Weltbewältigung sichtbar wird, zeigt das Verstecken der Daumen eine subtilere Ebene dieses Vorgangs. Die Daumen unterscheiden die menschliche Hand von der des Affen. Da wir in der Lage sind, mit dem Daumen die Fingerspitzen zu berühren, entwickelte sich unsere überlegene Feinmotorik. Ohne Daumen können wir nur klammern, nicht aber gezielt zupacken beziehungsweise loslassen. Durch den Einsatz des Daumens entsteht eine Unzahl feinster »Be-Handlungs-Möglichkeiten«. Verstecken wir ihn, kann dies bedeuten, dass wir Angst haben, bis ins Detail unseres Lebens zu gehen. Die Betroffenen ängstigen sich und versuchen, auf die Ebene eines Primaten zu regredieren. Dort fühlen sie sich sicher, sind hier doch auch keine allzu hohen Anforderungen zu erwarten.

Verschiedene Kulturen bringen die Körperenden (Akren) mit der männlichen Sexualität in Verbindung. Man könne über die Größe von Nase, Daumen oder großer Fußzehe Rückschlüsse auf die des Penis ziehen. Nach Freud haben Daumen sowie große Fußzehen deshalb eine phallische Bedeutung.

Immer wenn wir einen starken physischen Druck ausüben wollen, verwenden wir den Daumen, da er von allen Fingern am kräftigsten gebaut ist. Mit ihm üben wir männlichen Druck auf feinen Lebensebenen aus. Halten wir den Daumen auf etwas, so schaffen wir Stabilität und fixieren eine Situation, um sie gezielt behandeln zu können. Wo ich den Daumen draufhabe, übe ich auch Macht und ein gewisses Vorrecht aus. Wer ihn häufig versteckt, sollte lernen, verbindlicher zu werden, damit er die Feinheiten menschlichen Kontakts, aber auch anderer Lebensbereiche vertiefen oder festigen kann.

Verschränkte Arme und gefaltete Hände

Werden die Hände auf dem Bauch verschränkt, teilt dies vordergründig ein wohlwollendes Abwarten mit. Diese Haltung beschützt die eigene Mitte. Der Bauch ist nicht wie der Brustkorb durch die Rippen geschützt, und die weichen, verletzlichen Organe liegen ungeschützt im weichen Gewebe. Die über dem Bauch gefalteten Hände sind der Versuch, diesem Bereich

Schutz und Sicherheit zu geben. Der Bauch ist der empfindlichste und verletzlichste Bereich des menschlichen Körpers. Kleine Kinder projizieren alles Unwohlsein in die Bauchgegend. Auch bei archaischen Völkern ist Bauchschmerz bekannt, während andere, bei uns häufig auftretende Symptome wie Kopfschmerzen kaum vorkommen.

Diese Geste ist bei kräftigen bis korpulenten Männern besonders häufig zu beobachten. »Mann« versucht so die weichen und daher weiblichen Anteile seines Wesens zu schützen. Er möchte seine Verletzlichkeit nicht preisgeben, doch die aufgelegten Hände und ein eventueller Muskel- oder Fettpanzer lassen erkennen, wie schutzbedürftig er im Grunde ist. Ohne den Schutz der eigenen Hände würde sich die weibliche Seite nackt und preisgegeben fühlen. Genau hier liegt die Herausforderung für diesen Menschen, er muss verletzlich und beeindruckbar in Gefühlsbelangen werden. Wenn er erkennt, wie weich und sensibel seine Gefühlswelt ist, kann er auf seinem inneren Entwicklungsweg vorankommen. Andererseits kann diese Haltung auch ein Nichteinlassen symbolisieren, besonders wenn die Daumen umeinander kreisende Bewegungen vollführen. Das bedeutet so viel wie abwarten und Tee trinken und sich auf keinen Fall auf etwas einlassen.

Hände hinter dem Kopf

Diese Haltung ergänzt das Überkreuzen der Beine, daher tauchen diese beiden Haltungen oft in Kombination auf. Wer diese Haltung einnimmt, fixiert die Position des eigenen Kopfes. Es genügt ihm nicht, dass der Hals seinem Kopf Halt gibt. Er unterstützt seine gedanklichen Überzeugungen mit den eigenen Händen.

Im übertragenen Sinne kann es bedeuten, dass dieser Mensch versucht, seiner eigenen Vernunft den nötigen Halt zu geben. Mitunter zweifelt er an der eigenen Ratio oder möchte dieser mehr Nachdruck verleihen. In Verbindung mit den überkreuzten Beinen sagt diese Geste aus, dass der Mensch Erholung sucht, um seine Gedanken neu ordnen zu können. Hinter dem Kopf verschränkte Arme täuschen Überlegenheit vor, man hat »die Hauptsache im Griff«. In jedem Fall ist es für ihn wichtig, die eigenen Überzeugungen wahrzunehmen und sie in der realen Welt mit Nachdruck zu äußern. Wenn er sich seiner Einstellung sicher ist, braucht er diese nicht länger mit Händen zu unterstützen. Insofern liegt hier auch eine gewisse Unsicherheit unter der Oberfläche. Wenn Ehemänner diese Haltung während einer partnerschaftlichen Auseinandersetzung einnehmen, kann man deren Einstellung gut durchschauen. Einerseits bringt die demonstrierte Selbstsicherheit und Überlegenheit die Partnerin auf die Palme, andererseits lässt sich aus dieser Haltung heraus auch nichts bewegen, die *Haupt*sache ist ja fixiert.

Ständiges Offenhalten der Augen

Eine Atemsitzung hat neben der therapeutischen Komponente immer auch meditativen Charakter. Das Wort »Meditation« bedeutet »zur Mitte gegangen werden«, es handelt sich also um einen passiven Vorgang. Wir können uns dieser Erfahrung nur hingeben, wenn wir die eigene Kontrolle abgeben und uns fallen lassen. Wenn sich jemand dauernd vergewissern muss, was in seiner Umgebung vor sich geht, zeigt das seine ständige Alarmbereitschaft. Er rechnet mit Attacken oder sonstigen unguten Ereignissen in seiner unmittelbaren Umgebung. Hinter dieser Wachsamkeit stecken zumeist tiefe Angst und ein erheblicher Mangel an Selbst- und folglich auch Ur-Vertrauen. Solange wir die äußere Umgebung kontrollieren, können wir jene inneren Bereiche, die unseren seelischen Reichtum ausmachen, nicht betreten. Durch fortwährendes Beobachten und Kontrollieren der Umwelt entmystifizieren wir die inneren Bereiche, wodurch wir Träume und Phantasien verdrängen und so das Seelenleben verödet. Diesem Typ fällt es schwer, sich einer Situation oder auch einem anderen Menschen anzuvertrauen. Seine Lernaufgabe besteht darin, die eigenen Ansichten und Überzeugungen und vor allem Kontrollabsichten loszulassen, damit neue Anregungen und Erfahrungen ins Leben einfließen können. Doch Loslassen ist kein aktiver Vorgang, sondern ein passives Geschehenlassen. Wer innerhalb einer Gruppe von Gleichgesinnten damit beschäftigt ist, sämtliche Regungen seiner Umgebung wahrzunehmen, kontrolliert im falschen Augenblick. Mit ziemlicher Sicherheit wird es in seinem Leben Bereiche geben, in denen bewusste Kontrolle notwendig wäre. Solange er seine Kontrollfähigkeit nicht nur dort, wo sie hingehört, zum Einsatz bringt, werden innere Erfahrungen immer wieder vereitelt.

Er müsste lernen, Struktur und Selbstkontrolle in jenen Lebensbereichen einzusetzen, wo er ihrer bedarf. Nimmt er das Steuer seines Lebensschiffs auf diese Weise in die eigene Hand, entwickelt er Vertrauen und gleichzeitig Mut und Gelassenheit. Dann ist er auch in der Lage, sich jenen Situationen des Lebens anzuvertrauen, in denen Hingabe *notwendig* ist, um die eigene Innenwelt zu erfahren.

Verstandesakrobatik

Das Ego ist nie begeistert vom Weg der Selbsterkenntnis, denn was vordergründig als interessante Wissenserweiterung erscheinen mag, entpuppt sich schon bald als sein Todesurteil. Selbstwerdung bedeutet letztlich Ichaufgabe und davor graut jedem kopflastigen Wesen. Das Zurückschrauben oder Transzendieren der Egobedürfnisse ist Voraussetzung für den inneren Weg, aber überall versuchen wir, dieser Notwendigkeit auszuweichen. Eine Form des Ausweichens durch Festhalten haben wir im ständigen Offenhalten der Augen kennen gelernt. Bei einer Überbetonung der bewussten Kontrolle können emotionale Bedürfnisse im Bewusstsein nicht mehr wahrgenommen werden, wodurch viele Krankheitssymptome entstehen. Während der Atemsitzung gibt es ebenfalls viele Fluchtmethoden. Sie alle beruhen darauf, dass der Verstand regelrecht nach Ablenkung sucht, damit er dann sagen kann: »Ich habe es versucht, aber leider war es aufgrund der Umstände unmöglich, in die Innenwelt zu versinken.« Man könnte auch sagen, wir fokussieren unsere Aufmerksamkeit auf alle verfügbaren Wahrnehmungen und werten diese dann als Ablenkungen. Die Musik gefällt uns vielleicht nicht, das Schnaufen des Nachbarn stört, die Nähe des Therapeuten irritiert und so weiter und so fort. Es hat keinen Zweck, alle Störfaktoren auszuschalten, wenn unser Kopf nicht mitmachen will. Denn er wird immer etwas finden, um das eigene Verhalten zu rechtfertigen. In der Einzeltherapie wird dieser Vorgang noch deutlicher als in der Gruppe. Es gibt Klienten, die eine enorme Kreativität im Entwickeln beziehungsweise Ausmachen so genannter Störfaktoren besitzen. Sie werden abgelenkt von der Art der Beleuchtung, von einem Geräusch des CD-Players, vom unerträglichen Knarren, das der Stuhl des Therapeuten verursacht. Der Atemtherapeut kann dieses Abgelenktsein schon im Vorfeld der Proteste an den sich ständig nervös bewegenden Augäpfeln unter den geschlossenen Lidern wahrnehmen. Die Lernaufgabe besteht in solchen Fällen darin, sich der eigenen, bewussten oder unbewussten Widerstände bewusst zu werden. Erst wenn wir erkennen, dass nicht die vermeintlichen Wahrnehmungen irritieren, sondern die fehlende Konzentration das eigentliche Problem ist, sind wir in der Lage, die Verweigerung des Verstandes zu erkennen und abzustellen.

Im Grunde ist es nur ein kleiner Schritt von der Verweigerung zur Hingabe an die eigene Lebensenergie des Atemstroms. Die gleichen Wahrnehmungen, die uns die eigene Umgebung als störend empfinden lassen, könnten uns ebenso gut in die Innenwelt hineinführen. Die meisten traditionellen Meditationsmethoden nutzen monotone Vorgänge, um den Intellekt zu ermüden und schließlich einzuschläfern. Ist dies geschehen, begegnen wir den zeit- und raumlosen Qualitäten des Unbewussten. Im Zazen ruht die Aufmerksamkeit auf dem ständig sich wiederholenden Ein- und Ausatem und bei der Teezeremonie auf den immer wiederkehrenden, einfachen Bewegungen beim Zubereiten und Trinken des Tees. Doch auch westlichen Traditionen sind derartige Erfahrungen bekannt. Viele von uns haben Glücksgefühle, wenn es uns gelingt, einfache und alltägliche Handgriffe bewusst auszuführen. So kommt es zu meditativen Erfahrungen beispielsweise während des

Bügelns oder beim Geschirrspülen. Innere Entwicklung findet nur statt, wenn wir uns dem Augenblick anvertrauen. Damit dies geschehen kann, müssen wir die Wurzeln des Misstrauens und der Ängstlichkeit aufdecken. Für ein Mitglied einer modernen Industriegesellschaft gibt es wenig konkrete Lebensgefahren, die angstvolle Kontrolle rechtfertigen würden, vor allen Dingen nicht in Therapieräumen. Es gibt keine wilden Tiere und nur wenige unmittelbare Naturkatastrophen. Viele unserer seelischen Nöte liegen eher in den Extremen von Spannungslosigkeit des heutigen Lebensstils auf der einen Seite und Überspannung auf der anderen Seite. Da Lebendigkeit durch ständige Veränderung entsteht, besteht bei den Kontroll- und Ablenkungstypen meist die unbewusste Angst vor dem Leben an sich. Wer es wagt, wirklich zu leben, riskiert dabei einiges. Für den kopflastigen Menschen wird es mit der Zeit notwendig, sich auf die Unberechenbarkeit seiner Existenz einzulassen, sonst erstickt seine Seele im Würgegriff des Verstandes.

Atemmuster

Jeder Mensch besitzt seine Eigenarten und auch sein ganz persönliches Atemmuster. Dieses ist normalerweise schwer zu erkennen, denn in der Regel atmen wir so flach, dass wir besondere Merkmale des eigenen Atems nicht wahrnehmen. Vertiefen wir jedoch den Atem, so halten wir bildlich gesprochen eine Lupe über diese Muster und sind in der Lage, sie zu durchschauen. Jedes Atemmuster ist so einzigartig wie ein Fingerabdruck. Doch so wie sich die Menschen in Phlegmatiker, Choleriker, Hysteriker und Melancholiker einteilen lassen, können wir Gruppen bei verschiedenen Atemmustern erkennen.

Die Kopflosen

Dieser Typ findet sich meistens bei Männern. Doch auch Frauen, die eine sehr männliche Art der Lebensbewältigung gewählt haben, entsprechen ihm manchmal. In unserer patriarchalischen Gesellschaft sind wir gewohnt, alle unser Leben betreffenden Fragen mit dem rationalen Verstand anzugehen. Wir versuchen in allen Situationen, den Kopf oben (in der Führungsrolle) zu behalten, aber es gibt immer mehr Menschen, die unter ihrer eigenen Kopflastigkeit leiden. Sie leben so sehr in Kopf und Intellekt, dass der Rest ihres Körpers sowie alle durch ihn vertretenen Lebensbereiche wie abgeschnitten erscheinen. Der Zugang zu den Gefühlen geht verloren. Diese Menschen sind immer darauf bedacht, die richtige Entscheidung zu treffen und möchten die eigenen Schwächen um jeden Preis vor anderen verbergen. Diese so genannten kühlen Köpfe haben auf dem Weg der Selbstverwirklichung einiges zu verlieren, nämlich ihre *Haupt*sache. Beim verbundenen Atmen gelangt die Lebenskraft in alle Bereiche unseres Körpers, die wir ihr zu öffnen bereit sind. Es ist nicht weiter verwunderlich, dass die Energie bei den Kopflosen nicht in alle Bereiche gelangt, denn die Urkraft des Atems könnte den kühlen Kopf in Aufruhr versetzen. Im Extremfall fühlt sich dieser Klient beim tieferen Atmen, als wäre ihm der Hals zugeschnürt. Hier begegnet er Widerstand und Enge, die zu durchbrechen er sich oft unbewusst weigert. Die Verbindung zwischen Kopf und Körper scheint unterbrochen. Triebwelt und Intellekt existieren separat, und Kommunikation zwischen beiden findet kaum statt. Die Sexualität ist so natürlich auch vom Rest der Empfindungswelt abgeschnitten. Um das entstandene Defizit zu kompensieren, neigen die Betroffenen manchmal zur äußeren Überbetonung der Sexualität. Sie sind dann jedoch meist nicht in der Lage, eine gefühlsbetonte, partnerschaftliche Bindung einzugehen. Häufig sind es Menschen, die mit ihren Sexualpartnern nicht zusammenleben können, während jene, mit denen sie leben könnten, ihnen sexuell uninteressant erscheinen. Rational wissen sie sehr genau, wie sie sich in ihren Problembereichen verhalten müssten. Werden diese Situationen aber real, sind sie handlungsunfähig. Sie denken dann ausgiebig darüber nach, warum es unmöglich war, das zu tun oder zu sagen, was man hätte tun oder sagen wollen. Sie neigen generell mehr dazu, über das Leben nachzudenken, als es zu leben.

Gleichgültig welche konkreten Probleme der kopflose Typ hat, sie werden symbolisiert durch ein Gefühl der Enge im Hals, das auch die Angst mit anklingen lässt, die ihm die Kehle zuschnürt. Indem er diese Blockade spürt, bearbeitet er sie, und je öfter er den Atem gegen diese Grenze anbranden lässt, desto mehr Energie wird dorthin gelangen. Mit Bewusstheit kann er diesen Problembereich wie mit einer Taschenlampe ausleuchten und jene versteckten Möglichkeiten suchen, die ihn durch das Hindernis hindurchführen können. Hat er einen Weg gefunden, den Atem allmählich in den Kopf strömen zu lassen, kann er diese Lösungsmöglichkeit meist auch auf andere Lebensbereiche übertragen. Die jeweilige Bewältigungsart ist individuell sehr unterschiedlich. Beim einen geht es um den einmaligen Durchbruch, während ein anderer die verhärteten Grenzen nach und nach aufweichen muss. Jeder muss seine eigene Lösung entdecken.

Während einer meditativen Gruppenerfahrung ängstigt es diese Klienten, nicht zu wissen, was im Augenblick um sie herum geschieht. Diese Wachheit ist prinzipiell eine sehr wichtige Eigenschaft, beispielsweise im Straßenverkehr. Möchten wir jedoch unsere Innenwelt erfahren, wird das kaum gelingen, solange wir die Außenwelt nicht für einige Zeit loslassen. Sind wir nicht bereit, das Äußere kurzzeitig auszublenden, wird uns auch der Eintritt in andere Bewusstseinsebenen unmöglich. Wer sich selbst in jedem Augenblick kontrolliert, ist in ständiger Bereitschaft, sich selbst sowie sein rationales Lebenskonstrukt gegen andere zu verteidigen. Übermäßige Kontrolle – gleichgültig ob durch den eigenen Verstand oder einen autoritären Vorgesetzten – führt zu Ideenlosigkeit und Verhärtung. Wird der Kopf zur alleinigen Schaltzentrale, lebt man in einer Art inneren Monarchie. Wenn diese es nicht erlaubt, bestehende Dogmen infrage zu stellen, sind Wandlung und Persönlichkeitsentfaltung unmöglich. Um diesem Schicksal zu entrinnen, sollten wir Verbindung zwischen den Gefühlen des Herzens, des Bauches und dem Kopf herstellen. Nur indem wir Konfrontation und Kommunikation zwischen diesen Ebenen zulassen, können wir zu ganzheitlichen Lösungen gelangen. Der verbundene Atem ist hier sicher die einfachste Methode, um eine Ganzheit zu erlangen. Wenn wir diese nicht anstreben, werden wir irgendwann aufgrund unserer einseitigen Ausrichtung dem Ansturm der Energie nicht standhalten und zusammenbrechen. Natürlich ist es oft unmöglich, alle Ebenen auf einmal zufrieden zu stellen. Doch ein tolerierbarer Kompromiss zwischen Kopf, Herz und Bauch ist sinnvoller als die despotische Alleinherrschaft des Intellekts. Die Ironie des Schicksals will es, dass gerade die auf Effizienz und Vernunft bedachten Menschen die größten Stilblüten der Unvernunft heraufbeschwören. Deshalb ist es nicht verwunderlich, dass wir im Zeitalter der rationalen Vernunft unsere Lebensgrundlagen beinahe vollständig zerstört haben.

Die zarte Elfe

Dieses zarte, zerbrechliche und feingliedrige Wesen mit schmaler Nase und blasser Haut wirkt oft so sensibel und verletzlich, dass man den Eindruck hat, schon die kleinste Veränderung seines kaum wahrnehmbaren Atems könnte das zarte Lebensgebäude einreißen. Man möchte sich der Elfe am liebsten behutsam annehmen, um sie vor Überforderung zu schützen. Atmet sie so tief und kraftvoll wie sie vermag, ist von außen eine kaum wahrnehmbare Bewegung des Brustkorbs feststellbar.

Diese Menschen haben ständig das Gefühl, am Rande ihrer Belastbarkeit zu sein. Jede neue Herausforderung könnte den endgültigen Zusammenbruch bedeuten. Sie beschreiben sich selbst als sensibel und spüren eine tiefe Angst vor allem Neuen. Vor allen Dingen haben sie Angst vor den Auswirkungen, wenn sie mutiger und kraftvoller leben würden. Finden sie über den Atem einen Weg, ein kleines Stück über die eigenen Grenzen hinauszugehen, fühlen sie sich, als wären sie unendlich weit vorgestoßen. Dieser Typ leidet unter der angeblichen Rohheit anderer, und die vermeintliche Kälte der äußeren Welt erschreckt sie. Häufig bemitleiden sie sich selbst wegen ihrer Hilflosigkeit. Sich gegen andere durchzusetzen, erscheint ihnen unmöglich, und oft haben sie nicht die Kraft, sich vom Leben das zu nehmen, wonach ihnen gelüstet. Ihre Willenskraft liegt im Schattenbereich der eigenen Persönlichkeit und führt dort ein eigenständiges, von der bewussten Wahrnehmung abgetrenntes Dasein. Häufig übt die zarte Elfe unbewusst Macht aus, die für sie selbst und ihre Umgebung Leid und Schmerz hervorrufen kann. Sie neigt zu Symptomen, die stark theatralische Anteile haben. Beispielsweise würde ein starker Migräneanfall die Umgebung zu deutlicher Rücksichtnahme veranlassen. Nur als Kranke erfährt sie endlich jene Rücksichtnahme, die sie bewusst nicht einzufordern wagt.

Man sollte daraus aber nicht schließen, dass diese Menschen mutwillig Theater spielen oder selbst Schuld an ihrer Erkrankung sind. Schuld beschreibt ein Defizit, etwas, das wir zu integrieren versäumt haben. Wer schuldig wird, schuldet dem Leben (vor allem seinem eigenen) etwas.

Dieses Wesen muss sich hochsensibel und verletzlich darstellen, denn das ist die einzige Chance, von anderen Menschen unbehelligt zu bleiben. Wer so schwach wirkt, wird nicht angegriffen, sondern löst in seiner Umgebung einen Schonungsreflex aus. Die Lebenseinstellung lautet: »Ich tu dir nichts, also tu auch du mir nichts.«

Die zarte Elfe schuldet sich selbst Respekt und Anerkennung. Auf Herausforderungen sollte sie sich einlassen, doch dabei prüfen, ob dies aus freien Stücken geschieht oder nur weil andere es von ihr erwarten. Gelingt es ihr, eigenverantwortlich zu leben, entdeckt sie ihre wahren Bedürfnisse. Ihre Einzigartigkeit kann sich entfalten, sobald sie ihr eigenes Leben kraftvoll bejaht und nein sagen lernt, zu allem ihr Wesensfremden. Ihr Schatten ist manipulativ und machtgierig, doch sobald er integriert ist, wandelt er sich in Konfliktbereitschaft und Durchhaltevermögen.

Der Atem kann symbolisch den Weg der Befreiung aus diesen alten Verhaltensmustern zeigen. Durch ihn ist es möglich, die eigenen Kräfte zu erleben und umzusetzen. Stellt sich die Elfe den Herausforderungen, die das Leben bereithält, wandelt sich Zerbrechlichkeit in Ausdauer und Zähigkeit. Dann kann sie sich ihre Freiräume eratmen und erkämpfen, anstatt sie zu »erschwindeln« oder zu erpressen.

Das Riesenbaby

Es findet sich gleichmäßig verteilt auf beide Geschlechter. Häufig besitzen diese großen »Babys« einen massigen, kräftigen bis fettleibigen Körper. Auf den ersten Blick wirken sie stark und selbstbewusst, doch häufig plagen sie sich mit ähnlichen Problemen wie die Elfe. Das Riesenbaby entzieht sich ebenfalls gern jeder Konfrontation, jedoch nicht wie die Elfe mittels Zerbrechlichkeit, sondern durch Abschreckung. Sie haben eine undurchlässige Mauer um sich errichtet, so dass Unangenehmes sie kaum erreichen kann. Doch diese Mauer ist in beide Richtungen undurchlässig, und somit führt das zum Schutz errichtete Gemäuer zu einer Art Gefangenschaft. Die Mauer kann beispielsweise aus Muskeln, Fett oder einem Vollbart bestehen. Es sieht aus, als würden diese Menschen den eingenommenen äußeren Raum auch innerlich ausfüllen. Fordert man sie aber zu tieferem Atmen auf, wird die bestehende Diskrepanz deutlich.

Man hat den Eindruck, ein kleines Mädchen agiert im Körper eines Elefanten. Die Herausforderung besteht für diese Menschen nicht darin, über die eigenen Grenzen hinauszupreschen, sondern den bereits vorhandenen Raum erst einmal auszufüllen. Sie leben unter ihren Verhältnissen, unterfordern sich beruflich, verharren in Beziehungen, die ihrem Niveau nicht entsprechen und stellen ständig das eigene Licht unter den Scheffel. Aus Angst, Verantwortung für ihre eigene Kraft zu übernehmen, mündet ihr Leben in Frustration und Langeweile, denn die Herausforderungen, die sie sich selbst zumuten, wirken lächerlich gegenüber ihren wahren Möglichkeiten. Dahinter steckt auch hier die Angst, sich schuldig zu machen, denn nutzten sie ihr ganzes Potenzial, würden sie andere Menschen verdrängen und verletzen. Sie möchten keine Fehler begehen, daher lehnen sie viele Aufgaben ab, obwohl sie den Anforderungen sehr wohl gewachsen wären. Innerlich begleitet sie ein hoher Perfektionismus. Fehler zu begehen und diese sich oder anderen eingestehen zu müssen, ist ihnen ein Gräuel.

Verantwortung für sich selbst zu übernehmen, ist die wichtigste Lernaufgabe. Sie träumen von den eigenen Möglichkeiten, statt diese Realität werden zu lassen. Da es ihnen zu anstrengend scheint, ihre Bedürfnisse selbst zu entdecken, leben sie länger als üblich im Elternhaus.

Der Atem kann für sie zum Vorreiter auf der anstehenden Entdeckungsreise in die Welt der eigenen Möglichkeiten werden. Indem dieser Typ beginnt, über den Atem seine eigenen Innenräume auszufüllen, öffnen sich seine erstaunlichen Potenziale. Dass er Kraft hat, dies zu tun, ist schon aufgrund seiner Statur ersichtlich. Wenn für die eindrucksvolle körperliche

Erscheinung eher Fettgewebe verantwortlich ist, gilt es dieses allmählich umzuwandeln, wobei der Atem auf seine eigene Art helfen wird. Wer zu seiner Kraft findet, wird auch körperlich Kraft entdecken.

Der Aufgeblähte

Äußerlich ähnelt er dem Riesenbaby. Doch sein mächtiges Erscheinungsbild ist weniger Selbstschutz als Selbstüberschätzung, und eigene Fähigkeiten werden weit überstrapaziert. Auf der Suche nach Anerkennung ist er bereit, alles zu tun, was Wertschätzung und Bewunderung anderer Menschen einbringt. Auch er fühlt sich unfähig, tief zu atmen. Er kann tatsächlich nicht viel tiefer einatmen, als er es tut. Das liegt vor allem daran, dass er vor lauter Wollen das Ausatmen vergisst. Im wahrsten Sinne des Wortes »überbläht«, kann er, trotz krampfhafter Versuche einzuatmen, unter Luftmangel leiden. Das Abschwellen der Brust, das mit dem Ausatmen einherginge, empfände er als Niederlage. Was einmal in Besitz genommen ist, lässt er nicht wieder los, und so kommt es, dass sich eine ganze Menge »heiße Luft« in ihm ansammelt. Aus Geltungssucht möchte er sich alles einverleiben, doch dies gelingt nicht, da kein Platz für Neues ist.

In abgeschwächter Form begegnet uns in ihm das Atemmuster des Asthmatikers wieder, und tatsächlich haben diese Menschen häufig asthmatische Beschwerden. Im Extremfall kommt es beim Asthmatiker zur Ausbildung eines so genannten Fassthorax. Dies ist ein mächtig wirkender Brustkorb, dem aber jede Beweglichkeit und Elastizität fehlt. Der Fassthorax kann nicht halten, was sein Äußeres verspricht. Die Lungenbläschen, die bei Gesunden so ineinander verschachtelt sind, dass ihre Oberfläche sich vervielfacht, sind bei ihm vielfach geplatzt. Durch die ständige Überblähung reißen sie auf, und aus dem filigranen Alveolensystem wird eine Art Luftballon. Diese neu entstandenen Gebilde sind zwar größer, ihre Kontaktfläche zum Blut und somit ihre Effizienz aber geringer. Es herrscht mehr Schein als Sein, und dies nicht nur auf Lungenebene. Damit Energie fließen kann, muss man auch loslassen, auf der körperlichen Ebene den überblähten Brustkorb und im übertragenen Sinn die überzogenen Ansprüche ans Leben. Geben und Nehmen bilden eine Polarität, und sobald ein Pol reduziert wird, verkleinert sich auch der andere. Der Überblähte hat lange Zeit genommen, es wird Zeit für ihn, Loslassen und Hingabe zu entdecken. Beginnen kann er diesen Umkehrprozess in idealer Weise beim verbundenen Atmen, dort zeigt sich am deutlichsten, wie schwer das Loslassen fällt. Auf direktem Wege kann ihm das Einatmen frischer Energie nicht gelingen. Er verbraucht unnötig Energie und verliert an Flexibilität, weil er sich an den Einatem klammert. Fordert man ihn auf auszuatmen, beginnt er meist den Ausatem aktiv herauszupressen. Diese Anstrengung verbraucht wiederum unnötig Kraft, denn es ist die natürliche Bestrebung der Atemluft, den Brustkorb zu verlassen. Wir bräuchten eigentlich nicht die geringste Energie dazu. Die Erneuerung beginnt für den Überblähten mit dem Loslassen des Vergangenen. Sobald er die eigenen Fähigkeiten annimmt, wie sie sind, und seinen Geltungsdrang durchschaut und tendenziell überwindet, wird er sich freier fühlen. Anfänglich mag ihm dies wie ein Rückschritt erscheinen, doch es ist der einzige Weg, sich aus der Gefangenschaft des alten Musters zu befreien.

Sein Wunsch nach lebendiger Verbundenheit kann sich erfüllen, sobald er über den Atem Bewegung in seine festgefahrene Situation bringt. Doch es muss passiv geschehen, Aktivität bringt ihn nicht weiter. Seinem Handlungsdrang fehlt das weibliche Gegenstück, die Kunst des »Nichttuns«. Lässt er mit dem Ausatem seine Vorstellungen und Erwartungen los, können Atem und Leben wieder in Fluss kommen.

Der Leistungssportler

Sportler besitzen bekanntlich einen kraftvollen und tiefen Atem. Muskulatur und Herz sind gut trainiert, und eigentlich sollten das die besten Voraussetzungen für unsere Form der Atemarbeit sein. Es ist verwunderlich, dass sie kaum innere Erfahrungen machen, obwohl sie große Mengen Sauerstoff durch ihre Lungen pumpen. Der Atem stellt für diesen Typ eine rein funktionale Größe dar. Obwohl äußerlich alles richtig gemacht wird, bleibt es in ihnen still und leblos.

Um ihnen auf die Schliche zu kommen, wollen wir ein karikierendes Beispiel betrachten. In Kalifornien begegnet man vielen Menschen, die äußerlich ein perfektes Leben führen. Beruflich sind sie enorm engagiert, sie verbringen jede freie Minute im Fitnesscenter, ernähren sich cholesterin- und zuckerfrei, gesellschaftliche Kontakte sind in großem Umfang vorhanden, und zum Psychotherapeuten gehen sie regelmäßig. Das in der Psychiatrie so genannte Sisi-Syndrom zeigt, woran es fehlt. Eine Form der Depression taucht auf, wenn das Leben zum automatisierten Ablauf funktionaler Handlungen degradiert ist. Man hetzt durchs Leben, macht eigentlich alles richtig, doch von Tag zu Tag schwindet die Antriebskraft und alle Anstrengung erscheint sinnlos und frustrierend. Karlfried Graf von Dürckheim bezeichnet dieses Problem in »Der Körper, den man hat, der Leib, der man ist« als Sinnentleerung. Körper und Leben werden an rein äußerlichen Kriterien gemessen. Dass unser Organismus zunehmend als eine zu funktionierende Maschine und nicht als ein Lebewesen angesehen wird, zeigt, woran es unserem Leistungssportlertyp mangelt. Verbindung zwischen Körpervorgängen und seelischem Empfinden und vor allem Sinn kann nur entstehen, wenn die nötige Bewusstheit hinzukommt. Ausdauersportler sind im Allgemeinen, während sie ihrer Betätigung nachgehen, gedanklich irgendwo anders. Würden sie wach und achtsam auf ihren Atem achten, könnten ihre sportlichen Anstrengungen und auch ihre alltäglichen Handlungen zur Meditation werden. Sinn und Erfüllung können über den verbundenen Atem in die entleerten Regionen gelangen, gleichgültig welcher Lebensbereich Opfer der Sinnentleerung geworden ist.

Der Schauspieler

Besonderen Wert legt er auf seine Umgebung. Alle sollen wahrnehmen, welche innere Erfahrung er gerade macht. Er ist bemüht, die Anerkennung und den Beifall anderer Menschen zu erlangen, hat er doch ein enormes Selbstdarstellungs- und Mitteilungsbedürfnis. Innere wie äußere Erlebnisse haben für ihn nur dann Wert, wenn sie von außen wahrgenommen werden und er sie anderen demonstrieren kann. Kleinste innere Erfahrungen zerrt er sofort auf die äußere Ebene, um sie dort auszuagieren. Doch innere Erfahrungen sind wie Seifenblasen, in einer rauen Umgebung werden sie allzu leicht platzen. Nur starke Erlebnisse können in der Außenwelt überleben, zarte neue Empfindungen brauchen Schutz und Geborgenheit, damit sie wachsen und gedeihen können. Alle echten inneren Erfahrungen machen betroffen, still und eher bescheiden. Die theatralische Darstellung innerer Erfahrungen lässt die Vermutung aufkommen, dass äußere Inszenierung die inneren Erfahrungen aufwerten soll. Dies wäre nicht weiter problematisch, denn es ist die freie Entscheidung jedes Einzelnen, ob er mit seiner Seele hausieren geht oder lieber für sich bleibt. Doch der Schauspieler ist auf eine für ihn selbst hinderliche Weise außenweltfixiert. Um in die seelische Welt hinabzutauchen, fehlen ihm Ruhe und Muße. Sein Selbstwertgefühl ist abhängig von der Selbstdarstellung. So lange ihn aber das Bedürfnis nach äußerer Anerkennung von tieferen inneren Erfahrungen abhält, wird sein Selbstwertgefühl eher schrumpfen als wachsen. Mit sich selbst kommt er nur in Kontakt, wenn er äußere Ansprüche aufgibt. So lange er auf sein eigenes äußeres Wirken fixiert bleibt, kommt er auch mit sich selbst nicht weiter. Diese Menschen beschreiben sich selbst als sehr empfindsam und meinen, dass bereits kleine Erkenntnisse zu umwälzenden Veränderungen sämtlicher Lebensbereiche führen. Hören sie rhythmische Musik, beginnen sie sofort zu tanzen und zu agieren. Ihr Handeln ist unwillkürlich und ekstatisch. Kathartische Erfahrungen sind reinigende, heilende Erlebnisse, doch es kommt wesentlich darauf an, ob sie echt oder gespielt sind. Die Aufgabe bestünde hier darin, das Unechte zu durchschauen und loszulassen.

Das Problem der »Schauspieler« ist, dass sie im Laufe des Lebens immer besser gelernt haben, wie echte Theaterschauspieler das Unechte echt aussehen zu lassen. Irgendwann werden sie wirklich eins mit dieser Rolle. Was beim Filmschauspieler beeindruckend ist, hindert den Laienspieler jedoch an echten Erlebnissen.

Um tatsächlich authentisch zu werden, wird man diesem Typ raten, während des vertieften Atmens auf körperliche Bewegungen ganz zu verzichten und nie länger bei Gefühlsregungen zu verweilen, sondern bewusst weiterzuatmen. Für ihn ist es notwendig, alle mit seiner Extroversion verbundenen Probleme zu erkennen.

Sobald er die Kraft aufbringt, Situationen schweigend und bei sich bleibend zu durchleben, öffnen sich neue Möglichkeiten. Unangenehme Situationen still auszuhalten, kann bereits helfen, viele Probleme zu bewältigen. Laotse drückt diesen Sachverhalt unübertroffen folgendermaßen aus:

»Was noch ruht, ist leicht zu halten,
was sich noch nicht zeigt, ist leicht zu verhüten,
was noch zart, ist leicht zu zerbrechen,
was noch fein, ist leicht zu zerstreuen.
Wirke auf das, was noch nicht da ist,
ordne das, was noch nicht in Verwirrung ist.

Ein gewaltiger Baum
entsteht aus haarfeinem Sprössling,
ein neunstöckiger Turm
hebt sich empor aus einem Häufchen Erde,
eine Reise von tausend Meilen
beginnt mit einem Schritt.

Wer tut, verdirbt es,
wer ergreift, verliert es.
Darum:
Der Weise ist ohne Tun,
darum verdirbt er nichts,
er ist ohne Ergreifen,
darum verliert er nichts.

Oft verderben die Menschen ihr Werk
kurz vor der Vollendung.«[24]

Bei allen Beschreibungen und Klassifizierungen sollte man aber nie vergessen, jeden Menschen in seiner Einzigartigkeit wahrzunehmen und sein zu lassen. Jeder ist einmalig und kann nur heil werden, wenn er seinen eigenen individuellen Weg geht. Als Therapeuten müssen wir uns hüten, alle Patienten über den gleichen Kamm zu scheren, als Atmende sollten wir auf der Hut sein, immer in die gleichen Fallen zu tappen. Gerade deshalb ist es aber notwendig, sich auf die eigenen Schliche zu kommen.

Entwicklungschancen besonderer Atemzustände

Körperliche Erfahrungen

Kälte

Zuerst müssen wir klären, ob es sich tatsächlich um innere Kälte handelt, die ein Mensch empfindet. Viele frösteln sehr schnell, vor allem wenn sie mit niedrigem Blutdruck auf dem (Lebens-)Weg sind. Bei einer von Außenfaktoren unabhängigen Kälteempfindung, die sich auch durch das Zudecken mit mehreren Wolldecken nicht beheben lässt, kann man von innerer Kälte ausgehen. Das Zudecken kann man sich nach einiger Erfahrung sparen, denn es hindert den Atemprozess nur und sollte höchstens am Ende der Sitzung als ein bewusster ritueller Schluss stattfinden.

Auffallend ist, dass vorwiegend jene Menschen beim verbundenen Atmen unter Kälteempfindungen leiden, die gleichermaßen unter der »Kälte« ihrer Mitmenschen leiden. Meist bezeichnen sie sich selbst als warmherzig, und daher macht sie das Empfinden der eigenen Kälte äußerst betroffen. Es läuft ihnen sozusagen kalt den Rücken herunter. Frauen, die nach außen bemutternd bis überbeschützend wirken, leiden häufiger darunter. Für ihre Kinder oder Lebenspartner wollen sie nur das Beste und sind schockiert, wenn diese ihre Bemühungen abwehren. Dahinter steckt meist die mangelnde Fähigkeit, menschliche Nähe wirklich zu erleben. Durch übermäßiges Beschützen oder gar Einengen ihnen nahe stehender Menschen kompensieren sie ihre unbewusste Distanz. Ihr Bedürfnis nach mehr Freiheit und Unabhängigkeit wird im Atemprozess durch das Kälteempfinden symbolisch dargestellt. Hier liegt aber auch die Lösung. Das Bedürfnis nach Freiheit gelangt über die beim Atmen empfundene Kälte ins Bewusstsein und kann von dort als Bedürfnis nach mehr Autonomie und Eigenständigkeit in das eigene Leben integriert werden.

Im Laufe der Atemsitzung wird sich das Kältegefühl allmählich oder manchmal auch schlagartig in Wärme wandeln, und es ist besonders eindrucksvoll für diese Betroffenen, wenn sie bis zu ihrer eigenen inneren Wärme vordringen und sie dann uneingeschränkt genießen können. Dieses Bad in der eigenen wärmenden Energie sollte dann auch für längere Zeit ermöglicht werden.

Enge

Einen Engpass in der **Halsregion** haben wir bereits besprochen und als eine mangelhafte Verbindung zwischen Herz- und Bauchgefühlen einerseits und dem Kopf als kontrollierender Vernunftinstanz andererseits kennen gelernt, wie auch als Zeichen der Angst, die mit einer Sprechblockade in Form eines Kloßes einhergeht.

Es gibt mehrere für Engeempfindungen prädestinierte Orte im Körper. Grundsätzlich bedeuten sie immer, dass sich der ins Stocken geratene Energiefluss während des verbundenen Atmens bemerkbar macht. Im Bereich der Handgelenke symbolisiert Enge eine Blockade zwischen Armen und Händen, somit unserer Handlungsfähigkeit. Das heißt, Betroffene haben Probleme mit dem Anpacken des Lebens oder können über die Hände empfangene sensorische Eindrücke nicht fließend an Körper und schließlich Kopf weitergeben, wodurch die Umsetzung von Außenwelteindrücken in entsprechende Reaktionen behindert wird. Diese Situation drückt sich auch in einem inneren Bild von Gefesseltsein aus. Das mag auch deutlich machen, warum sich der verbundene Atem bestens eignet, im Rahmen der Reinkarnationstherapie Patienten, die Schwierigkeiten haben, in die Bilderwelt einzutauchen, elegant in diese innere Welt zu verwickeln.

Eine weitere Blockade findet sich häufig im Bereich des **Beckens**, die auf eine mangelhafte Verbindung von Unterleib (Triebwelt) und Bauchraum (Empfindungswelt) hinweist. Diese Hemmschwelle ist wohl überhaupt die häufigste und typisch für unsere Zeit, die sich zwar freizügig und aufgeklärt gibt, aber der es noch immer am inneren Bezug zum Becken, zur Sexualität und damit letztlich zum Weiblichen fehlt. Das kann sehr eindrucksvoll deutlich werden, wenn der ganze Körper während einer Atemsitzung von Aktivität und Energie durchgeschüttelt wird und das Becken beinahe bewegungslos und unbeteiligt liegen bleibt. Tatsächlich nimmt es am Leben nicht teil. Aber auch in diesem Fall ist der Atem nicht nur Diagnosemittel, sondern zugleich auch Therapeutikum. Häufig wandert bereits gegen Ende der ersten Sitzung das Leben nach unten und holt sich zurück, was ihm da verloren gegangen ist.

Unser großer Vorteil ist, dass in dieser Schöpfung alles zur Vollständigkeit strebt. Solange Teile des Organismus vom Leben ausgeschlossen sind und damit auch die entsprechenden Themen[25], wird der Körper zur Integration der »leblosen« Bereiche drängen und für Unruhe sorgen. Während des Atemprozesses wird das bewusst, und der Energiefluss drängt in die unversorgten ausgeschlossenen Bereiche. Auch in der systemischen Familientherapie fällt auf, wie sehr das System (der Familie) Vollständigkeit anstrebt. Letztlich könnte man diese Tendenz sogar bis in die Politik verfolgen. Die Teilung von Nationen, die sich einmal als solche empfunden haben, hat auf die Dauer keine Chance, ebenso wenig wie die Unterjochung anderer Kulturen oder Völker. Alles, was vom Leben ausgeschlossen wurde, drängt zurück ins Leben. Es ist lediglich eine Zeitfrage, bis die Vollständigkeit erreicht ist. Und wie das Wasser gibt die Seele keine Ruhe, bis sie Integration erreicht hat. Die Seele eines ausgeschlossenen, unterdrückten oder fremdbestimmten Volkes kann erst Ruhe finden, wenn sie wieder heimgekehrt ist. Alles will vollständig werden in dieser Schöpfung und schließlich zur Einheit zurückkehren.

Enge im Bereich der **Fußgelenke** symbolisiert eine Trennung von Füßen (Wurzeln) und dem Körper, das heißt, dem Lebensgebäude fehlt die notwendige Verwurzelung oder anders ausgedrückt, das Körperhaus hat Probleme im Bereich des Fundaments. Wenn sich die Füße häufig wie gefesselt anfühlen, weist das deutlich auf die Problematik, dass dieser Mensch Schwierigkeiten hat, *vom Fleck* zu *kommen*, es *geht* im Leben nicht so recht weiter. Enge- und Kältegefühle treten sehr häufig zusammen auf, und tatsächlich haben beide intensiv mit dem Grundthema Angst zu tun.

Allen Engeempfindungen gemeinsam ist darüber hinaus die Bedeutung, dass ein Durchbruch in neue Lebensbereiche ansteht. So werden wir später die Enge als Hauptfaktor der zweiten Geburtsphase kennen lernen, die dazu dient, den für den Durchbruch in die nächste Geburtsphase notwendigen Druck aufzubauen.

Tetanien (Krämpfe)

Tetanien während des verbundenen Atmens ermöglichen es den Betroffenen, den »Krampf« des eigenen Lebens auf körperlicher Ebene zu empfinden. Häufig treten sie bei Menschen auf, die sich nicht gerne festlegen lassen und damit den für sie unangenehmen Konsequenzen eines verbindlichen und verantwortungsbewussten Lebens ausweichen. Worauf diese Verbindlichkeit zielen sollte, geht aus Krämpfen allerdings nicht hervor. Es kann sich sowohl um Mitmenschen als auch den Beruf oder einen anderen individuellen Lebensbereich handeln. Jedoch können wir aufgrund der betroffenen Körperregionen Rückschlüsse auf die entsprechende Ebene ziehen.

So würde eine Verkrampfung der **Hände und Arme** unsere Handlungsfähigkeit beeinträchtigen, wobei den Händen durch ihre Feinmotorik viele verschiedene Themen zugeordnet sind. Die zur Faust verkrampfte Hand spiegelt die nicht gelebte Wut und Schlagkraft wieder, während eine klauenartige Verkrampfung eher die nicht gezeigten Krallen ins Bewusstsein hebt oder die Gier bei entsprechender Haltung. Oftmals zeigen die Hände Mudras[26]. So können die Finger derart abgespreizt werden, dass auch jeder unkundige Beobachter erkennt, wie sehr sich dieser Mensch das Leben vom Leibe halten will. Der ausgestreckte Zeigefinger mag etwas wie Altklugheit durchschimmern lassen, vor allem wenn diese »Mudra« über lange Zeit frei schwebend bestehen bleibt. In der meist tiefen Trance der Atemsitzung handelt es sich ja oft um langlebige Phänomene. Wenn die Arme mit dem Atem rhythmisch auf den Boden schlagen, hat man manchmal das Gefühl, als pochten sie auf ihr Lebensrecht. Manchmal muss man dann die Hände durch Unterlegen einer Decke geradezu vor sich selbst schützen.

Krämpfe in **Beinen und Füßen** betreffen unser Fortkommen oder die Standfestigkeit. In den Waden ist eher ein verkrampfter Bezug zu den Emotionen angesprochen, in den Füßen die Tendenz, Boden unter dieselben zu bekommen bis hin zu dem Versuch, sich regelrecht festzukrallen und einen Platz (im Leben) zu sichern.

Tetanien im **Beckenbereich** erinnern an den umgangssprachlichen Ausdruck »den Hintern zusammenkneifen« und die damit einhergehende Tendenz, keine Gefühlsinhalte aus der Beckenschale entweichen zu lassen. Besonders deutlich wird diese Haltung bei Soldaten, die dabei zusätzlich mit den Hacken knallen. Der Soldat darf auch keine Gefühle zeigen, er muss vielmehr gehorchen und funktionieren wie eine Maschine. Verspannungen auf der Rückseite des Körpers weisen auf »nach hinten abgedrängte« Problembereiche. Die Last des Lebens kann sich besonders im unteren **Lendenwirbelbereich** ausdrücken, während verkrampfte Flügel (**Schulterblätter**) deutlich machen, wie sehr dieser Seelenvogel am freien Flug gehindert ist. Verkrampfte Schultern und Arme deuten darauf, dass der Bezug zur Welt verkrampft ist.

Krämpfe können natürlich letztlich überall auftreten, wo Muskeln existieren. Es kann also sogar im **Schlund-** oder im **Kieferbereich** zu entsprechenden Verhärtungen kommen. Im ersten Fall könnten sie ein verkrampftes Schlingen und Nicht-genug-Bekommen verdeutlichen, im zweiten Fall aufzeigen, wie angestrengt und trotzdem ohne Effekt dieser Mensch im **Mundbereich** kämpft, die Zähne zusammenbeißen und sich durchbeißen muss. Ein wirklich *münd*iger Mensch wird hier auch bei heftigstem Atemfluss keine Probleme bekommen. Sehr häufig treten leichte Verfestigungen im Lippenbereich auf und führen zu der bekannten Schnute, die zum typischen Bild der Hyperventilationstetanie gehört. Menschen, die viel reden, aber nicht alles herauslassen (können), was ihnen auf der Zunge liegt, sind davon besonders betroffen. Da dieses Thema in unserer Gesellschaft so weit verbreitet ist, kommt es eben auch in den Sitzungen immer wieder vor.

Jeder Krampf bedeutet, dass die betroffene Muskulatur sich kontrahiert, ohne dass daraus eine sinnvolle Bewegung resultiert. Daher ist es notwendig, jene Lebensbereiche ausfindig zu machen, wo es an positiver »Spannung« fehlt. Ein im angenehmen Sinn angespannteres und daher spannenderes Leben sowie das Üben des verbundenen Atmens ermöglichen eine allmähliche Wandlung vom »Krampf« zur vitalen Spannkraft. Meist gegen Ende der Sitzung spüren die Atmenden, wie die Lebenskraft in die »abgeschnittenen« Bereiche zurückfließt. Das kann als wundervoll prickelnd, belebend und geradezu euphorisierend erlebt werden, aber auch als ungewohnt und beängstigend. Es ist fast immer möglich, sich im Laufe von einigen Sitzungen (meist nicht mehr als fünf) aus dem Bereich der Verkrampfungen ganz herauszuatmen. Allerdings gibt es auch Menschen, die viel längere Auseinandersetzungen haben, besonders wenn sie dazu neigen, mit den Krämpfen zu kämpfen.

Auch therapeutisch ist es die einzig sinnvolle Intervention, den Patienten bewusst atmen zu lassen und ihm Vertrauen in die Wahrheit zu vermitteln, dass der Atemstrom uns, wo immer er uns hineingeführt hat, auch hindurch und wieder hinausbringt. Auch noch so gut gemeinte Versuche wie Massieren und Bewegen machen alles schlimmer und helfen überhaupt nicht. Vor allem sollte man den Prozess nicht abbrechen (wie es die schulmedizinischen Interventionen anstreben), sondern ihn im Gegenteil beschleunigen. Das ist in diesem Fall die mit Abstand humanste Möglichkeit.

Hitze

Jeder kennt innere Hitzeempfindungen aus markanten Lebenssituationen. Sobald ein Thema uns heiß macht, haben wir die Wahl: Wir können die Hitze entweder bewusst als begeisterte Erregung wahrnehmen oder sie verdrängen. Nicht eingestandene und damit unbewusste Erregung kann sich als körperliche Wärme ihren Weg bahnen und uns zwingen, die verdrängte Hitze doch noch zu erleben. Ein starkes Hitzegefühl während des verbundenen Atmens zeigt uns, *»wie heiß«* wir im Grunde sind, ohne es jedoch wahrhaben zu wollen. Daher neigen besonders jene Menschen zu dieser Reaktion, die im Allgemeinen bemüht sind, sich abgeklärter zu geben, als sie in Wirklichkeit sind. So genannte »kühle Köpfe« laufen daher Gefahr, beim verbundenen Atmen sprichwörtlich »heiß zu laufen«. Der Volksmund bezeichnet manche Menschen als »heiße Typen« und assoziiert mit ihnen sowohl markante Persönlichkeitszüge, vor allem aber sexuelle Ausstrahlung. Schamhaftes Erröten, Hitzewallungen und ähnliche Symptome weisen darauf hin, dass es im Leben an Feuer fehlt.

Begierden und sexuelle Bedürfnisse wollen wahrgenommen und gelebt werden. Sobald man feuriger und heißblütiger lebt, braucht uns unser Körper dieses Thema nicht länger durch oben genannte Symptome widerzuspiegeln, und die Lebensenergie kann überall dorthin fließen, wo sie fließen möchte. Der verbundene Atem ist wahrscheinlich das beste Mittel, blockierte Energie zu Bewusstsein zu bringen, zu lösen und in Fluss zu halten. Allerdings sollten sich die Betreuer der Gefahr bewusst sein, dass entsprechende Entladungen von den Betroffenen leicht missverstanden und auf die jeweiligen Begleiter projiziert werden. Wenn noch einheitsnahe Erfahrungen hinzukommen, mag das Gefühl himmlischer Liebe im Raum schweben. Es schweben zu lassen, wäre das Gebot der Stunde, und alle Versuche, es sogleich wieder zu erden und auf einen irdischen Menschen zu beziehen, sind bedauerlich und vom Betreuer mit Charme und Bestimmtheit auf- beziehungsweise abzufangen.

Schaukeln

Generell raten wir beim verbundenen Atmen dazu, die entstehende Energie nicht gleich wieder durch Bewegung zu verbrauchen, sondern im eigenen System fließen zu lassen. Ausnahmen von dieser Regel sollten lediglich Menschen sein, bei denen entsprechende Ausbrüche fehlen und bei denen Ausagieren oder Hinausschreien im bisherigen Leben zu kurz gekommen ist. Aber auch dann würden wir diese Phänomene nur also solche des Übergangs betrachten. Wie bei einer Meditation scheint es uns beim Atemprozess notwendig, die äußere Ebene zu überwinden, um in seelische beziehungsweise geistige Bereiche vorzustoßen.

Andererseits gibt es innere Zustände, die sich auch als körperliche Bewegungsmuster ausdrücken. Diese laufen allerdings immer im Trancezustand ab, und es handelt sich daher nicht um bewusst gemachte Bewegungen, sondern um solche, die uns sozusagen geschehen. Man wird von innen heraus bewegt und fühlt sich oft außerstande, diese Impulse zu beeinflussen. Solche Trancebewegungen folgen vollkommen anderen Gesetzen als bewusste Bewegungen. So kann es vorkommen, dass man in Trance lange Zeit eine Körperhaltung einnehmen kann, die im Wachzustand kaum möglich wäre. In Trancebewegungen finden unbewusste Impulse Ausdruck, und diese haben sowohl Symbolcharakter als auch heilende Wirkung. Die Grenzen zwischen bewusst herbeigeführten Bewegungen, die häufig wie Tanz oder dirigierende Bewegungen aussehen, und unbewussten Bewegungen sind allerdings fließend und daher mitunter schwer zu bestimmen. Ein sicheres Merkmal einer Trancebewegung ist, wenn sie bewusst gar nicht auszuführen ist. Eine schnelle Vibration oder über viele Minuten waagerecht in der Luft schwebende Arme zeigen die verborgenen Fähigkeiten des menschlichen Körpers. Fakire und andere, meist östliche Meister solcher Praktiken zeigen, wie begrenzt unsere Vorstellung vom menschlichen Körper als einer mechanischen Maschine ist. Beim verbundenen Atmen können wir sowohl verborgene seelisch-geistige als auch körperliche Potenziale entdecken.

Die Schaukelbewegung stellt eine Mischform aus bewusster und unbewusster Bewegung dar. Zu Beginn liegt ihr oft ein inneres Bedürfnis zugrunde, das sich im Laufe der Zeit automatisieren kann und letztlich oft in emotionale Erlebnisse mündet. Diese Bewegungen erinnern an den so genannten »psychischen Hospitalismus«, der bei emotional vernachlässigten Kindern, vor allem in Heimen, auftreten kann. Wer in derartiges Schaukeln verfällt, erweckt den Anschein, als würde er sich selbst wiegen. Dahinter steckt ein Bedürfnis nach Geborgenheit und Sicherheit. Man möchte sich »in Sicherheit wiegen«, um der unwirtlichen und kalten Realität zu entgehen. Die Lernaufgabe für Betroffene liegt darin, sich mit dem Verlust der eigenen Kindheit auszusöhnen. Erst dann wird es möglich, auf erwachsener Ebene das eigene Nest zu bauen und dabei eine neue, höhere Form der Geborgenheit in sich selbst zu entdecken.

Bei vernachlässigten Kindern kann man sich oft des Eindrucks nicht erwehren, als sei das Schaukeln ihre einzige Möglichkeit, sich überhaupt noch lebendig zu fühlen. Manche gehen dabei so weit, ihren Kopf rhythmisch gegen die Wand zu schlagen. Da der verbundene Atem auch eine der besten Methoden ist, seinen eigenen Rhythmus zu finden, kann er diese Zustände sogleich in einem Zug aufzeigen und therapieren. Meist handelt es sich auch nur um Übergangsphasen, die ganz von selbst aufhören, wenn ein neuer Rhythmus gefunden ist.

Schütteln

Es kann uns vor Kälte oder aus Angst schütteln, unter Umständen aber auch, um etwas abzuschütteln, also etwas Unangenehmes loszuwerden. Dabei könnte man an einen Hund denken, der aus dem Wasser kommt. Oft sind beide Themen aneinander gekoppelt, denn aus der Erfahrung von Kälte und Angst entsteht das Bedürfnis, diese schüttelnd wieder loszuwerden. Hinter diesem Bewegungsmuster liegt kein zu lösendes Problem, sondern die Bewegung selbst ist die Erlösung. Über Jahre oder Jahrzehnte angestaute Energien entladen sich und bewirken eine Reinigung unserer Energiebahnen. Solche Entladungen gelangen meist von selbst zur Ruhe und münden in eine häufig als glückselig beschriebene Wahrnehmung von Ruhe und Frieden.

Vibrationen

Manchmal kann man auch erleben, dass sich das Gewebe selbst in Form von Vibrationen gleichsam ausschüttelt. Sobald alle inneren Blockaden überwunden sind, kann der Atem ungehindert fließen und versetzt den Körper, vor allem Arme und Hände oft in energetische Vibrationen. Aber auch im Gesicht kann man häufig sehen, wie sich das Gewebe schüttelt und gleichsam Spannungen *entlädt.* Die meisten Betroffenen erleben dieses Vibrieren als enorm energiegeladenen Vorgang. Sie fühlen sich von einer unsagbaren Kraft durchflutet, die häufig auch von einem Hochgefühl begleitet wird. Am häufigsten sind die Vibrationen gegen Ende einer intensiven Atemsitzung und zeigen an, dass die Lebensenergie nun ungehindert fließen kann. Diese Bewegung lässt sich mit jener vergleichen, die in einem Feuerwehrschlauch entsteht, sobald ihn Wasser mit hohem Druck durchfließt. Man fühlt sich mit einer wohlwollenden höheren Kraft verbunden und kann aus diesem unendlichen Reservoir Energie für sämtliche Lebensbereiche schöpfen.

Emotionale Zustände

Angst

Im Kapitel »Der verbundene Atem als Therapie körperlicher Symptome« haben wir Ängste als eine der wichtigsten Indikationen für den verbundenen Atem kennen gelernt. Der forcierte Atem stellt eine der besten Möglichkeiten dar, unseren Ängsten zu begegnen, sie zu lösen und uns von ihnen zu erlösen. Ein zentrales Merkmal der Angst ist, dass wir sie aktiv suchend nicht finden können. Wie der Held im Märchen »Von einem der auszog das Fürchten zu lernen« können wir ihr nicht begegnen, denn wenn wir der Angst (Enge) mit Weite und Offenheit (Suche) begegnen, löst sie sich augenblicklich auf, ähnlich wie die Dunkelheit dem Licht weicht. Daher kommt es, dass Menschen, die sich entschließen, mittels ihres Atems ihre Ängste zu konfrontieren, zwar Enge oder Schmerz begegnen, der Angst als solcher aber nicht. Sie kann nur existieren, solange wir vor ihr fliehen. Daher bedeuten Ängste während des verbundenen Atmens, dass der Betroffene sich noch nicht ganz auf den Atemprozess eingelassen hat. Solange er Angst empfinden kann, befindet er sich noch nicht wirklich auf dem Weg zur Konfrontation derselben. Zuerst muss er entscheiden, ob er bereit ist, sich auf die eigene Lebenskraft einzulassen und zu diesem Zweck auch die Angst anzunehmen und durch sie hindurchzuatmen. Nur wer sich kompromisslos und mutig dem Atemprozess hingibt, kann seine ganze Kraft erleben. Wer dagegen zögert und den Atemprozess allzu vorsichtig angeht, läuft Gefahr, sich in eigenen Ängsten und Befürchtungen zu verstricken und stecken zu bleiben. Die Entscheidung sollte daher vor der Atemsitzung fallen, denn wie alle auf Eigenverantwortung bauenden Therapierichtungen lebt auch der verbundene Atem von der inneren Bereitschaft.

Wut (Aggressivität)

Wut ist eine energiereiche Empfindung, doch solange sie eingeschlossen ist, stellt sie eine rein potenzielle Kraft dar, die hindert und mächtig unter Druck setzen kann. Hinter Wut und Zorn verbergen sich Aggressionen, die wir bereits als gehemmte Lebenskraft und mangelnde Konfliktbereitschaft kennen gelernt haben. Verleihen wir der Wut über den verbundenen Atem mehr Energie, indem wir sozusagen in sie hinein- oder auf sie zu atmen, so wird sie sich irgendwann lösen und beispielsweise in Form von Schreien oder Strampeln entladen. Noch besser wäre, sie könnte sich in kinetische, das heißt fließende Energie umwandeln und das Reservoir unserer Lebensenergie vergrößern.

Häufig tauchen Wut und Zorn während des verbundenen Atems bei jenen auf, die im täglichen Leben darum bemüht sind, ihre Aggressionen zu verbergen. Der Atem kann die Wut, wie alle verdrängten Anteile, sehr schnell zutage fördern und gibt uns die Chance, sie loszuwerden beziehungsweise sie umzuwandeln, um sie dann in erlöster Form als »Lebenswut« und -energie in den Alltag zu integrieren.

Trauer

Auch die Trauer ist ein Stiefkind unserer »modernen« Empfindungsbereitschaft. Begegnen wir einem Menschen, der etwas Schlimmes erlebt hat, so sind wir bemüht, das entsprechende Thema zu meiden, um keine unerwünschten Reaktionen hervorzurufen. Mediziner reagieren mit Valiumgaben auf berechtigte Trauerausbrüche. Im Grunde aber ist die Trauer unsere einzige Möglichkeit, schwere Erlebnisse zu verarbeiten. Wenn wir trauern und zum Beispiel weinen, verarbeiten wir erlebte Traumata. Je intensiver wir trauern, desto eher können wir uns von einem verlorenen Menschen verabschieden. Erst wenn alle Tränen geweint sind, können wir den Auslöser der Trauer loslassen, und damit tun wir für beide, den Vorausgegangenen und uns selbst, das in der Situation denkbar Beste. Mit geblockter Trauer kommen wir nicht sehr gut auf unserem eigenen Lebensweg voran, denn sie hängt wie ein Mühlstein an unserem Herzen. Andererseits hängen wir aber auch wie ein Mühlstein an der Seele, die eigentlich ihren weiteren Weg unbeschwerter gehen können sollte. In vielen archaischen Stämmen folgen dem Trauerritual die Hochzeitszeremonien. Dem Sterben und Loslassen folgt ein Neubeginn, den die Frischvermählten symbolisieren. Deshalb sollten wir der Trauer – wie allen anderen aufwogenden Empfindungen – genügend Raum geben, denn hinter ihr wartet ein neuer Lebensbereich auf uns. Wenn sich also im Atemprozess Tränen der Trauer lösen, sind sie willkommen, und die Betroffenen werden animiert weiterzuatmen. Wer durch seine Trauer hindurchgeatmet hat, ist danach gelöster und fühlt sich seelisch und geistig freier. In großen Atemerlebnissen ist es sogar schon vorgekommen, dass Klienten auch das Sterben an sich durchleben. Der eigene Tod wird dann ähnlich wie oft auch die Geburt entweder allegorisch oder auch ganz konkret in einer früheren Zeit durchlebt. Der verbundene Atem trägt auf seine fast elegante Art problemlos durch diese Erfahrung, die (er-)lösend und keineswegs belastend empfunden wird. Wie jene Menschen, die noch einmal von der Schwelle des Todes zurückgekommen sind, sind sie danach den Tod betreffend angstfrei und erst richtig bereit, das Leben in vollen Zügen zu wagen und zu genießen.

Freude

Lachen wie Weinen stellen körperliche Reaktionen auf überraschende Stimmungswechsel dar, die sich im Prozess des verbundenen Atems häufig ergeben. Während die Tränen der Trauer den Abschied von der Vergangenheit symbolisieren, steckt hinter den Freudentränen oft ein Ausblick auf die Schönheit und Klarheit des weiteren Lebens. Häufig ergeben sich aus dem verbundenen Atem unmittelbare und verblüffend einfache Erkenntnisse über bis dahin kompliziert erscheinende Lebensprobleme. Unser Körper lehrt uns, die intellektuelle Umständlichkeit unserer Gedankenwelt zu überwinden. Erkennen wir die Einfachheit und manchmal sogar Banalität unserer Probleme, führt dies oft zu einem befreienden Lachen, das dann jenem des Zenmeisters gleicht, der im Moment, in dem er endgültig Befreiung erfährt, in ein kosmisches Gelächter ausbricht, weil er rückblickend durchschaut, wie unglaublich leicht alles gewesen wäre, wenn er es nicht so kompliziert gemacht hätte.

Tränen der Erlösung

Ist die Intensität und Spannung einer Atemsitzung überwunden, so stellen sich häufig tiefe Ruhe und innerer Frieden ein. Auf den Schwingen des intensiven verbundenen Atems gelingt es den Patienten oft, die polare und widersprüchliche Welt zu durchqueren, und sie gelangen in einen Zustand innerer Ausgeglichenheit und größter Harmonie. In dieser Phase haben viele Menschen bewussten Kontakt zu ihrer Seele und reagieren mit tiefer Rührung und Tränen auf dieses Erlebnis. Das Bedürfnis nach echter Selbsterkenntnis wird in solchen Augenblicken befriedigt und schenkt uns für die Zukunft Mut und Kraft, um auf unserem Lebensweg durch die Polarität bestehen zu können.

Tränen können aber – wie im täglichen Leben auch – auf viel banaleren Ebenen auf schlichte Dankbarkeit hinweisen, weil man zum Beispiel eine Beziehungsproblematik durchschaut und hinter sich gelassen hat oder auf einer tiefen Ebene begriffen hat, was man seinen Eltern verdankt.

Psychologische Typen

Eine allgemein gültige Einteilung menschlicher Persönlichkeiten ist schwierig bis unmöglich. Alle Beschreibungen sehen den Menschen aus der jeweiligen Perspektive des zugrunde liegenden Glaubenssystems. Ob es sich dabei um religiöse oder wissenschaftliche Fundamente handelt, ist dabei ziemlich gleich, denn als Laie hat man keine andere Wahl, als den Beschreibungen so genannter Fachleute zu glauben oder eben nicht. Man kann meist weder die Basis kirchlichen Glaubens noch die komplizierten Forschungsergebnisse der Wissenschaftler überprüfen. Die Psychologie besitzt eine Vielzahl unterschiedlicher Modelle, um die verschiedenen menschlichen Charaktere einzuordnen. Die ganze Wahrheit besitzt aber niemand. Physiker wissen um dieses Problem. Kein System ist in der Lage, sich selbst zu erkennen. Es wäre daher notwendig, über die irdische Ebene hinauszusteigen, um menschliches Treiben als Außenstehender betrachten zu können. Wir sehen immer nur Teilaspekte und blicken, um uns ein einigermaßen verlässliches Urteil bilden zu können, sozusagen aus der einen Ecke des Systems in die andere. Daher ist die Kenntnis verschiedener Modelle beziehungsweise Typen die wohl sinnvollste Grundlage, um sich ein eigenes Bild zu machen. Wir wollen deshalb zwei Typenlehren jeweils unter dem Aspekt des verbundenen Atmens sowie der allgemeinen Lebensmuster betrachten.

Klassische Typenlehre

Fritz Riemann setzt in seinem Buch *Grundformen der Angst* die vier Temperamente (schizoide, depressive, zwanghafte und hysterische Persönlichkeit) in Beziehung zu den die Erde beherrschenden Kräften. Er geht davon aus, dass alle Gesetze, die für unseren Planeten gelten, auch für dessen Bewohner Gültigkeit haben.

Es gibt vier Grundbewegungen der Erde:
a) das Kreisen der Erde um die Sonne,
b) die während der Umkreisung ablaufende Eigendrehung der Erde,
c) die durch die Eigendrehung entstehende Fliehkraft der Erdmasse,
d) die durch die Masse der Erde bewirkte Schwerkraft, die der Fliehkraft entgegenwirkt.

Dem weiblichen Pol entspricht das Kreisen der Erde um die Sonne sowie die Schwerkraft, denn diese beiden Kräfte dienen der Bewahrung, der Sicherheit und der Hingabe an etwas Übergeordnetes. Bewahren, Beschützen und Fürsorge sind Domänen des Weiblichen.

Die egozentrischen Kräfte, das Bedürfnis, aus alten Strukturen auszubrechen sowie der Drang nach individueller Persönlichkeit gehören zum männlichen Pol. Folglich sind dem männlichen Pol die Eigendrehung der Erde um sich selbst und der aus der Fliehkraft entstehende Impuls nach außen zuzuordnen.

Wenn sich das Leben eines Menschen also nur um sich selbst dreht, wäre das dem archetypisch männlichen Pol zuzurechnen, wenn es sich nur um einen anderen dreht, so wie die Erde um die Sonne, gehörte das zum weiblichen Bereich, ebenso wenn er alles festzuhalten sucht.

Punkt a) beschreibt daher den weiblichen Part einer Erdbewegung, während Punkt b) sein männliches Pendant darstellt.

Punkt c) ist wiederum eine männliche Kraft, deren Gegenpart wir in Punkt d) finden.

Die depressive Persönlichkeit

Das Umkreisen der Sonne (a) zeigt, dass sich die Erde einer höheren Instanz unterordnet. Sie folgt der Bahn, die ihr die Sonne vorgibt. Die übergeordneten Zusammenhänge stehen im Vordergrund, während der Egoismus zurückgestellt wird.

Übertragen auf die menschliche Ebene handelt es sich bei dieser Bewegung um das Anpassungsverhalten eines Menschen. Die Lernaufgabe besteht darin, Bedürfnisse anderer zu akzeptieren und gegebenenfalls eigene Wünsche zurückzustellen, damit das übergeordnete System nicht aus dem Gleichgewicht gerät. Jedes Wesen eines sozialen Verbandes muss Teile seiner Egobedürfnisse opfern und trägt somit zur Entstehung übergeordneter Instanzen bei. Wird diese Bewegung jedoch höher bewertet als ihr Gegenpol (b), kommt es zu Überanpassung, und der Mensch wird zum leblosen Trabanten eines anderen Menschen oder einer Institution. Er kann sein eigenes Leben nur dann als sinnvoll empfinden, wenn sein Handeln anerkannt wird, da hieraus seine Existenzberechtigung resultiert. Sobald er in sich Bedürfnisse verspürt, die nicht auf seine Mitmenschen bezogen sind, steigt Panik auf. Der Gedanke, ein eigenständiges Wesen zu werden, scheint ihm unvorstellbar, denn er kann fast nur im Zustand vollkommener Symbiose existieren.

Bezogen auf den verbundenen Atem handelt es sich hier um Menschen, die sich stark auf den Therapeuten beziehungsweise die Atemtechnik beziehen. Sie wollen alles richtig machen und sind bemüht, so zu atmen, wie es der Therapeut ihrer Ansicht nach von ihnen erwartet. Da der Atemprozess jedoch von der Eigenverantwortlichkeit des Atmenden lebt, ist es letztlich unmöglich, auf die ganz richtige Art und Weise zu atmen.

Da der depressive Typ bemüht ist, es anderen immer recht zu machen, erfüllen ihn eigene Wünsche und Bedürfnisse mit Scham. Wenn er aber deshalb seine eigenen Wünsche nur zaghaft und unklar formuliert, stolpert er von einer Enttäuschung in die nächste, denn Bedürfnisse, die nicht deutlich formuliert sind, werden leicht überhört. Sagt der Depressive »Nein«, so wird er von Verlustangst und Schuldgefühlen geplagt. Jede Trennung zwischen Ich und Du ist ihm eine Bedrohung, und er ist daher nicht imstande, seine eigenen Überzeugungen zuzulassen, geschweige denn sie auszudrücken.

Beim forcierten Atmen wird dieser Klient auf die anderen Teilnehmer achten und alles tun, um deren Anerkennung zu gewinnen. Er neigt dazu, seinen Körper als gelähmt zu empfinden und seine Sorge gilt seiner Umwelt, denn sich selbst empfindet er als kaum beachtenswert. Er lebt nur durch und für die anderen. Da er leicht zu beeinflussen ist, wird er im Allgemeinen leicht davon zu überzeugen sein, tiefer als gewohnt zu atmen, und sobald dies geschieht, wird sich sein Körper die vorenthaltene Beachtung zurückholen. Beim forcierten Atmen machen diese Persönlichkeiten zum Teil schmerzhafte Erfahrungen. Doch sobald dieser Schmerz überwunden ist, erleben sie gegenüber sich selbst eine deutlich höhere Empfindsamkeit und entdecken ihre körperliche wie seelische Existenz und deren Bedeutung. So kann der verbundene Atem für die depressive Persönlichkeit zur befreienden Kraft aus der Gebundenheit und Fremdfixierung, dem oftmals selbst gewählten Gefängnis, werden.

Die schizoide Persönlichkeit

Während die Erde die Sonne umkreist, rotiert sie gleichzeitig um die eigene Achse (b). Die Eigendrehung stabilisiert die Erde und sorgt dafür, dass abwechselnd alle Bereiche der Erde mit Sonnenlicht bestrahlt werden. Diese Bewegung steht für alle lebensnotwendigen Eigenbedürfnisse. Sie stellt den gesunden Eigensinn eines Individuums dar. Wird diese Bewegung einseitig übertrieben, führt sie zur Egozentrik.

Der schizoiden Persönlichkeit gehen die eigenen Bedürfnisse über alles, und ihre Bemühungen dienen dem Versuch, aus allem das Optimum für die eigene Person herauszuholen. Der positive Teil dieser Kraft entfaltet sich in der Individuation, deren Ziel es ist, den Menschen in seiner Einzigartigkeit sichtbar werden zu lassen. Kommt es jedoch zu Überbewertung von Selbstbewahrung und Ichwerdung, führt dies zu Einsamkeit und Beziehungslosigkeit. Durch die übermäßige Betrachtung seines Selbst verliert der schizoide Mensch allmählich den Bezug zur Umwelt und ergeht sich in Spekulationen über seine Mitmenschen. Er dreht sich immer mehr um sich selbst, was schließlich dazu führt, dass er nicht mehr in der Lage ist, seine Lebenssituation objektiv zu beurteilen. Von nun an verliert er sich in Mutmaßungen über die eigene Person, und seine Eigendrehung wird zum Selbstzweck. Alle sozialen Beziehungen werden zur Qual, denn er zweifelt ständig, ob die Eindrücke von der Umwelt real oder nur in seiner Vorstellung vorhanden sind.

Der Verstand scheint ihm verlässlicher als die Gefühlswelt, daher dürstet ihn nach exakten Informationen, die ihm helfen sollen, seine innere Spaltung zu überwinden. Er hat tiefe Sehnsucht nach menschlicher Nähe, doch sobald sie eintritt, wird ihm Angst und Bange. Kommt ihm jemand (zu) nahe, wird ihm bewusst, wie unsicher er im Kontakt mit anderen ist. Sein brillanter Verstand soll helfen, die emotionale Unterentwicklung zu kaschieren. Er wehrt sich gegen jede unangenehme Empfindung und versucht diese zu umgehen oder abzuschütteln. Auseinandersetzungen mit der Welt und sich selbst vollzieht er auf gedanklicher Ebene. Nur im Abstrakten fühlt er sich sicher, sobald es darum geht, verbindlich zu werden, begegnet er seiner elementaren Angst vor Nähe.

Beim forcierten Atmen hat er entsprechende Schwierigkeiten. Menschengruppen sind ihm suspekt, denn er muss ständig befürchten, seine Tarnung könnte auffliegen und die darunter liegende Unreife sichtbar werden. Zu beurteilen, wie tief er gerade atmet, fällt ihm schwer, und sein Hauptinteresse ist, unerkannt durch die Sitzung zu kommen. Er möchte, dass es so aussieht, als wäre er innerlich am Geschehen beteiligt, doch jede seiner Gesten ist inszeniert. Oft ist er ein sehr guter Schauspieler, und nichts fällt ihm leichter, als anderen Menschen etwas vorzumachen. Letztlich spielt er sich selbst etwas vor, und sein erster innerer Entwicklungsschritt wird ihn die eigene

Unreife und Unsicherheit spüren lassen. Wenn er sich auf das verbundene Atmen einlässt, begegnet er seiner tief verdrängten Empfindungswelt. Der Kontakt zu den eigenen Gefühlen ist ihm peinlich und kommt ihm wie ein Rückschritt vor, doch genau dieser bringt letztlich seine Entwicklung voran. Er muss lernen, Mensch unter anderen Menschen zu werden. Nur wenn er seine Erhabenheit aufgibt und emotionale Verwicklung zulässt, kann er menschliche Nähe finden.

Häufig hat oder hatte der schizoide Charakter eine starke und vereinnahmende Mutter. Um ein eigenständiges Wesen entwickeln zu können, musste er früh lernen, sich gegen deren emotionalen Übergriffe abzugrenzen. Als Erwachsener überträgt er dann dieses Mutterbild auf »Frau Welt«. Er lebt weiterhin im Kindheitsmuster, das ihn zwingt, sich gegen jeden echten Kontakt zu wehren. Die Angst, dass emotionale Bedürfnisse anderer Menschen ihn verschlucken könnten, begleitet ihn ständig. Lernt er sich seelisch abzugrenzen, kann er die Fülle des Lebens und der eigenen Empfindungen zulassen. So mag der verbundene Atem zum Schlüssel zu echtem Kontakt werden, zuerst zu sich selbst und dann auch zu anderen.

Die hysterische Persönlichkeit

Die Fliehkraft (c) bildet den Gegenpol zur Schwerkraft. Sie sorgt für Beweglichkeit und Ausdehnung. Ohne Fliehkraft wäre die Materie der Erde nicht in der Lage, den ihr zustehenden Raum einzunehmen. Würde sie andererseits nicht von der Schwerkraft gebremst, wäre unendliche Ausdehnung ihr Bestreben. Sie zieht in die Weite des Weltalls und steht daher für das Bedürfnis nach Neuerung, Veränderung und Wachstum.

Abenteuer und Fernweh locken diesen Typ, und jede Begrenzung ihres Freiheitstriebs macht diesen Menschen Angst. Die Notwendigkeiten des alltäglichen Lebens bereiten ihnen größte Mühe. Endgültige Entscheidungen treffen sie nur ungern, denn diese behindern ihrer Ansicht nach die eigene Entfaltung. Sie vermeiden es, Verantwortung (für ihre Handlungen) zu übernehmen, und ihr unverbindlicher, kindlicher Lebensstil droht seelische Reifungsprozesse zu verhindern. Alles Neue übt starke Anziehung auf sie aus, daher fällt ihnen jeder Verzicht schwer. Ihr Wunsch ist Sofortbefriedigung, doch am liebsten, ohne eigene Energie zu investieren. Daher erwarten sie, dass andere ihre Bedürfnisse erkennen und augenblicklich befriedigen.

Um der Verbindlichkeit und Härte, die eine Begegnung mit sich selbst bedeuten könnte, auszuweichen, versuchen sie beim Atemprozess auf verschiedenen Wegen zu fliehen. Hysterische Persönlichkeiten sind bedürftige Kleinkinder im Körper Erwachsener. Ihr äußeres Erscheinungsbild erinnert häufig an kleine Prinzessinnen oder Prinzen. Sie sind erfreut, wenn andere ausbügeln, was sie angerichtet haben. Sie denken nicht über die Konsequenzen ihres eigenen Handelns nach. Sobald es unangenehm für sie selbst wird, entziehen sie sich der Auseinandersetzung, vor allen Dingen auch der mit sich selbst. Als Weltmeister im Projizieren finden sie eine Unzahl schuldiger Personen für die eigene Misere und Lebensunfähigkeit.

Krankheit ist ihnen ein beliebtes Mittel, sich unangenehmen Situationen zu entziehen. Wenn es ihnen so richtig schlecht geht, wird es anderen Menschen unmöglich, sie mit Problemen zu konfrontieren. Die erlöste Seite ihres Wesens liegt in ihrer Beweglichkeit und Wandlungsfähigkeit. Gelingt es ihnen, sich mittels Atem auf die Härten ihres Lebens einzulassen, wandelt sich ihre Kindlichkeit in Offenheit und Weitsicht.

Beim verbundenen Atmen wollen sie sich entziehen. Sie reden lieber über ihre Probleme und beklagen sich dabei über den Rest der Menschheit. Methoden, die sie unmittelbar mit sich selbst konfrontieren, meiden sie möglichst. Gerade aber Therapiemethoden wie der verbundene Atem, die auf direktem Weg in die Tiefe führen, könnten ihnen helfen, sich zu befreien. Ihr Lernziel wäre die Entwicklung aus alten, kleinkindlichen Verhaltensmustern. Es geht darum, Frustrationstoleranz zu entwickeln, und dies geschieht durch die Konfrontation mit sich selbst. Sobald sie sich dazu überwinden, unangenehme und schmerzhafte Lebenssituationen von Anfang bis Ende zu durchleben, erlangen sie Befriedigung und Selbstachtung. Der verbundene Atem gibt ihnen, sofern sie sich einmal eingelassen haben, die Chance, ihre reichlich vorhandene Energie sinnvoll ein- und umzusetzen.

Die zwanghafte Persönlichkeit

Diese Energie wird symbolisiert durch die Schwerkraft der Erde (d), die die Materie zusammenhält und für Bindung sorgt. Ohne sie würde jedes Teilchen seiner eigenen Wege gehen und in den Tiefen des Weltalls verschwinden. Die Schwerkraft bindet die Einzelteile aneinander und ist somit Basis jeder Entwicklung höherer Lebensformen.

Die diesem Muster entsprechenden Klienten sehnen sich nach Beständigkeit und Dauer, alles was im Leben erreicht wurde, halten sie fest. Gelingt es ihnen nicht, die Werte ihres Lebens zu konservieren, verbringen sie ihre Zeit mit dem Versuch, die alten und gewohnten Lebensumstände wieder herzustellen. Auf zwanghafte Weise wiederholen sie altbewährte Lebensstrategien in der Hoffnung, dass diese auch immer zum gleichen Ergebnis führen. Doch sie müssen feststellen, dass trotz ihrer ständigen Versuche der alte Zustand unwiederbringlich verloren ist. Ihr enormes Sicherheitsbedürfnis führt dazu, dass ihnen das Leben zwischen den Händen zerrinnt. Sie leben in Illusionen und sind ständig damit beschäftigt, das Leben vorzubereiten beziehungsweise abzusichern. Ihre an sich geringe Energie vergeuden sie, um jene Umstände zu realisieren, die es ihnen ermöglichen sollen, dem Leben vollkommen sicher und gefahrlos zu begegnen. Ihr wahres und eigentliches Leben wollen sie erst beginnen, wenn alle Umstände verlässlich sind. Ungetragene Kleidung können sie solange im Schrank aufbewahren, bis diese aus der Mode ist. Kleidungsstücke, die ihnen am besten gefallen, werden für besondere Anlässe des Lebens bewahrt und deshalb oft gar nicht getragen. Diese Einstellung führt dazu, dass sie die Besonderheit und Einzigartigkeit ihres Lebens vor sich herschieben. Es gelingt ihnen einfach nicht, im Hier und Jetzt des eigenen Lebens anzukommen. Während des verbundenen Atmens sind sie bemüht, den Atem und damit die eigene Lebendigkeit zu kontrollieren. Um unvorhersehbare Folgen zu vermeiden, können sie ein Bollwerk von vorbereitenden Maßnahmen aufbauen. Häufig sorgen sie sich, ob die angewandte Methode gesundheitlich auch wirklich unbedenklich ist.

Das fiktive Ziel der Schwerkraft ist die totale Zentrierung der Masse im Erdmittelpunkt. Auf psychischer Ebene bedeutet das den Versuch, Einheit zu erreichen, alles im Einen zu erleben. Für seelische Belange ist dieser Anspruch vollkommen legitim, stellt er doch das höchste Ziel aller philosophischen Schulen und religiösen Traditionen dar. Doch der zwanghafte Mensch betont diese Kraft übermäßig und lebt sie auf der falschen Ebene. Die spirituelle Suche nach dem Urgrund allen Seins ist bei ihm zum fanatischen Sicherheitsbedürfnis pervertiert. Bewegungen, die zur Veränderung des Status quo führen, lösen Angst aus. Mittels ritueller Zwangshandlungen versucht er, in äußeren Lebensbereichen einen Halt zu finden, den es dort niemals geben kann.

Auf seelischer Ebene bedeutet die Schwerkraft ein Ruhen im Zentrum des eigenen Wesens, Halt in sich selbst zu finden, der es ermöglicht, die Veränderlichkeit der äußeren Welt zu akzeptieren. Erst wenn der Zwanghafte Sicherheit in seinem Inneren gefunden hat, kann sein Leben aufblühen.

Am liebsten würde er überhaupt nicht verbunden atmen, denn die entstehende Bewegung bringt ihn aus der Ruhe, und seine Unsicherheit wächst, je weiter sich Ein- und Ausatem vom Mittelpunkt entfernen. Im tieferen Atem erlebt er jene Beweglichkeit, die er im Leben zu meiden versucht. Gerade dieser Weg, der seiner Empfindung nach vom Mittelpunkt wegführt, vermag ihn auf eine neue Ebene zu führen. Wagt er es, die Polarität des Atems zu durchschreiten, wird ihn dies auf einer höheren Ebene zur Mitte führen.

Am treffendsten beschreibt das Gleichnis vom verlorenen Sohn diesen Prozess. Der eine Sohn lässt sich vom Vater auszahlen und verlässt die Sicherheit der heimatlichen Umgebung, er folgt sozusagen dem Gesetz der Fliehkraft. Sein Weg führt ihn in die Ferne und in die Ver*zwei*flung. In der weiten Welt begegnet er der Zweiheit, also der Polarität. Nachdem er sein Geld verbraucht hat, verdingt er sich als Schweinehirt. Als er schließlich nach Hause zurückkehrt, ist sein Vater hoch erfreut und gibt ihm zu Ehren ein großes Fest. Der zweite Sohn aber, der die ganze Zeit zu Hause geblieben war, kann nicht verstehen, warum der Vater für seinen Bruder ein Fest gibt, denn in seinen Augen hat dieser versagt und sollte eher bestraft als belohnt werden.

Dieses Gleichnis zeigt, dass es wichtig ist, sich auf die Lebensreise zu machen und die äußere Heimat zu verlassen. Das Ziel menschlicher Entwicklung ist die Rückkehr zur Mitte, nicht das Sitzenbleiben. Entfliehen wir der alten Geborgenheit, können wir auf einer neuen Ebene ankommen und dort für unseren (Leidens-)Weg belohnt werden. Wer am alten festhält und sich nicht bewegt, geht leer aus. Für die zwanghafte Persönlichkeit geht es darum, die Mitte zu verlassen, um dann zu ihr zurückzukehren. Dieser Weg führt durch die Welt der Gegensätze hinaus an die Peripherie des Lebensmandalas. Auch der zwanghaften Persönlichkeit bleibt es nicht erspart, die eigene Trägheit zu überwinden.

Mit Hilfe des Atems hat man die Chance, über den eigenen Schatten zu springen und zentnerschwere Lasten hinter sich zu lassen. Der Vorteil des verbundenen Atmens ist, dass es sehr schnell spürbare Ergebnisse gibt und der Zwanghafte nicht so viel Vorleistung erbringen muss wie bei anderen Therapiemethoden.

Wie schon erwähnt, kommt es kaum vor, dass jemand einen dieser Charaktere in reiner Form darstellt. Mehr oder weniger deutlich mischen sich in uns Persönlichkeitsmerkmale verschiedener Typen. In erster Linie haben wir nur die problematische Seite des jeweiligen Typs beschrieben sowie die Entwicklungschancen erwähnt, so weit sie beim verbundenen Atem eine Rolle spielen. Natürlich sind nicht nur die negativen Eigenschaften von Bedeutung, aber ein so direkter und kompromissloser Weg der Selbsterfahrung wie der mit dem verbundenen Atem fordert das Überschreiten der eigenen Grenzen, und dabei ist es wichtiger, die eigenen Schattenseiten zu kennen als die lichten, die kaum Probleme machen.

Jede der erwähnten Persönlichkeiten hat auch schöne, unproblematische Eigenschaften. So sind beispielsweise zwanghafte Menschen häufig sehr verantwortungsbewusst in materiellen Belangen und können gute Familienväter oder Mütter sein. Hysterische Persönlichkeiten bestechen hingegen durch ihr lebhaftes und abwechslungsreiches Wesen.

Damit die positiven Seiten auf dem Weg der Selbsterkenntnis nicht verloren gehen, müssen wir die Schattenanteile so bearbeiten, dass sie transformiert und nicht vernichtet werden. Deshalb ist es wichtig, dass wir uns möglichst offen und wertfrei mit unseren Schattenseiten auseinander setzen.

Innere Entwicklung ist analog zum äußeren Entwicklungsweg zu sehen. Ein Kind ist während seiner Schulzeit immer mit jenen Themen beschäftigt, die es nicht beherrscht. Hat es das Addieren gelernt, kann es sich nicht darauf ausruhen, sondern muss sich dem nächsten, noch schwierigeren Thema zuwenden, beispielsweise der Multiplikation.

Ebenso ergeht es uns auf unserem Weg innerer Entwicklung, wo wir ständig unseren Defiziten begegnen. Wenn wir uns aber trauen, diese Grenzbereiche unserer Persönlichkeit zu erleben, finden wir Mittel und Wege, über uns selbst hinauszuwachsen.

Niemand aber kann all seine Probleme auf einmal lösen, und zu hohe Erwartungen an sich selbst können zum Hindernis werden. Je höher der Anspruch, desto weniger sind wir im Allgemeinen bereit, uns mit den eigenen Problemen auseinander zu setzen. Es ist oft frustrierend, jener Unvollkommenheit und Hilflosigkeit zu begegnen, die wir in den heiklen Bereichen unseres Lebens vorfinden.

Der verbundene Atem stellt eine universelle Methode dar, sich mit den Grundproblemen menschlicher Existenz auszusöhnen. Jeder Typ hat eine andere Hemmschwelle, kann aber – wenn er sich einmal eingelassen hat – enorme Wachstumsschritte mit dieser Methode machen. Hinzu kommt, dass wir beim Atemprozess in der Entspannungsphase am Ende einer Sitzung auch die Möglichkeit haben, unsere schönsten Seiten und die des Lebens im Allgemeinen kennen zu lernen. In ganz besonderen Momenten kann er uns sogar Einheitserfahrungen schenken, die einen kurzen Blick auf unser letztes und eigentliches Ziel, das Himmelreich Gottes in uns, gewähren.

Erfahrungen im Umfeld der Geburt

Das Thema der Geburt ist eng mit dem Atemprozess verbunden, und wir wollen es anhand der Erfahrungen aus der Reinkarnationstherapie und der Grof'schen Erkenntnisse vertiefen. Nach schulmedizinischer und psychologischer Auffassung hat das Erlebnis der Geburt keinen Einfluss auf die seelische Entwicklung eines Menschen. Die Psychoanalyse betrachtet vor allen Dingen die frühe Kindheit bis zur Pubertät, spricht aber auch von Prägung des Menschen durch allerfrüheste Erfahrungen. Verschiedene Arbeiten beschreiben Auswirkungen des ersten Gestilltwerdens. Dort geht man davon aus, dass der Säugling in der Lage ist, zwischen einer echten und so genannten unechten Brustwarze zu unterscheiden. Wenn ein Wesen in der Lage ist, Frustration bei nutzlosem Saugen einer unechten Brustwarze zu empfinden, warum soll es nicht auch in der Lage sein, seine Geburt zu empfinden. Aufgrund unserer Erfahrungen mit der Reinkarnationstherapie steht für uns fest, dass nicht nur die Geburt, sondern schon die ganze Schwangerschaft einschließlich der Empfängnis bewusst erlebt wird.

Bei der Geburt durchlebt der Säugling eine viele Stunden dauernde, lebensbedrohliche Situation. Er erfährt Enge, häufig einen relativen Sauerstoffmangel, also Erstickungsgefühle und sämtliche Extreme des Geborenwerdens. Mit Sicherheit ist die Geburt ein seelisch schwer zu verarbeitendes Ereignis. Versetzen wir uns für einige Sekunden in die Situation des Säuglings, um zu erkennen, wie er sich fühlen mag. Stellen wir uns vor, wir wären in einen warmen, weichen, viel zu engen Raum vollkommen bewegungsunfähig hineingepresst. Und dann würden wir durch einen Druck, der etwa dem Zehnfachen unseres

Körpergewichts entspricht, mit dem Kopf gegen eine unnachgiebige Wand gepresst. Die Folgen lebensbedrohlicher Situationen, und nichts anderes stellt die Geburt für das Ungeborene dar, sind bei Unfallopfern gut bekannt. Erwachsene fallen nach Erlebnissen von Eingeschlossensein in langwierige Traumata[27]. Wir dürfen davon ausgehen, dass es dem Neugeborenen nicht besser ergeht.

Wenn wir Erfahrungen gemacht haben, die wir im Moment nicht verkraften können, verdrängen wir sie. Wir werden ohnmächtig, wenn ein Schmerz so groß ist, dass wir ihn nicht bewusst ertragen können. Das Gleiche geschieht auf psychischer Ebene. Ist ein Eindruck so intensiv, dass wir ihn bewusst nicht verarbeiten können, verlässt unser Bewusstsein die Körperebene.

Beim Geborenwerden kommt genau dieser Vorgang zum Tragen. Alle Menschen, die nicht in den Genuss der so genannten sanften Geburt gekommen sind, haben dieses Trauma davongetragen. Die meisten Menschen wurden bei der Geburt massiv geschockt. Zur Begrüßung wurden sie durch das intensive Licht des Operationssaals geblendet, ihre Augen wurden mit Silbernitrattropfen verätzt, während die Raumtemperatur viel zu niedrig war, als dass ein Neugeborenes sich hätte wohl fühlen können. Viele psychische und körperliche Symptome enthalten eine Symbolik, die an solche Geburtstraumata erinnert. Angst vor Enge und Asthma beispielsweise lassen sich durch die traumatische Geburtssituation sinnvoll erklären.

Verdrängte Erlebnisse sind keineswegs verschwunden, sondern, wie das Wort »ver-drängen« erkennen lässt, in andere Bewusstseinsbereiche verschoben, von wo sie nicht selten »drängen«, auf jeden Fall aber wirken. Da sie unser Fassungsvermögen überstiegen, hat unser Organismus diese Erfahrungen sozusagen auf Eis gelegt. Im Laufe unserer Persönlichkeitsentwicklung kann es nun geschehen, dass unsere Fähigkeit, traumatische Erlebnisse zu integrieren, steigt und so wird es möglich, dass unverarbeitete Traumata im Körper oder Bewusstsein auftauchen. Die zu diesen Empfindungen gemachte Erfahrung liegt oft so weit zurück, dass wir keinerlei Bezug zur momentanen Lebenssituation mehr erkennen können. Damit unsere Entwicklung weitergehen kann, müssen wir die Traumata erneut durchleben, um sie integrieren zu können.

Ein junges Mädchen konnte es nicht ertragen, mit ihrem Freund im selben Bett zu schlafen. Die Beziehung wurde deshalb beendet, was kein großes Problem darstellte, da für sie das Thema Beziehung noch keine besondere Rolle spielte. Die berufliche Ausbildung stand im Vordergrund, und dieser widmete sie sich nun primär. Nach einigen Jahren hat sich die berufliche Situation gefestigt, und das Sehnen nach Gemeinsamkeit und Nähe wird wieder bewusster. Sie verliebt sich und möchte nun eine Familie gründen. Doch als die erste gemeinsame Nacht ansteht, begegnet sie der verdrängten Angst von neuem. Die Angst vor Nähe passt nicht in die momentane Lebensphase, und es fehlt jetzt jedes Verständnis dafür. Bei der Jugendliebe mag die Angst sogar noch sinnvoll gewesen sein, verhinderte sie doch eine verfrühte feste Bindung und ermöglichte so, alle Energie in die berufliche Entwicklung fließen zu lassen. Jetzt muss aber ein Weg gefunden werden, diese Angst zu überwinden, und nur wenn sie in ihrer Glanzzeit spürbar ist, kann ihre Sinnlosigkeit empfunden und eine Lösung gefunden werden. Rational ist uns die Unsinnigkeit derartiger Ängste meist bewusst, doch erst Klarheit auf emotionaler Ebene hilft, die Angst zu überwinden.

Wir tauchen nun tiefer in die Symbolik des Geburtsvorgangs ein. Dazu ist es notwendig, sich vom kausalen Denken zu verabschieden. Die kausale Art der Betrachtung kann helfen, psychische Vorgänge zu sortieren und zu kategorisieren, wird aber kaum zu Lösungen führen. Befreien müssen wir uns im jeweiligen Augenblick des Erlebens.

Das Geburtsmuster kann zeigen, auf welche Art wir Lebensübergänge angehen und wo wir zum Hängenbleiben tendieren. Dabei ist gleichgültig, ob es sich um körperliche, seelische oder geistige Übergangssituationen handelt, die Symbolik gilt für alle Ebenen.

Die so genannten perinatalen Matrizen nach Grof stellen Übergangsgesetzmäßigkeiten dar und können uns helfen, jene Lebenssituationen zu erkennen, die unser persönliches Problem und damit auch Entwicklungspotenzial beinhalten. Sie schärfen unser Bewusstsein und helfen jene Momente zu erkennen, in denen die Chance des Durchbruchs liegt. Erwähnenswert ist auch, dass es zwei extreme Möglichkeiten gibt, eine Geburtsphase zu erleben: eine unerlöste, wenn der ungünstigste Fall für den Embryo eintritt, und eine erlöste, wenn alles gut läuft.

Um ein anschauliches Beispiel zu geben, greifen wir der Intrauterinphase vor. Im erlösten Erleben schwebt das Kind im absoluten Paradies, es ist ein Wunschkind und fühlt sich wie im Himmel, als würde aus allen Quellen Milch und Honig fließen. Erlebt es diese Zeit im unerlösten Zustand, weil es unerwünscht oder gar Anlass für Abtreibungsüberlegungen ist, so fühlt es sich wie in der Hölle, ist voll misstrauischem Unmut und erwartet von seiner Umgebung nichts als Hässlichkeiten. So kann es auch einem Kind ergehen, dessen Mutter in Problemen unterzugehen droht.

Intrauterinphase (Zeugung, Schwangerschaft) oder 1. Matrix

Es handelt sich um jenen Zeitraum, in dem sich der Embryo in der Gebärmutter eingenistet und es sich bequem gemacht hat. Dieser Zustand hält an, bis der Fötus herangewachsen ist und an die Grenzen seiner bis dato grenzenlosen Umgebung stößt. Das Lebensgefühl dieser Phase ist Allverbundenheit. Die regressiven Sehnsüchte des späteren Lebens wie etwa Schlaraffenlandphantasien beziehen sich meist auf diese Situation. Im Idealfall herrschen paradiesische Zustände für den Embryo, er ist versorgt, behütet und genießt eine einzigartige Mischung aus vollkommener Geborgenheit und absoluter Freiheit. Niemals wieder wird es ihm vergönnt sein, diesen Zustand körperlich so rein zu erleben wie während dieser ersten Lebenswochen. Im späteren Leben wird er sich mehr oder weniger bewusst nach dieser Zeit zurücksehnen. Doch alle Versuche, diese Lebenssituation äußerlich wieder herzustellen, führen letztlich in die Frustration, denn die Zeit lässt sich nicht zurückdrehen. Die meisten Menschen kennen dieses Bemühen. Wann immer wir versuchen, Frustration zu eliminieren und völlige Harmonie anzustreben, laufen wir in diese Falle. Es fällt schwer, sich die Unmöglichkeit dieses Vorhabens einzugestehen. Unsere Sehnsucht zielt auf die Einheit, doch die göttliche, heile Welt ist dem polaren, erwachsenen Menschen nicht konkret in der Welt, sondern nur innerlich über spirituelle Wege zugänglich. Wir können die Gegensätze nur nacheinander erleben und müssen den Preis der Polarität zahlen. Begeben wir uns in eine geborgene Situation, sind wir dazu verdammt, jene räumlichen Grenzen zu spüren, die die Geborgenheit mit sich bringt. Suchen wir die Freiheit, so erleben wir Weite, aber auch die Kälte, die der Freiheit anhaftet.

Der Mensch muss diesen paradiesischen Zustand der Einheit opfern, um auf seinem Lebensweg voranzuschreiten. Gelingt ihm die Trennung vom mütterlichen Schoß und hat er die Kraft, den langen Weg der Individuation zu gehen, kann es sein, dass er dem verlorenen Paradies auf anderer Ebene erneut begegnet. Unterschiedliche Meditationsrichtungen beschreiben transzendente Zustände, die die unbeschreibliche Schönheit der ersten Lebensphase wieder erkennen lassen. Über den verbundenen Atem kommt es häufig zum neuerlichen Kontakt mit diesem spirituellen Bereich, der von den meisten Klienten als ein Erleben absoluter Harmonie und innerer Glückseligkeit beschrieben wird. Nur in der Tiefe unseres eigenen Wesens können wir jene Qualitäten wieder entdecken, die als äußere Erfahrung für immer verloren sind. Es ist wohl der größte Irrtum unserer materialistischen Kultur, dass wir immer wieder versuchen, Lebenssinn, Glück und Freude in der äußeren Welt zu finden oder diesen Zustand über Drogen kurzfristig und ohne rituellen Rahmen erzwingen wollen.

Wer diese Geburtsphase als besonders prägend erlebt hat, trägt ihre Grundstimmung ins spätere Leben. Je nach Beschaffenheit der anderen Lebenserfahrungen kann diese Prägung stärker oder schwächer sein. Wir werden wieder jeweils die extremste Erscheinung eines Typs beschreiben, damit seine Merkmale deutlicher hervortreten und in der Praxis leichter zu erkennen sind. Von der ersten Matrix positiv geprägte Menschen leben aus einem Gefühl der Selbstverständlichkeit heraus und sind mit Selbstvertrauen reichlich gesegnet. Sie wirken auf den ersten Blick wie Sonntagskinder, denen das Leben und seine Früchte in den Schoß fallen, ohne dass sie selbst viel dazu beitragen müssen. Sie sind unkompliziert und kreativ und angenehme Mitmenschen. Ihr oft lockeres, lebenslustiges Auftreten findet Anklang. Sie schöpfen aus der Fülle einer ersten Matrix. Ihre Unbedarftheit läuft aber Gefahr, sich in Naivität zu wandeln. Allzu großes Selbstvertrauen kann zu Eigenblindheit werden, denn häufig fehlt ihnen die Fähigkeit kritischer und objektiver Selbstbetrachtung. So kommt es, dass sie manchmal sprichwörtlich »aus allen Wolken fallen«, wenn sie den Früchten ihrer Eigenblindheit begegnen. Unter ihrem glücklichen Stern fällt es ihnen schwer, die dunklen Wolken wahrzunehmen, die sich von Zeit zu Zeit auch über ihnen zusammenbrauen. Psychologisch könnte man sagen, dass ihre Art von Lebensstil häufig einen großen Schatten produziert.

Dafür fällt es ihnen meist sehr leicht, die Veränderlichkeit des Lebens zu akzeptieren. Sie können alte Freundschaften loslassen und wirken sehr eigenständig. Aber auf die Anerkennung der eigenen Mutter können sie nicht verzichten. Von vielem können sie sich lösen, doch am letzten Zipfel halten sie verzweifelt fest. Irgendwann in ihrem Leben kann es für sie notwendig sein, die Mutter oder eine andere schützende Macht zu enttäuschen, um wirklich frei zu werden. Damit ihr Leben sich frei entwickeln kann, ist es unumgänglich, die mütterliche Urgeborgenheit zu verraten, denn nur dann gelingt ihnen der völlige Eintritt in die polare Welt und erwachsen und eigenverantwortlich zu leben, anstatt es vorzuspiegeln. Das Paradies müssen sie zuerst verlieren, um es später auf höherer Ebene wieder zu finden. Anderenfalls laufen sie Gefahr, zu einer Art ewigem Jüngling[28] beziehungsweise ewigem Mädchen zu verkommen.

Vorbereitung auf die Geburt (Eröffnungsphase) oder 2. Matrix

Während die erste Matrix dem Paradies gleichkam, kann man den Beginn der zweiten Matrix mit der Vertreibung aus selbigem vergleichen. Auf körperlicher Ebene beginnt diese Phase in jenem Augenblick, wenn der heranwachsende Säugling an die Grenzen seiner, ihm bisher grenzenlos erscheinenden Umgebung stößt. Er ist so weit herangewachsen, dass der Mutterschoß nicht mehr in der Lage ist, ihn ohne äußere Einschränkungen in sich zu tragen. Durch die Gebärmutterwand erlebt er Widerstand und ist plötzlich gezwungen, sich mit den Grenzen seiner Möglichkeiten zu beschäftigen. Zu Beginn dieser Phase wird er feststellen, dass seine Freiheit ab und zu beeinträchtigt ist, doch mit der Zeit wird seine freie Entfaltung immer mehr eingeschränkt. Der Druck steigt unaufhörlich und findet schließlich in den Eröffnungswehen einen ersten Höhepunkt.

Das Kind befindet sich in einer Art Sackgasse. Es ist ihm nicht möglich, ins Paradies zurückzukehren, und was vor ihm liegt, erscheint angsteinflößend und unüberwindbar und vor allem *uneinsehbar*.

Es kommt zu einer ausweglosen Situation. Menschen, die an der zweiten Matrix hängen, fühlen sich am Ende ihrer Möglichkeiten. Der Druck, der sie mittels Senkwehen in die Ausweglosigkeit hineinpresst, wächst und wächst. Sie sind mit ihrem Latein am Ende und wissen nicht, wie es weitergehen soll. In ihrer ausweglosen Situation erscheint ihnen das Leben wie ein Gefängnis. Weltuntergangsstimmungen machen sich breit, da sie endlose Qualen erleiden und keine Chance sehen, die albtraumartige Hölle zu verlassen. Da sie kein Vorankommen sehen, hängt ihre Sehnsucht häufig in der Vergangenheit, jener Geborgenheit, die das Charakteristikum der 1. Matrix bildete. Aus ihrer ausweglosen Situation heraus neigen sie zur Flucht in die Regression. Alles was sie wünschen ist, dass dieser endlos erscheinende Albtraum endet. Für die positiven Seiten ihres Lebens sind sie blind, da ihre existenzielle Verzweiflung alles andere überlagert. Sinnlosigkeit und Angst ist die Grundstimmung ihres Lebens, und das Gefühl, sich ständig zu bemühen, ohne dass Anstrengungen jemals belohnt werden, beherrscht sie. Ständig sind sie mit ihren Nöten beschäftigt und fühlen sich daher von anderen Menschen abgeschnitten. Der scheinbar sinnlose Kampf macht sie einsam, und sie laufen Gefahr zu verbittern. Ihnen fehlen die seelischen Erfolgserlebnisse, die es ermöglichen könnten, sich als Mensch unter Menschen zu fühlen. Ohne emotionale Einbindung werden sie zu lieblosen, materialistischen Verstandesmenschen. Da ihre Anstrengungen ergebnislos bleiben, haben sie das Gefühl, sich immer noch mehr bemühen zu müssen, damit endlich Resultate auftauchen. Doch je mehr sie sich anstrengen, desto mehr sind sie erschöpft, und ihre Versuche werden immer uneffizienter.

Um einen Ausweg zu finden, müssen diese Menschen herausfinden, warum es gerade ihnen nicht gelingt, den lang ersehnten Durchbruch zu schaffen. Bewusste und unbewusste Faktoren können hierbei eine Rolle spielen. Die provokativste Vermutung lautet, dass sie den Durchbruch gar *nicht* schaffen *wollen*. Solch eine Negativmotivation ist natürlich immer unbewusst. Aber wie schon C. G. Jung beschrieben hat, gleichen die unbewussten Motivationen dem größeren Teil des Eisbergs unter der Wasseroberfläche. Das über der Oberfläche liegende Ichbewusstsein hat zwar das Gefühl, alle Zügel in der Hand zu halten, ist aber letztlich den in der Tiefe stattfindenden Bewegungen hilflos ausgeliefert. Es gibt viele Beispiele für entsprechende psychische Muster, wie etwa die »ewige Geliebte«. Dabei handelt es sich um eine Frau, die immer wieder Beziehungen mit verheirateten Männern eingeht. Meist enden diese Beziehungen damit, dass der Mann zu Ehefrau und Kindern zurückkehrt. Die Geliebte bleibt frustriert zurück und wünscht sich nichts sehnlicher als eine enge und dauerhafte Beziehung. Eine Klientin machte über einige Zeit diese Erfahrung, bis eines Tages ihr Geliebter, ein Familienvater, plötzlich mit seinen Koffern vor ihrer Wohnungstür stand. Er war bereit, seine Frau zu verlassen und wollte mit ihr zusammenleben. Ab diesem Moment ließen ihre Liebe für den Mann und seine Faszination für sie kontinuierlich nach. Ihr wurde bewusst, dass er nicht der Mann war, den sie suchte, sondern dass es seine Unerreichbarkeit war, die sie angezogen hatte. Die Männer, in die sie sich verliebte, waren ihr genauso fern, wie der Vater es in ihrer Kindheit gewesen war. Der Versuch, Nähe herzustellen, galt eigentlich immer noch dem Vater. Nachdem sie ihr Vaterproblem aufgearbeitet hatte, war sie bereit, die Männer als Männer und nicht als Vaterersatz wahrzunehmen. Es wurde ihr bewusst, dass all ihre missglückten Beziehungen sie auf emotionale Blockaden der Kindheit hinweisen wollten.

Hinter der Sinnlosigkeit ihrer Beziehungen steckte das Unbewusste und eine Störung auf der zweiten Matrix. In Analogie zur realen Geburt glichen ihre Versuche, in die Welt einer Beziehung zu gelangen, dem Versuch des Ungeborenen, den Mutterleib in einer Richtung zu verlassen, die kein Durchkommen ermöglicht. Daher blieben ihre Bemühungen fruchtlos. Mit dieser Erkenntnis hatte sich die Einstellung zum männlichen Geschlecht geändert. Auf einmal begegneten ihr Männer, zu denen sie, laut ihrer Beschreibung, früher niemals Kontakt gefunden hätte, und es eröffnete sich ihr ein vollkommen neues Feld zwischenmenschlicher Erfahrungen.

Bevor wir uns weiter mit Lösungsmöglichkeiten für Menschen der zweiten Matrix beschäftigen, gehen wir noch einmal zurück zum konkreten Geburtsvorgang. In dieser Phase wird das Kind stärker und stärker mit dem Kopf gegen den noch geschlossenen Muttermund gepresst. Der Sinn dieses Drucks ist der gleiche wie beim zuvor betrachteten Beispiel, nur auf körperlicher Ebene. Schmerz und Leid steigern sich subjektiv ins Unermessliche, doch irgendwann führt genau dieser Druck zur Öffnung des Muttermunds, und der Durchbruch zur nächsten Phase beginnt.

In der Psychotherapie begegnet man häufig Menschen, deren Leidensdruck so groß ist, dass es nur darum geht, diesen Druck in für sie sinnvolle Bahnen zu leiten. Gelingt dies, so kann die neue Lebensphase beginnen.

Wir sprachen häufig vom Schatten und der Reise durch die Unterwelt, die notwendig ist, um zum Licht zu gelangen. Doch manche der auf die zweite Matrix negativ fixierten Menschen schmoren schon die meiste Zeit ihres Lebens in der Hölle.

Wird ihnen bewusst, dass sie vor lauter Suchen das Finden vergessen haben, sind sie überrascht und verunsichert. Meist genügt es, wenn sie ihre Anstrengungen in ausgewählten Bereichen wie dem Atemprozess bis über den Punkt, an dem sie normalerweise aufgeben, ausdehnen.

Versetzt man sich in für die Betroffenen typische Situationen, lässt sich nachvollziehen, wie frustrierend dieser Lebensstil sein muss. Sie brechen ihr Studium vor der letzten Prüfung ab, beenden ihre partnerschaftlichen Beziehungen, wenn es verbindlich wird, und sind im Nachhinein damit beschäftigt, unvollendeten Lebenssituationen nachzutrauern. Man könnte annehmen, dass Menschen der zweiten Matrix eine zu geringe Frustrationstoleranz haben und daher nicht in der Lage sind, schwierige Lebenssituationen bis zum Durchbruch auszuhalten. Doch häufiger liegt ihr Problem darin, dass sie zu viel auf einmal erreichen wollen und sich dabei verzetteln. Gelingt es ihnen, ihre Kraft auf wesentliche Punkte zu konzentrieren, haben sie meist genügend Reserven, um bis ans Ziel ihrer Bemühungen zu gelangen und die Dinge zu Ende zu bringen. Dabei kommt es nicht einmal darauf an, ob ihre Bemühungen erfolgreich sind, sondern es geht darum, Begonnenes zu Ende zu führen, denn nur was abgeschlossen wird, ist wirklich gelöst. Alles Unerledigte steht unserem Leben im Wege und wartet (auch unendlich lange) darauf, abgeschlossen zu werden. Auf seelischer Ebene ist es ohnehin gleichgültig, ob ein Erfolg oder Misserfolg eintritt, es zählt allein die Vollständigkeit unserer Erfahrungen. Diese ist allerdings notwendig, damit die seelische Entwicklung beginnen kann.

Der eigentliche Geburtskampf oder 3. Matrix

Ist es dem Kind im Mutterleib gelungen, Druck und Ausweglosigkeit seiner Situation lange genug auszuhalten, führt dies zum Beginn der dritten und vorletzten Geburtsphase. Nimmt es den Druck an, ohne sich ihm zu widersetzen, so bewirkt dieser, dass sich der Muttermund allmählich öffnet. Diese Erfahrung lässt neuen Mut aufsteigen und weitere Kraftreserven werden mobilisiert. Mit dem nun beginnenden gewaltigen Kampf ums Überleben kommt es häufig zu einem durch mechanischen Druck entstehenden Sauerstoffmangel und daraus resultierenden Erstickungsgefühlen. Der entscheidende Unterschied zum Leid der zweiten Geburtsphase liegt darin, dass die Situation nicht mehr ausweglos erscheint. Der Betroffene ist nicht mehr hilflos, sondern aktiv an seinem Kampf ums Überleben und Leben beteiligt. Sein Leiden bekommt eine Richtung und das Ziel ist absehbar. Jeder kennt wohl solche Augenblicke aus dem eigenen Leben. Beispielsweise beim Erlernen einer Sportart wie Windsurfen begegnet einem dieses Prinzip: Man sieht plötzlich wieder Licht am Horizont, ein Bild, das aus der Geburtsbetrachtung stammen könnte.

Die ersten Stunden verbringt man damit, auf sein Brett zu klettern, das Segel aus dem Wasser zu ziehen, um dann mitsamt Segel wieder ins Wasser zu fallen. In Folge können diese Erlebnisse so sehr frustrieren, dass Zweifel an sich selbst und der Sportart aufkommen. Sobald man aber einige Meter gesurft ist, verleiht einem der Erfolg Flügel, und die Frustration ist vergessen. Auch wenn der Weg zur Perfektion noch weit ist, trägt uns von nun an die Hoffnung. Ähnlich ergeht es dem Kind, dem es gelungen ist, den Muttermund und damit das Tor zum Leben zu öffnen. Im wahrsten Sinne des Wortes ist ein Licht am Ende des Tunnels aufgetaucht. Es wird zwar noch einige Mühe kosten, ans Ziel zu gelangen, doch der weite Weg ist überschaubar. Für das Kind beginnt nun der eigentliche Kampf ums Geborenwerden, und dieser ist mit vielen schmerzhaften und angsteinflößenden Erfahrungen verbunden. Das Ungeborene wird durch den Geburtskanal gepresst, ist eingezwängt und kommt mit Blut und Kot in Berührung. Es muss und kann von nun an um sein Leben kämpfen, aber es hat die *Aussichtslosigkeit* der zweiten Matrix überwunden.

Das Durchleben dieser Phase beinhaltet eine Vielzahl traumatischer Momente. Einige davon bleiben eventuell unverarbeitet, um Jahrzehnte später, in völlig anderem Zusammenhang erneut aufzutauchen. Schmerz und Lust können ineinander übergehen, daher wird dieser Zeitraum häufig als die erste sexuelle Erfahrung beschrieben. Sexuelle Abnormitäten wie die Lust, sich zu strangulieren, und auch Stimulationen durch Kot und Urin ergeben plötzlich einen Sinn, bringen wir sie mit der dritten Matrix in Verbindung.

Menschen mit einer Fixierung auf die dritte Matrix sind unermüdliche Kämpfer, denn sie haben ständig ihr Ziel vor Augen. Sie lieben unter Umständen sogar Katastrophen, jedenfalls aber ständige Veränderungen. Häufig scheinen sie verfangen in eigener Rastlosigkeit. Sie sind oft Plutoniker und deshalb mit dem Gott der Unterwelt und mit dem Totenreich vertraut. Das Kind ist dem Tod während der Austreibungsphase ziemlich nahe, denn die dritte Matrix ist der gefährlichste Abschnitt des Geburtsvorgangs. In dieser Phase treten auch die meisten Komplikationen auf. Vertreter der dritten Matrix leben gerne in Städten und schmieden ständig neue Pläne. Unbewusst ziehen sie Selbstzerstörung und Leid der eigenen Erlösung vor. Während die Gefahr für Menschen der zweiten Matrix darin bestand, aufzugeben und zu flüchten, besteht das Problem für Menschen der dritten Matrix darin, anzukommen und Entspannung zu finden. Tod und Wiedergeburt stellen ihr zentrales Lebensthema dar, doch sie verwechseln ständige äußere Veränderung und Bewährung mit dem Sprung auf neue Entwicklungsebenen. Pubertäre Ersatzrituale wie Extremsportarten, S-Bahn-Surfen, Bungeejumping und viele andere lebensgefährliche Versuche, erwachsen zu werden, haben mit dieser Phase zu tun.[29]

Letztlich fehlt es immer an Bewusstheit, denn so wie der Säugling das alte Paradies verlassen musste und das Leben außerhalb des Mutterleibs meistern will, versuchen viele große Kinder, den Sprung ins Erwachsensein zu schaffen. Solange diese Prozesse aber spät und ohne Bewusstsein ablaufen, kann jene zweite Geburt zum Erwachsenen und eigenverantwortlichen Menschen nicht gelingen. Techniken wie Bungeejumping, die als Riten seit Jahrhunderten aus afrikanischen Kindern vollwertige erwachsene Stammesmitglieder machen, führen in unseren Breiten auch bei hundertfacher Wiederholung nicht zum Ziel. So kommt es, dass diese Menschen ständig nach neuen Herausforderungen suchen, immer begleitet von der Hoffnung, dass jedes Erhöhen der äußeren Angst- und Schmerzgrenze Erlösung bringen möge. Hinter der ständigen Bewegung und Veränderung verbirgt sich die Weigerung, geboren beziehungsweise erwachsen zu werden. Erst wenn es ihnen gelingt, zu ihrer eigenen Identität vorzustoßen, können sie Abschied nehmen von der ständigen Selbstzerstörung. Sie müssen lernen, sich von allen Formen der Abhängigkeit zu lösen und ein Selbstwertgefühl aufzubauen, das unabhängig von Anerkennung und Bewunderung anderer Menschen ist. So wie der Säugling geboren werden muss und mit dem Durchtrennen der Nabelschnur die letzte Bindung an die alte Heimat verliert, müssen diese Menschen nach Wegen suchen, wahrhaft sie selbst zu werden. Kommen sie in Berührung mit ihrem tiefsten Wesen, können sie auch im äußeren Leben ihren Platz einnehmen. Sie müssen also Entscheidungen treffen, die zu Verbindlichkeit zwingen. Das kann ein Beruf sein, dem sie sich ganz und gar hingeben oder die Gründung einer Familie, doch immer werden sie dabei ihre Angst vor Verbindlichkeit überwinden müssen. Es ist also notwendig, freiwillig in eine »Falle« zu gehen, die ihnen keinen Ausweg offen lässt und dann bis zur eigentlichen Befreiung weiterzukämpfen.

In diesem Punkt hat ihre Aufgabe starke Ähnlichkeit mit den Menschen der zweiten Matrix. Diese müssen den unangenehmen Kampf beginnen, während Menschen der dritten Matrix den äußeren Kampf aufgeben beziehungsweise beenden sollten, um den inneren Kampf aufnehmen zu können. Alle mythologischen Drachenkämpfe zeigen, wie wir die eigene Unreife überwinden können. Die Monster und Verführer in Märchen und Mythen symbolisieren jene leidenschaftlichen und ichsüchtigen Kräfte, die es zu überwinden gilt. Erst wenn die inneren Kämpfe gewonnen sind, ist der Weg zur Jungfrau und somit zur eigenen Seele frei. In diesem Augenblick ist der endgültige Durchbruch gelungen, und Säugling wie Erwachsener finden sich auf ganz neuem Terrain wieder.

Das Geborenwerden (Durchbruch, Befreiung) oder 4. Matrix

Jetzt ist der Augenblick der endgültigen Befreiung gekommen. Das Kind hat alle Strapazen überwunden, sein Leben außerhalb des Mutterleibs kann beginnen. Die Enge liegt hinter ihm und die Weite einer neuen, ihm noch unbekannten Welt wartet darauf, erforscht zu werden. Hat das Kind die vorherigen Phasen bewusst durchlebt und durchlitten, kann es die Vergangenheit loslassen und sich vollkommen auf die Gegenwart konzentrieren. In diesem Moment liegt die große Chance, völlig neu zu beginnen. Im Anfang liegt bekanntermaßen der Keim für alles weitere, daher können die ersten Eindrücke des Säuglings darüber entscheiden, wie er der äußeren Welt in seinem weiteren Leben begegnen wird.

Frederic Leboyer hat uns die Bedeutung einer Geburt ohne Gewalt nahe gebracht, doch leider hatten die meisten von uns diese Chance noch nicht. Wir wurden zumeist von grellem Licht geblendet und durch das Durchtrennen der prall gefüllten Nabelschnur unsanft und unter Erstickungsgefühlen zum ersten Atemzug gezwungen. Das ganze Umfeld der Geburt war und ist manchmal noch heute geprägt von Ignoranz gegenüber den Bedürfnissen der Neugeborenen. Daher fällt es vielen Menschen schwer, die Freiheit und Entfaltungsmöglichkeiten der vierten Matrix im eigenen Leben umzusetzen. Oft ist es notwendig, die unbewältigten Geburtsphasen erneut zu durchleben, um das Leid der Vergangenheit wirklich loslassen zu können. Viele Menschen suchen und finden instinktiv jene Lebenserfahrungen, die ihnen dabei helfen können, doch einige bleiben sozusagen hängen und brauchen therapeutische Hilfe, um diesen Loslösungsprozess einzuleiten.

Wir gehen davon aus, dass unser Säugling es geschafft hat, sich zu lösen und nun mit neugierigen Augen der Außenwelt begegnet. Für ihn beginnt eine neue Dimension des Wachstums. Je älter er wird, desto größer wird seine Eigenverantwortung. Er kann sich im Laufe der Zeit immer weiter von der

Mutter entfernen, doch genauso gut ist es ihm möglich, in ihr schützendes Umfeld zurückzukehren.

Auf psychischer Ebene bedeutet dieser Schritt in die Freiheit vor allen Dingen totale Eigenverantwortung. Er wird sein Potenzial nur nutzen können, wenn er die Gesetze der polaren Welt anerkennt. Das bedeutet, dass jeder Schritt, den er tut, einen gegenpolaren Aspekt hat. Auf dem Arbeitsmarkt leiden beispielsweise viele Angestellte darunter, dass sie nicht selbst ihre Arbeitszeit einteilen können. Häufig gilt ihr Neid selbstständig oder freiberuflich arbeitenden Menschen. Doch der Schritt zur Selbstständigkeit bedeutet Risiko und Eigenverantwortung. Während der Angestellte jeden Monat ein gesichertes Gehalt bekommt, muss der Selbstständige mit ständigen Schwankungen rechnen. Er kann einen wesentlich höheren Gewinn haben, muss aber zum Beispiel im Falle eines Konkurses eventuell auch einen hohen Preis zahlen. Der Selbstständige kann arbeiten, wann er will, aber er muss sich selbst dazu motivieren. Gegebenenfalls kann er häufiger Urlaub machen, doch die Zeiten des Verdienstausfalls müssen vor- beziehungsweise nachgearbeitet werden. Der Angestellte hat wesentlich mehr Sicherheit in seinem Leben.

Auf jeder Lebensebene bedeutet ein Mehr an Geborgenheit einen Verlust an Freiheit, während ein eigenverantwortliches Leben deutlich mehr Risiken beinhaltet. Je mehr wir uns den Polaritäten des Lebens stellen, desto breiter wird das Spektrum unserer Erfahrungen und Möglichkeiten. Wir werden mehr Freude und Lebensglück erfahren, doch im Gegenzug werden uns auch die leidvollen Phasen des Lebens tiefer berühren. Die meisten Strategien der Lebensbewältigung sind sehr einseitig, und nur selten erkennen wir, dass es auf Dauer unmöglich ist, über nur eine Seite der Realität alles zu erreichen. Bei jeder Ent-scheidung nutzen wir die Schärfe der Schwertklinge, um unsere Welt in zwei Hälften zu trennen, jene, die wir auswählen, und jene, die wir ausblenden.

So ist deutlich zu erkennen, dass Befreiung nicht Freiheit von Verantwortung bedeutet. Vielmehr wird das Maß der übernommenen Eigenverantwortung darüber entscheiden, wie weit wir uns von regressiven, kindlichen Verirrungen lösen können.

Im Idealfall haben Menschen der vierten Matrix diesen Durchbruch geschafft und dürfen die Früchte ihrer Anstrengung genießen. Sie haben die Chance, jenes Leben zu beginnen, das ihnen wirklich entspricht, sind frei von Ängsten und hören auf ihre Intuition. Sie haben sozusagen das »rechte Maß« entdeckt und sind in der Lage, die polaren Kräfte in harmonischem Gleichgewicht zu halten. In allen großen Durchbrüchen finden wir die Qualität dieser Matrix. Der Augenblick, in dem wir dem Mann oder der Frau fürs Leben begegnen, nach großen Prüfungen, nach überstandener schwerer Krankheit und in vielen anderen Situationen können wir spüren, wie viel Freude und seelische Tiefe unser Leben bietet. Menschen, denen dieser Schritt gelungen ist, können ihre Kraft und Bewusstheit einem anderen, geistig höher angesiedelten Lebensbereich widmen, und ein neuer Reifungsprozess kann auf spiritueller Ebene beginnen.

Es gibt viele Lektionen, die im Laufe unseres Lebens auf uns warten. Das Überwinden eines Teilbereichs bedeutet, dass wir den Kopf frei haben für die nächste Aufgabe, eine endgültige Lösung aber liegt nur auf spiritueller Ebene. Solange wir auf dieser Erde, in der polaren Welt der Gegensätze, leben, werden wir mit Freuden und Nöten konfrontiert. Menschen der vierten Matrix bemühen sich, sie selbst zu sein. Sie können auf Lob und Anerkennung ihrer Mitmenschen verzichten und ihre Kraft darauf konzentrieren, ihr eigenes Leben zu leben. »Man« muss so oder so sein. »Man« soll dies oder jenes tun oder nicht tun und all die anderen lebensfeindlichen Dogmen, die eine freie Entfaltung der Persönlichkeit behindern und was es da noch an Verallgemeinerungen gibt, die mit dem Wörtchen »man« beginnen, sind zu transformieren.

Der Auftrag, das eigene Leben zu leben, bedeutet in keinem Fall eine Aufforderung zum Egoismus. Der Egoist ist eher in der dritten Matrix angesiedelt, während es hier um die Vervollkommnung der eigenen Persönlichkeit geht. Nur wer seine eigenen Fähigkeiten zur vollen Entfaltung bringt, ist zum Beispiel wirklich in der Lage, sich selbst in einer Gemeinschaft einzubringen.

Entsprechen wir immer den Erwartungen unserer Mitmenschen und der Gesellschaft, werden wir zu Mitläufern, zum grauen und gefährlichen Heer der schweigenden Mehrheit. Niemand kann der Gemeinschaft seinen Teil beisteuern, wenn er ihn nicht zuvor in sich erarbeitet hat. Neue Impulse zur Entwicklung menschlichen Zusammenlebens kommen von jenen Menschen, die bereit sind, ihre persönlichen Eigenarten in eine größere Ordnung einzubringen, ohne dabei ihre eigene Identität aufzugeben.

Chakren

Durch den Effekt der Bewusstmachung und die Verstärkung energetischer Vorgänge versetzt uns der verbundene Atem in die Lage, ansonsten sehr feine und kaum wahrnehmbare Energiezentren des Körpers zu entdecken. Viele Klienten beschreiben spontan örtliche Energieballungen im Körper, die vom reinen Spüren von Blockaden bis zu Gefühlen lebendigen Strömens reichen. Dies ist umso verblüffender, als die meisten Betroffenen kaum eine Ahnung von den so genannten Chakren haben. Allein durch gehäuft auftretende Zentrierungen der Energie während des verbundenen Atmens ist es daher möglich, die Chakren zu entdecken. Wir wollen deshalb diese Kraftzentren sowohl im traditionellen Sinne als auch in Verbindung zum verbundenen Atem betrachten.

Im Kundaliniyoga wird ein Energiekanal namens »Shushumna« beschrieben, der vom Anus bis zum Scheitel in einem hohlen Bereich des Rückenmarkskanals verläuft. Die mächtige Kundalinienergie strömt in diesem Kanal aufwärts. Es existieren noch zwei weitere Energiekanäle, die links und rechts der Rückgratbasis ihren Ursprung haben. Rechts verläuft »Ida«, der die männliche Energie symbolisiert, links vertritt »Pingala« die weibliche Energie. Beide schlängeln sich wie Schlangen das Rückgrat hinauf, und an jenen Stellen, wo sie sich kreuzen, befinden sich die wichtigsten feinstofflichen Kraftzentren des menschlichen Körpers, Chakren genannt. Dem Hinduismus zufolge liegt die Aufgabe der Bewusstseinsentwicklung darin, diese Zentren nacheinander von der Basis bis zum Scheitel zu aktivieren und dadurch die in ihnen gespeicherte Energie zu befreien.

1. Chakra, Wurzel-Chakra (Muladhara)

Dieses Chakra befindet sich an der Basis des Rückgrats und ist mit dem vierten Kreuzbeinwirbel verbunden. Dieser Analbereich steht für die Themen Festhalten und Loslassen. Kleinkinder erleben in der analen Phase (etwa ab dem 18. Lebensmonat) ihre Fähigkeit, etwas Eigenes produzieren zu können und zeigen häufig starkes Interesse an ihren Exkrementen, den ersten Geschenken, die sie der Welt machen können. Zur selben Zeit müssen sie aber auch lernen, diese archaische Form der Produktivität zu kontrollieren. Sie werden zur Sauberkeit erzogen und erwecken den Unmut ihrer Eltern, sobald ihnen das Festhalten ihrer eigenen Produkte misslingt.

Diese Körperregion steht für den Umgang mit den primitiven materiellen Interessen und da diese in westlichen Kulturen eine große Rolle spielen, zielen unsere Erziehungsmethoden wohl letztlich darauf ab, die »Sauberkeit« schnellstmöglich zu erreichen und eher zwanghafte und wenig freigiebige Charaktere zu fördern. Man kann vermuten, dass eine vergleichsweise frühe Sauberkeitserziehung zum schreckhaften Verkrampfen und somit zu einer Verfestigung vieler triebhafter menschlicher Grundbedürfnisse führt. Noch bei Erwachsenen ist zu beobachten, dass sie zwar gelernt haben, ihren Schließmuskel anzuspannen, dabei aber unwillkürlich den Beckenboden, die Gesäßmuskulatur und Oberschenkel-, Arm- oder Kinnmuskulatur anspannen. Betrachten wir andere Völker, so werden die Auswirkungen besonders deutlich. In Schwarzafrika wird der Sauberkeitserziehung nicht so große Bedeutung beigemessen. Sie geschieht mehr oder weniger beiläufig oder ganz von selbst. Kein Afrikaner würde seinem Kind mit dem Töpfchen in der Hand hinterherlaufen und es verzweifelt darum bitten, seine Exkremente ordnungsgemäß abzuliefern. Der Vorteil dieses legereren Umgangs mit der Analphase ist augenscheinlich. Das Becken ist geschmeidig und doch kraftvoll, was sich im Gang und beim Tanzen bemerkbar macht. Die Grundvitalität, Lebenslust und körperliche Ausstrahlung des Afrikaners wird erheblich über der des Nordländers liegen, allerdings bringt dieser es materiell viel weiter.

Das 1. Chakra ist folglich bei den meisten westlichen Menschen blockiert, und diese Zurückhaltung macht sich während des verbundenen Atmens häufig bemerkbar. Indem wir dieser Region über den Atem ein Übermaß an Lebenskraft schenken, werden die Blockaden irgendwann aufbrechen, die Energie freier fließen und die Muskeln der Beckenbodenregion können endlich ihre unnatürliche Verkrampfung lösen. Sind die Kräfte des 1. Chakras frei und differenziert verfügbar, können wir sie sinnvoll für unser Leben einsetzen. Dann können wir unsere primitiven Kräfte, dort wo es wirklich notwendig ist, zurückhalten und ihnen in jenen Lebensbereichen freien Lauf lassen, wo sie zu Vitalität und Lebensfreude führen.

2. Chakra, Milz-Chakra (Svadhisthana)

Das 2. Chakra umfasst die vordere Beckenregion, die in ihr enthaltenen Sexualorgane sowie verschiedene, diesen Bereich umgebende Muskeln. Körperliche, seelische sowie geistige Schaffenskraft erhalten ihre Energie aus dieser Region. An anderer Stelle haben wir bereits erfahren, dass in der Sexualität eine Art Grundform kreativen Selbstausdrucks liegt. In der Psychoanalyse nach Freud hat die Libido als psychoemotionale Energie Anerkennung gefunden. Doch die körperliche Ebene spielte in der damaligen analytischen Sichtweise kaum eine Rolle. In der folgenden Zeit wurde dieses Konzept erweitert, C. G. Jung integrierte die geistig-spirituelle Ebene, und Wilhelm Reich widmete sich der Erforschung körperlicher Energieblockaden, woraus Ausdrücke wie »Körperpanzer« und »Charakterpanzer« hervorgingen. Seiner Ansicht nach bewirkt ein frustrierendes oder unvollständiges Sexualleben eine Blockade des Körperbewusstseins, worunter Gesundheit und Erlebnisfähigkeit leiden.

Die Energie des 2. Chakras ist wichtig für die zwischenmenschlichen Beziehungen bis hin zur sexuellen Vereinigung, der intensivsten und intimsten Form menschlichen Zusammenseins. Verspannungen und Blockaden dieser Region bedeuten eine Hemmung vieler menschlicher Interaktionen.

Schon Freud sah in der Libido den Motivationsmotor für die meisten Bereiche menschlichen Handelns. Ein Großteil unserer Bemühungen zielt vor allem darauf, vom anderen Geschlecht anerkannt und geliebt zu werden. Spielfilme, Musiktexte, Theaterstücke, Werbung und vieles andere drehen sich um Liebe beziehungsweise um ihre auf den Körper reduzierte Form, die Sexualität. Vor allem bei Männern dienen beispielsweise Sportlichkeit und Karriere dazu, als potenzieller Ernährer und Beschützer erkannt zu werden. Die weibliche Form dieses Aspekts, das gebärfreudige Becken der Frau, die sich dadurch als gute Mutter und Herrscherin von Heim und Herd auszeichnet, ist allerdings etwas aus der Mode geraten. Trotzdem spielen diese Kräfte, die seit Tausenden von Jahren unser Handeln und Verhalten bestimmen, zumindest unbewusst eine große Rolle.

Gelingt es, die Kräfte des 2. Chakras in Fluss zu bringen, werden Sinnlichkeit und intime Beziehungsfähigkeit zurückkehren oder ihr wahres Potenzial entfalten. Der verbundene Atem ist prädestiniert, hier für Lösungen zu sorgen, mit allen in diesem für viele doch so heiklen Gebiet mit seinen Missverständnismöglichkeiten. Viele Klienten verwechseln auch beim ersten Erleben das Fließen der durch den verbundenen Atem bewegten Energie mit sexuellem Erleben, weil sie vom Orgasmus nur noch das Phänomen der Körperenergie kennen. Immer wieder kommt es vor, dass Menschen beim Atemprozess ihren ersten wirklichen Orgasmus erleben. Besonders Männer machen diese Erfahrung. Da sie in dem Glauben leben, der Samenerguss sei ein Orgasmus, fehlt ihnen bis dahin nicht einmal bewusst etwas. Tatsächlich ist der Orgasmus ein Einheitserlebnis, und das dürfte auch der Grund sein, warum die Menschheit bisher nicht ausgestorben ist. Denn mehr oder weniger bewusst suchen alle Menschen die Einheit.

3. Chakra, Nabel-Chakra (Manipura)

Dieses Chakra bildet unser Gefühlszentrum. Kleine Kinder sowie Menschen archaischer Völker projizieren ihr Unwohlsein meist in diesen Bereich. So kommt es, dass sie auf die Frage, wo es denn weh tue, meist die gleiche Antwort geben: »Im Bauch.« Doch auch wir kennen den Bezug der Bauchregion zur emotionalen Lage. Etwas »schlägt uns auf den Magen«, wir haben »Wut im Bauch« oder wir können »etwas nicht verdauen«. Gerät unsere Gefühlswelt aus dem Gleichgewicht, so wirkt sich dies im Nabel-Chakra aus, und wir nehmen es als den so genannten »Kloß im Bauch« wahr.

Gelingt es, diese ungünstigen Gefühlsverwicklungen zu lösen, entspringt dem Nabel-Chakra jene emotionale Leidenschaftlichkeit, die unserem Leben Spannung und Freude verleiht. Ein Mensch, der aus dem Bauch heraus handelt, verbindet die obere Welt (das rationale Verstehen) mit der unteren Welt (die unbewusste Wahrnehmungsfähigkeit) und ist somit fähig, aus seiner wahren Mitte zu leben und zu handeln.

Entsprechend verbindet die Bauchregion oben und unten. Nach unten strahlt ihre Energie ins 2. und 1. Chakra, um dort unsere triebhaften Grundbedürfnisse sowie unsere Wurzeln zu beleben. Nach oben fließt sie über die Herzregion in die letzten drei Chakren, die für Denken, Sprache und Selbstverwirklichung stehen. Im Nabel-Chakra entstehen auch die intuitiven Impulse, die unserem Verstand oft überlegen sind, da sie die Ganzheit unserer menschlichen Bedürfnisse ausdrücken. Das so genannte Bauchgefühl, auf das sich indianische Völker so sicher verlassen können, fehlt uns häufig sehr. Viele Verdauungsprobleme weisen auf eine Problematik im Umgang mit der eigenen Gefühlswelt hin. Blähungen zeigen, dass in der Gefühlswelt einiges am Gären ist, Durchfälle, dass es an der Verarbeitung und Auswertung der Außeneindrücke mangelt, und Verstopfungen machen deutlich, dass die Betroffenen nicht gerade unter Gefühlsausbrüchen leiden.

Auch die untere Rückenpartie liegt im Bereich des Nabel-Chakras und zeigt, wie gut es uns gelingt, den Druck von oben (Belastungen körperlicher und seelischer Art wie zum Beispiel Verantwortung) an unsere Basis (Becken) abzugeben und dort zu verarbeiten. Menschen, die ihr eigenes Leben in gewisser Weise überorganisieren, um ihre eigene Impulsivität zu kontrollieren, neigen zu Problemen in diesem Bereich.

Der verbundene Atem kann helfen, den Knoten zum Platzen zu bringen oder ihn allmählich zu lösen und den freien Fluss dieser Gefühle zu ermöglichen.

4. Chakra, Herz-Chakra (Anahata)

Das Herz-Chakra liegt in der Mitte des Brustkorbs direkt über dem Herzen und ist etwa in Höhe des achten Halswirbels mit dem Rückgrat verbunden. Die Rippen schützen die empfindlichen Organe des Brustraums und bieten vor allem dem Herzen eine geborgene Höhle. Im Herz-Chakra vermischen sich die verschiedensten Empfindungseindrücke und werden sozusagen »auf Herz und Nieren geprüft«. Die Bedürfnisse unserer unterschiedlichsten Wahrnehmungsbereiche wie die sexuellen Wünsche des Beckens, die rationalen Eindrücke des Kopfs und die Lebenswut des Bauchs werden hier miteinander verwoben. »Was von Herzen kommt« entspricht unserem wahren Wesen und ist Ausdruck von Güte und Liebe. Ist das Herz-Chakra blockiert oder verhärtet, so wird es eng in der Brust. Angst und Gefühlskälte entstehen, wenn die Flexibilität des Brustraums verloren geht. Verfestigte, ungelebte Erregungszustände ballen sich in dieser Region und bewirken, dass das Herz allmählich erkaltet und sogar beim Herzinfarkt verhungert beziehungsweise erstickt. Auch die Lungen sind an diesem Prozess beteiligt, denn in einer harten Brust kann der Atem nur oberflächlich und damit ungenügend fließen, was wiederum den Energiemangel verstärkt und das Problem vergrößert.

Verbundenes tiefes Atmen kann auch diesen Panzer aufbrechen und die Flut der zurückgehaltenen Herzensgefühle freisetzen, falls das energetisch als Nächstes anstehen sollte.

5. Chakra, Hals-Chakra (Visshuddha)

Das 5. Chakra befindet sich oberhalb der Kehle, etwa auf der Höhe des dritten Halswirbels und der Stimmbänder, die unsere verbale Kommunikation ermöglichen. Gefühle aus Bauch und Herzregion sowie rationale gedankliche Impulse werden hier in Schwingungen verwandelt und gehen als Sprache oder Laute von uns aus. Doch das Hals-Chakra steht nicht nur für die zwischenmenschliche Kommunikation, sondern auch für jene innerhalb des Körpers. Wichtigste Blutgefäße und die zentralen Nervenbahnen passieren die Engstelle des Halses nach oben wie nach unten. Er verbindet unsere körperlichen Eindrücke mit den Kontroll- und Regelfunktionen des Gehirns. Sprachliche Wendungen lassen die Bedeutung dieser Region deutlicher werden: »Etwas, das wir nicht schlucken können«, bleibt leicht »im Hals stecken«, um sich dort als »Kloß im Hals« festzusetzen. Wir können davon ausgehen, dass eine Blockierung des Hals-Chakras auf nicht ausgesprochene Gefühle oder Gedanken hinweist. Oft sind diese Verhärtungen auch äußerlich als angespannte Kieferpartie oder zurückgezogenes Kinn wahrnehmbar. Besteht diese Stauung über längere Zeit, sammeln sich im Hals auch zurückgehaltene Schmerzensschreie und aufgestaute Wut.

Während des verbundenen Atmens wird diese Stauung von vielen Klienten als Enge im Halsbereich oder sogar als Erstickungsgefühl wahrgenommen. Gelingt es dem Atmenden diese Barriere aufzulösen oder zu durchbrechen, entlädt sich die aufgestaute Energie häufig als kraftvoller Schrei. Sobald die Energiebahnen des 5. Chakras durchspült und somit gereinigt sind, kann der Atem und die in ihm enthaltene Lebenskraft wieder ungehindert durch den Hals in die Höhen und Tiefen unseres Körpers fließen.

6. Chakra, Brauen-Chakra (Ajna)

Das 6. Chakra wird auch als so genanntes drittes Auge beschrieben. Es liegt zwischen den beiden realen Augen, ein wenig oberhalb der Brauen an der Nasenwurzel. Als Zentrum der gesteigerten Selbstbewusstheit steht es mit unseren überpersonalen, geistigen Fähigkeiten in Verbindung und wird häufig mit dem sechsten Sinn assoziiert. Während unsere fünf Sinne (Sehen, Hören, Riechen, Tasten, Schmecken) zur Wahrnehmung der konkreten materiellen Welt dienen, können wir mit dem sechsten Sinn, unserer Intuition, über die Grenzen von Raum und Zeit hinausreichen. Déjà-vu-Erfahrungen, Hellsichtigkeit, Telepathie und andere außersinnliche Fähigkeiten werden, obwohl sie zum Erfahrungsschatz vieler Menschen gehören, noch immer und zu unrecht als wissenschaftlich nicht beweisbar abgetan. Das liegt vor allem daran, dass sich die moderne in Dogmen erstarrte Wissenschaft nicht auf die Wirklichkeit einstellt, sondern davon ausgeht, dass alle Phänomene, die ihren Methoden nicht zugänglich sind, irreal sind. Menschen mit gutem Bezug zum 6. Chakra haben sozusagen ihren Schutzengel immer bewusst dabei. Ihre Intuition warnt sie vor gefährlichen Situationen oder gibt ihnen das Vertrauen, sich auf scheinbar waghalsige Dinge einzulassen. Diese Menschen können innerlich Raum und Zeit überwinden und haben zu Vergangenheit und Zukunft des eigenen Lebens gefühlsmäßigen Kontakt.

7. Chakra, Kronen-Chakra (Sahasrara)

Das 7. Chakra befindet sich am Scheitel und steht mit der Zirbeldrüse in Verbindung. Ihr wird in vielen okkulten Lehren eine übergeordnete Rolle zugeschrieben. Die Zirbeldrüse kontrolliert nach östlichen Lehren die Hypophyse und somit einen Großteil der hormonellen Vorgänge unseres Körpers. Auch ihre Lage inmitten des Kopfs spricht für diese koordinierenden Fähigkeiten.

Das 7. Chakra bildet die Krone der sechs zuvor besprochenen Chakren. Ist die Bewusstseinsentwicklung des Menschen bis hier hinauf gelangt, so ist er in der Lage, sich selbst zu übertreffen. Da seine individuelle Entwicklung vollendet ist, kann er sozusagen über sich selbst hinausblicken und die geistige Welt wahrnehmen, wie sie wirklich ist. Im Sinne der Jung'schen Psychologie ist damit die Individuation vollendet und das wahre Selbst entfaltet.

In vielen Mythologien stellt die Zahl Sieben die Überwindung eines Entwicklungsprozesses dar. Märchenhelden müssen sieben Aufgaben bewältigen, über sieben Brücken gehen oder etwas Ähnliches tun, damit sie das Königreich retten können und ihre Einweihung ins höhere Menschsein erlangen. Die Bibel und der Volksmund sagen, dass sieben mageren Jahren sieben fette folgen werden. Das 7. Chakra stellt eine Verbindung zur geistig-göttlichen Welt her und erlöst den Menschen von seiner irdischen Blindheit. Was jedoch nicht bedeutet, dass er nun von sämtlichen realen Lebensaufgaben befreit ist. Vielmehr beherrscht er die materielle Welt im Sinne des Bibelspruches »Machet euch die Erde untertan«. Das reale Leben bereitet ihm keine Mühe mehr, und er kann seine Bewusstheit in höhere Regionen aufsteigen lassen. Ganz im Sinne des zuvor erwähnten und oft missverstandenen Spruchs (denn sich die Welt untertan machen, bedeutet keinesfalls sie zu versklaven und auszubeuten) erhebt er sich über die Welt, um von nun an mehr seinen immateriellen Lebensaufgaben nachzugehen. Bei

Darstellungen des Gautama Buddha findet sich häufig eine aufgerichtete Königskobra hinter ihm als Zeichen, dass die Kundalini-Energie-Schlange aufgestiegen und er Verwirklichung erlangt hat. Im christlichen Kulturraum verdeutlicht der Heiligenschein wohl dieselbe Idee.

Eine durch den Atem hervorgerufene Anregung dieses Chakras wird von vielen Menschen als ein Gefühl totaler innerer Erfüllung und All-eins-seins beschrieben. Sie fühlen sich vom Atem durchflossen und gleichzeitig verbunden mit dem universellen Leben.

Die Warnungen vor unbeaufsichtigter »Chakrenarbeit«, die man in verschiedenen östlichen Texten findet, sind durchaus ernst zu nehmen. Allerdings ist der verbundene Atem ganz im Sinne des inneren Arztes tätig und findet jeweils die richtige Reihenfolge der Deblockierung und Aktivierung. Wir haben in über 20 Jahren zwar viele Energiephänomene beim Atmen im Zusammenhang mit den Chakren erlebt, aber nie ein Problem. Alles spricht dafür, dass die Energie nur in Bereiche fließt, die auch »dran« sind, ganz ähnlich wie beim Fasten der »Innere Arzt«, wie Paracelsus diese Instanz nannte, immer auf dem Laufenden ist und die jeweils anstehenden Arbeiten angeht. Gefährlich wird es nur, wenn höhere Chakren aktiviert werden, bevor darunter liegende Bereiche im Lot sind.

Der äußere Rahmen innerer Erfahrungen

Die bisher besprochenen Erfahrungen besitzen eine mehr oder weniger deutliche spirituelle Dimension. Bei religiösen Zeremonien verschiedener Kulturen spielt der äußere Rahmen eine entscheidende Rolle. Riten werden inszeniert, die benötigten Kultgegenstände aufwändig hergestellt und spezielle Räume eingerichtet. Die äußeren Handlungen betonen die Bedeutung feinstofflicher Daseinsbereiche. Es erscheint den archaischen Menschen unbedingt nötig, der geistigen Welt Respekt zu zollen, denn sie glauben, nur durch Hingabe das Wohlwollen der Götter zu gewinnen.

In vielen Lebensbereichen ist uns dieser Vorgang vertraut. Laden wir Freunde zum Essen ein, so werden wir den Raum schön herrichten. Wir schaffen ein Feld, worin wir uns selbst und unser Besuch sich wohl fühlen können. Unser inneres Empfinden und der äußere Raum sollen übereinstimmen, denn nur dann kann Harmonie entstehen und der Abend gelingen. Es lässt sich dabei von außen schwer feststellen, ob dieses Feld aus innerer Aufrichtigkeit entsteht oder wir es aus spekulativer Berechnung kreieren. Täuschen wir etwas vor, so entsteht eine Diskrepanz zwischen unseren inneren Absichten und dem äußeren Handeln, die sich in Fehlleistungen und »Symptomen« *äußern* wird.

Sind wir innerlich und äußerlich aufrichtig, so wird sich jede Erkenntnis unverfälscht in unserem äußeren Handeln niederschlagen. Das ist der Weg, den die Mystiker gehen. Sie haben kein Interesse daran, über Glauben zu reden, sie leben ihre Religiosität. Der Gegenpol des Mystikers ist ein Mensch, der pausenlos von Religion und Nächstenliebe erzählt, ohne dementsprechend zu fühlen und zu handeln.

Unter der Vorherrschaft der katholischen Kirche war die christliche Religion oft in Gefahr, in äußerem Prunk zu ersticken und die Inhalte versinken zu lassen. Es hatte den Anschein, als sollte materieller Prunk über die innere Leere hinwegtäuschen. So wurde das übertriebene Äußere zum Alibi für die innere Ungläubigkeit. Es ist aber immer schwer zu erkennen, ob äußeres Geschehen Ausdruck religiöser Hingabe ist oder eine Ersatzfunktion darstellt. Aber auch der umgekehrte Fall kann eintreten. Unsere besten und aufrichtigsten Bemühungen sind nutzlos, wenn sie keinen tragfähigen äußeren Rahmen bekommen. Es liegt nicht an den alten Riten, dass wir nicht mehr in der Lage sind, sie in Beziehung zu unserem realen Leben zu setzen, sondern an unserem mangelnden Verständnis für deren wahre Bedeutung.

Es ist weder sinnvoll, sich an äußeren Bedingungen festzuklammern, noch sie vollkommen außer Acht zu lassen. Wir benötigen einen adäquaten Umgang mit der Außenwelt und müssen in jedem Augenblick ihre Wirkung auf die Innenwelt berücksichtigen. Alles meditative und therapeutische Erleben hängt auch vom äußeren Rahmen ab. Dieser kann die Erfahrung begünstigen oder blockieren. Jedes Detail hat Auswirkung auf die Entstehung und Tragfähigkeit eines solchen Felds. Um das zu verstehen, müsste man sich mit den Begriffen des Felds und des Rituals eingehender beschäftigen.[30]

Auch in der Begegnung mit dem verbundenen Atem auftauchende spirituelle Erlebnisse hängen wesentlich vom umgebenden Feld ab. Die beeinflussenden Faktoren solcher therapeutischen Sitzungen reichen von banalen Äußerlichkeiten bis zu feinstofflichen Bereichen. Das Feld beginnt schon beim körperlichen Zustand des Therapeuten. Da dieser sich in körperlicher Nähe zu seinem Klienten aufhält, wären Mundgeruch und Körpergeruch mehr als störend. Da alle Sinnesorgane durch das vertiefte Atmen sensiblisiert werden, sollte auf starkes Parfum und Ähnliches verzichtet werden, denn diese Gerüche können auf den Klienten sehr irritierend wirken.

Eine ebenso bedeutende Rolle spielt die Einstellung des Therapeuten. Diese trägt wie alle äußeren Faktoren zum energetischen Feld einer Therapiesitzung bei. Innere Sammlung und gewissenhafte Vorbereitung verleihen Selbstvertrauen und ähneln der Konzentrationsphase eines Leistungssportlers vor einem Wettkampf. Wo immer sich Menschen begegnen, treten sie zueinander in Beziehung und kommunizieren miteinander, gleichgültig ob sie dies beabsichtigen oder nicht. Alles Gesagte und Ungesagte fällt ebenso ins Gewicht wie Gestik, Mimik und andere nonverbale Kommunikationsformen. Achtsamkeit und Respekt sind die Basis jeder therapeutischen Begegnung und verleihen dem Klienten jene Sicherheit, die er braucht, um mit tieferen Seinsebenen in Berührung zu kommen. In die Psyche des Menschen sollte man nicht hineinpoltern, sondern höflich um Einlass bitten, daher ist Sensibilität bis ins kleinste Detail erforderlich, ohne dabei allerdings die ebenso *not*wendige Gelassenheit einzubüßen. Ohne Bewusstheit, Sensibilität und Taktgefühl werden wir weder die eigene Innenwelt noch die eines anderen Menschen betreten können.

Auch der konkrete Raum spielt eine Rolle. Ob therapeutische Sitzungen im privaten Wohnzimmer oder einem eigens dafür vorgesehenen Raum abgehalten werden, macht einen enormen Unterschied. Das Feld eines Zimmers formt sich durch die in diesem Raum stattfindenden energetischen Prozesse. Damit dieses Feld inneres Erlebens begünstigt, sollte es ausschließlich für therapeutische oder meditative Zwecke genutzt werden.

Viele spirituelle Traditionen verwenden Räucherungen, um ungewollte Energien zu vertreiben. Dem Rauch wird seit ewigen Zeiten magische Kraft zugeschrieben. Sandelholz, Myrrhe, Weihrauch und andere Substanzen können verwendet werden. Schamanistische und östliche Heilslehren beschreiben viele Reinigungsrituale. Diese können zur speziellen Aurareinigung oder auch für Räume angewandt werden.[31]

Musik

Einen weiteren wesentlichen Beitrag zum energetischen Feld liefert die begleitende Musik. Sobald wir uns ihr wirklich hingeben, öffnen sich ungeahnte Möglichkeiten. Schwingung und Rhythmus sind sehr tief mit der seelischen Ebene unserer Existenz verbunden wie Joachim Ernst Berendt[32] auf so beeindruckende Weise in seinem Lebenswerk dargestellt hat. Sobald wir uns Zeit und Raum nehmen, Musik auf meditative Weise zu erleben, versetzt sie uns in Schwingung. Beim verbundenen Atmen nutzen wir diese Kraft, um das Erleben zu vertiefen.

Es kommt natürlich nicht nur darauf an, dass der Therapeut, sondern auch der Klient Zugang zur jeweiligen Musik finden kann. Die verschiedenen Daseinsbereiche des Menschen werden offensichtlich von unterschiedlichen Musikstilen angesprochen. Eine mögliche Unterteilung wäre auch hier die in eine körperliche, seelische und geistige Ebene. Auf dieser Grundlage würden archaische Rhythmen von Trommeln vorzugsweise die körperliche Ebene und hier besonders das Becken ansprechen. Dort sitzen unsere ursprünglichsten Empfindungen. Das Becken ist Sitz der tiefsten und dunkelsten Ängste, in ihm wohnen aber auch Urtriebe wie die Sexualität und Überlebenswille. Unseren persönlichen Umgang mit diesen Lebensbereichen erkennen wir an unserer Bereitschaft, dort Bewegung und Leben entstehen zu lassen. Häufig legen Frauen mehr Offenheit im Umgang mit diesem Bereich an den Tag als Männer. Andere Kulturen können uns zeigen, wie fremd uns diese Körperregion geworden ist. So ist es nicht weiter verwunderlich, dass die Trommel in solchen Kulturkreisen so weit verbreitet ist, sie verbindet Lebenslust, Fruchtbarkeit und Leidenschaft. Die Musik solcher Kulturen, wie wir sie vereinzelt noch in Schwarzafrika oder in der Karibik finden, spricht aber auch uns an. Indem wir sie hereinlassen und sozusagen einatmen, möglichst ohne die Energie der Musik dabei in körperliche Bewegung umzusetzen, haben wir die Chance, auf inneren Ebenen mit dieser archetypischen Kraft in Kontakt zu kommen. Dies bedeutet nicht unbedingt, dass uns diese Musik gefallen muss. Auch ein innerer Widerstand kann anzeigen, wie wichtig es für uns ist, mit diesem Thema in Berührung zu kommen.

Der zweite Musikbereich repräsentiert die seelisch-emotionale Ebene unseres Lebens. Ein Großteil der heute lebenden Generationen hat auf irgendeine Weise eine Beziehung zur Rock- und Popmusik. Das erste Verliebtsein ist vielleicht mit einem Stück von Elvis Presley verknüpft. Hören wir dieses Musikstück nach Jahrzehnten zufällig im Radio, werden die damit verbundenen Empfindungen und das Bild der ersten Liebe in uns aufsteigen. Sind wir mit Rock- und Popmusik aufgewachsen, so steht unsere innere und äußere Entwicklung mit dieser Musik in Verbindung. Das äußere Erwachsenwerden führt zur zweiten, innerlichen Geburt des Menschen. Äußerer und innerer Entwicklungsweg bestehen symbolisch aus den gleichen Schritten und Wegmarken. Daher kann Musik, die bereits unsere äußere Entwicklung begleitet hat, ebenso gut zur Führerin im Seelenland werden.

Die dritte Ebene ist die geistige Region und wird größtenteils abgedeckt von klassischer und geistlicher Musik. Diese stellt die höchste energetische Ebene dar und steht daher in Verbindung zur Spiritualität. Wer einen guten Bezug zu klassischer Musik hat, zeigt damit sein Bedürfnis nach geistigen Inhalten. Wir sollten es jedoch grundsätzlich vermeiden, die musikalischen Vorlieben eines Menschen zu bewerten. Es ist nicht grundsätzlich sicher, dass der Hardrock-Fan geistig weniger entwickelt ist als der Klassik-Hörer. Denn es ist möglich, dass Letzterer die klassische Musik lediglich hört, um Geistigkeit vorzutäuschen und die unteren Ebenen seiner Entwicklung und der ihr entsprechenden Musik ausgelassen hat. Dieser Fall wäre nahe liegend, wenn der Klassik-Freund eine emotionale Aversion gegen jede rhythmische, körperbetonte Musik hat. Das Gleiche gilt natürlich auch im umgekehrten Sinne. Der Hardrock-Fan, dem es vor klassischer Musik graust, ist dem verbohrten Klassik-Hörer von seiner inneren Struktur her sehr ähnlich. Zu seiner Entlastung könnte man allerdings vorbringen, dass Entwicklung immer von unten nach oben stattfinden muss. Deshalb beginnt die musikalische Entwicklung immer mit der Trommel und dem Tanz ums Feuer, um sich über die Emotionalität (zum Beispiel zu Herzen gehender Lieder) bis zur geistigen Welt (Klassik) zu entwickeln.

Unser Ziel beim verbundenen Atmen sollte es sein, einen Weg zu finden, sich den verschiedenen Formen musikalischer Energie in der richtigen Reihenfolge der Musikrichtungen zu nähern. Wahrscheinlich würde jeder Mensch dann irgendwann bei der Klassik ankommen. Jede Musikrichtung muss als notwendige Phase der Entwicklung anerkannt und durchlebt werden.

Insofern ist derjenige, der nur Klassik erträgt, sicher in der schlechtesten Situation, denn er hat offensichtlich die unteren Ebenen ausgelassen, was dann sehr häufig mit einem entsprechend leblosen Becken quittiert wird.

Schaffen wir ein musikalisches Feld, so wird die Art der Musik die Erfahrungsebene beeinflussen. Dieses Feld ist lebendig, es wird von allen beteiligten Elementen mitbestimmt und kann sich jederzeit verändern. Der Therapeut muss daher gewissermaßen die Fähigkeiten eines guten Diskjockeys mit sich bringen. Er sollte in der Lage sein, auf Stimmungsveränderungen des einzelnen Klienten oder – noch schwieriger – einer Gruppe mit Variationen der Musik zu reagieren, und er muss die Teilnehmer natürlich über die Musik zum tiefen verbundenen Atmen animieren.

Die konkrete Auswahl der Musik ist ein schwieriges Thema und theoretisch nur schwer abzuhandeln. So wie Kinder und alle archaischen Gesellschaften trommelnd beginnen, könnte auch die Atemsitzung mit entsprechender Musik eine tragfähige Basis bekommen. Dann sollte die Musik melodischer werden und im Idealfall bis zum Höhepunkt des Atemprozesses an Kraft und Energie gewinnen, um dann in der dritten und letzten, den Höhepunkt darstellenden Phase in geistliche Musik aus den verschiedenen Traditionen überzugehen.

Erstaunlicherweise tun sich Menschen aus dem christlichen Kulturkreis leichter mit fremden spirituellen Klängen, da ihnen die der eigenen Tradition oft verdorben wurden. Häufig ist aber eine tief gehende Atemsitzung auch eine wundervolle Chance, wieder Zugang zur eigenen Tradition zu finden.

Grundsätzlich ist jede Musik, die tragende, führende und animierende Eigenschaften besitzt, geeignet. Zu Beginn der Sitzung sollte sie, nach der meditativen Einleitungsphase, ansteigen und animierend wirken, in der Hauptphase tragend und kraftvoll und dabei auch lauter werden, um zum Ausklang beruhigend zu wirken. In der Anfangs- und Endphase bieten sich instrumentale Stücke an, denn Gesang verführt leicht dazu, dem Text zu folgen. Andererseits kann eine kraftvolle Stimme in der mittleren, animierenden Phase unterstützend wirken, und auch sanfte, vor allem weibliche Stimmen können emotionale Bereiche ansprechen. Loreena McKenitt, Enya oder Sarah Brightman können mit ihren ruhigen Stücken berühren, während Mick Jagger, Tina Turner oder Joe Cocker energetisch eher anregen und mitreißen. Der unmittelbare Kontakt zu live (das heißt lebendig) vorgetragener Musik hat sich bei unseren Gruppensitzungen seit vielen Jahren bestens bewährt. Die körperliche Nähe zur Musik wird spürbar, wenn der Klang einer Trommel den Raum erfüllt. Da Livemusik jedoch mit erheblichem Aufwand verbunden ist, lässt sich dies oft leider nur schwer realisieren. Uns haben sich die großteils im Hinblick auf Atemprozesse entstandenen Musiken von Claudia Fried und Bruce Werber sehr bewährt, etwa »Trance« oder »Wege nach innen« zur Einleitung, »Trommeln der Welt« für dynamische Phasen, »Mantras der Welt« zum Ausklang.[33] Die technische Perfektion heutiger Hifi-Technik kann Musik auf so hohem Niveau wiedergeben, dass sich viele Möglichkeiten bieten, ihre Energie therapeutisch nutzbar zu machen.

Schlusswort

»Gott gebe mir die Gelassenheit, die Dinge hinzunehmen,
die ich nicht ändern kann,
den Mut, die Dinge zu ändern, die ich ändern kann,
und die Weisheit, das eine vom anderen zu unterscheiden.«
FRIEDRICH CHRISTOPH OETINGER

In der Polarität eines Atemzugs finden wir Gesetze, die den Ablauf unserer inneren wie äußeren Welt bestimmen. Von der einzelnen Zelle bis zu politischen und ökologischen Weltereignissen beeinflussen die Gesetze der Polarität unser aller Leben. Wenden wir die hier besprochenen Regeln im täglichen Leben an, erhalten wir Antwort auf die meisten unserer Leben betreffenden Fragen. Und der Atem steht immer im Mittelpunkt, ob wir uns dessen bewusst sind oder nicht. Wir leben durch und kommunizieren über die Luft, die wir atmen und sind so jeden Augenblick in diesen Kreislauf von Geben und Nehmen einbezogen.

Unsere Welt befindet sich zurzeit in einer Phase, in der die Kommunikation und der Informationsfluss eine immer bedeutendere Rolle spielen. Über die moderne Telekommunikation oder das Internet vernetzen sich die Menschen dieser Erde, wie es die Gehirnzellen in unserem Kopf vor Jahrmillionen getan haben. Wie wir sehen konnten, ist es wichtig, Erfahrungen zu machen, damit wir aus ihnen lernen und uns entwickeln können. Betrachten wir das uns umgebende Potenzial an Information, so ist zu erkennen, dass nicht nur die US-Amerikaner im Land der unbegrenzten Möglichkeiten leben. Um Verwirrung zu vermeiden, werden wir Wege finden müssen, zwischen nützlicher und nutzloser Information zu unterscheiden. Hierzu wird jeder sein eigenes Urteilsvermögen entwickeln müssen, denn die Weisheit liegt bekanntermaßen in uns selbst verborgen.

Eine Methode wie der verbundene Atem ist dabei hilfreich, denn sie vermag unser inneres Wissen an die Oberfläche des Bewusstseins zu tragen. Über die dem Atem innewohnende Gesetzmäßigkeit von Handeln und Geschehenlassen können wir Sicherheit im Umgang mit der polaren Welt gewinnen und schaffen gleichzeitig eine Verbindung zwischen unseren körperlichen und seelisch-geistigen Bedürfnissen.

Das Interesse der Menschen für Spiritualität und okkulte Praktiken nimmt beständig zu, auch wenn der Abgesang auf die spirituelle Welle in keinem Jahr ausbleibt. Unzählige Spielfilme, Dokumentationen und Artikel widmen sich Übersinnlichem. Ob es dabei um Hypnose, Yogapraktiken oder außerirdisches Leben geht, der Durst nach Phänomenen, die unser tägliches Bewusstsein übersteigen, ist ungebrochen. Aber auch zweifelhafte Institutionen wie Sekten bekommen durch die Sehnsucht der Menschen nach geistig-seelischen Inhalten Zulauf. Vielerorts werden spirituelle Praktiken aus verschiedenen Traditionen nachgeahmt ohne die geringsten Kenntnisse über die philosophische Basis dieser Methoden.

Während sich die Glaubensinhalte fremder Kulturen nur schwer auf westliche Menschen übertragen lassen, steht uns mit dem Atem ein Medium zur Verfügung, das jedem vertraut ist. Wir alle sind lebenslange Experten des Atmens. Er ist uns in Fleisch und Blut übergegangen und daher in der Lage, uns gefahrlos durch die verschiedenen Ebenen unseres Lebens und sogar über uns selbst hinaus zu führen. So können wir den Atem nicht nur zur Meditation verwenden wie es etwa Zen-Mönche tun, sondern durch seine Hilfe Erkenntnisse und Veränderungen auf körperlicher, seelischer und geistiger Ebene bewirken. Neben solchen sich immer bietenden Chancen ist aber auch nicht zu übersehen, dass wir als Menschheit auf unserem kollektiven Entwicklungsweg in immer schwierigeres Fahrwasser geraten. Die moderne Welt erscheint immer komplizierter und unlogischer, so vertieft sich weltweit die Kluft zwischen den Reichen und Armen. Das Leben wird immer widersprüchlicher und paradoxer. Wir erleben in vielen Teilen der Welt ein Aufkochen kriegerischer Konflikte. Einzelne Menschen haben immer größere Schwierigkeiten, seelische Grenzen zu finden und zu verteidigen. Die Unfähigkeit, »Nein« zu sagen, nimmt ständig zu. Soziologen beobachten, dass Jugendliche immer seltener Bekannten Gefallen ausschlagen können, aber immer öfter aggressive Überreaktionen zeigen. Sie können sich im Extremfall nur noch abgrenzen, indem sie Rivalen verprügeln oder gar umbringen. Während sie körperlich offenbar auf massive Weise attackieren können, sind sie nicht in der Lage, ihrem Gegenüber während eines Gesprächs in die Augen zu blicken. Es macht aber wenig Sinn, von Verrohrung der Sitten zu sprechen, denn sie sind nicht nur überaggressiv, sondern auch hypersensibel. Es scheint, als gäbe es in Zeiten emotionaler Verarmung nur zwei Reaktionsweisen. Entweder man reagiert auf Kränkungen überempfindlich und mit totalem Rückzug (zum Beispiel in Paarbeziehungen) oder im anderen Extrem mit enormer Brutalität. Die Fähigkeit sich zurückzuziehen sowie die Kraft, sich gegen andere Menschen abzugrenzen, kommen immer häufiger nur noch als Extreme vor. Für unser individuelles wie kollektives Zusammenleben wird es aber unumgänglich sein, eine ausgewogenere Art des Umgangs mit unseren Emotionen zu finden, und dazu müssen wir sie in uns selbst erleben und verarbeiten können. Dazu aber müssen wir die erstarrte und verdrängte Gefühlswelt an die Oberfläche unseres Bewusstseins zurückholen.

Das verbundene Atmen und andere Methoden, die einen Zugang zu uns selbst und der Gefühlswelt ermöglichen, sind daher von unschätzbarem Wert für das Zusammenleben der Menschen. Der Atem ist nicht nur Ventil für ungelebte Impulse, sondern auch in der Lage, diese produktiv für unser Leben einzusetzen. Reine Ventile gibt es viele, wie zum Beispiel die Stellvertreterkriege sportbegeisterter Schlachtenbummler, die zur Entladung aggressiver Energien im Hexenkessel Fußballstadion führen. Wahrscheinlich ist der gesellschaftliche Nutzen solcher Massenveranstaltungen, auch wenn sie reinen Ventilcharakter haben, bei weitem höher als der Schaden.

Für eine Mehrheit der Menschen ist aber das Fußballstadion keine Möglichkeit, aber auch diese Menschen brauchen ein für sie annehmbares Medium, um Vitalität auszudrücken und sich begeistern zu können. Unser Alltagsleben genügt offenbar nicht, denn sonst bräuchten wir keine Extremsportarten und Actionkrimis, um die uns innerlich fehlende Spannung wenigstens im Außen stellvertretend zu erleben. Salopp könnte man sagen, es müsste wieder »Leben in die Bude beziehungsweise ins Leben« der einzelnen kommen.

Tiefenpsychologisch lässt sich vermuten, dass die Unterdrückung der individuellen Aggressivität beim Einzelnen zu einer Erhöhung der kollektiven Aggressivität führt und diese sich in Form von Projektionen auf Nachbarnationen und andere Feindbilder niederschlägt. Es wirkt vielleicht etwas überzogen, den Weltfrieden in Zusammenhang mit dem Atem zu bringen, doch die Weisen östlicher Lehren erkannten schon vor langer Zeit, dass nur dort Frieden herrschen kann, wo die Menschen ihn in sich selbst finden. Davon sind wir vielleicht weiter entfernt denn je.

Der verbundene Atem lebt vom Eigenengagement des Atmenden, denn es muss die freie Entscheidung jedes Einzelnen sein, sich auf den Weg der Selbsterkenntnis zu begeben. Diese Eigenverantwortung wächst im Atemprozess und vermag unser Leben in gerade jenen Bereichen in Gang zu bringen, in denen es heute besonders notwendig ist. Über die intensive Auseinandersetzung mit uns selbst gelangen wir zu mehr innerer wie äußerer Ausgeglichenheit. Vielleicht tragen Methoden wie der verbundene Atem dazu bei, dass unser aller Leben an echter Friedfertigkeit gewinnt.

Der Weg dorthin könnte auch durchaus mit dem Zeitgeist zusammengehen, der immer offensichtlicher auf Lebensgenuss und Wellness, also Wohlsein und Wohlfühlen zielt. Es gibt aber kaum eine Situation, die wohltuender ist als etwa eine Sitzung mit dem verbundenen Atem im körperwarmen Thermalwasser. Eins mit sich und der Wasserwelt kann man so noch leichter eins mit allem werden. Auch wenn die modernen Trends und der Zeitgeist von berückender Oberflächlichkeit geprägt sind, steht hinter all unserem Sehnen und den immer zahlloser werdenden Wünschen doch nichts anderes als der eine große Traum, wieder eins zu werden mit sich und allem.

Mit einem Zitat von Goethe hatten wir begonnen, mit ihm wollen wir dieses Buch auch beenden. Goethe sagt, dass die elementare Pflicht eines Menschen darin besteht, in jedem Augenblick seines Lebens zu atmen. Gehen wir dieser Pflicht auch noch bewusst nach, werden Präsenz und Handlungsfähigkeit daraus resultieren. Wer sein Leben in gesteigerter Wachheit und steter Bereitschaft verbringt, ist jederzeit in der Lage, sich den Herausforderungen des Alltags und den seelisch-geistigen Aufgaben zu stellen.

»Wie lernt der Mensch sich kennen?
Durch Betrachten niemals, sondern nur durch Tun.
Tue deine Pflicht und du wirst wissen, woran du bist.
Was aber ist deine Pflicht?
Die Forderung der Stunde, die Forderung des Tages.«
JOHANN WOLFGANG VON GOETHE

Anhang

Anmerkungen

1 »Trommeln der Welt«: Rhythmus-Verlag, D-84381 Johanniskirchen, Hofmark 27, Tel. 0049-(0)8564-940747,
e-mail: info@rhythmusverlag.de, Internet: www.rhythmusverlag.de
2 Einführung in die innere Bilderwelt: R. Dahlke, *Reisen nach innen.*
3 Siehe hierzu M. und R. Dahlke, V. Zahn: *Der Weg ins Leben.*
4 Ausführliche Hinweise dazu siehe Kapitel »Spirituelle Krisen« in R. Dahlke: *Lebenskrisen als Entwicklungschancen.*
5 Eine Meditationskassette wie »Lebenskrisen« (Bauer Verlag) könnte hier hilfreich sein.
6 J. C. Cooper: *Illustriertes Lexikon der traditionellen Symbole*, S. 20.
7 K. P. Moritz: *Götterlehre*, S. 29.
8 F. Weinreb: *Leiblichkeit*, S. 29.
9 Laotse: *Tao Te King*, Nr. 63
10 Laotse: *Tao Te King*, Nr. 47
11 P. MacLean: *A Triune Concept of the Brain and Behaviour.*
12 Ken Dychtwald arbeitet als Körpertherapeut in Berkeley, Kalifornien, und in Esalen. Er forschte und erweiterte die Lehren Wilhelm Reichs, die Bioenergetik, die Gestalttherapie nach Fritz Perls und andere körperlich orientierte Psychotherapien.
13 K. Dychtwald: *Körperbewusstsein*, S. 158–159.
14 Besser verständlich werden die Auswirkungen des verbundenen Atems auf die einzelnen Symptome, wenn man die Deutungen aus *Krankheit als Symbol* zu Hilfe nimmt. Siehe hierzu R. Dahlke: *Krankheit als Symbol.*
15 Siehe hierzu die Erdungsmaßnahmen, die im Kapitel »Spirituelle Krisen« in R. Dahlke: *Lebenskrisen als Entwicklungschancen* beschrieben werden.
16 Siehe das gleichnamige Buch von R. Dahlke.
17 Siehe R. Dahlke: *Lebenskrisen als Entwicklungschancen.*
18 Siehe hierzu R. Dahlke: *Lebenskrisen als Entwicklungschancen.*
19 Siehe hierzu die CD »Entgiften – Entschlacken – Loslassen«, die ein Ritual des Verzeihens enthält.
20 Siehe hierzu R. Dahlke: *Lebenskrisen als Entwicklungschancen.*
21 R. Johnson: *Fisher King and the Handless Maiden.*
22 Siehe R. Bly: *Der Eisenhans.*
23 Siehe dazu M. und R. Dahlke, V. Zahn: *Frauen-Heil-Kunde*; außerdem

werden in diesem Buch archetypische Wege des Weiblichen ausführlicher beschrieben als hier möglich.

24 Laotse, *Tao Te King*, Nr. 64.

25 Siehe R. Dahlke: *Krankheit als Symbol*; hier sind zahlreiche Beispiele zu diesem Thema aufgeführt.

26 Mudras sind aus den indischen Veden überlieferte Handlungen der Finger und Hände, die die spirituelle Entwicklung fördern. Siehe dazu M. Mala: *Magische Hände*.

27 Siehe hierzu das Kapitel »Geburt« in R. Dahlke: *Lebenskrisen als Entwicklungschancen*.

28 Siehe hierzu Marie-Louise von Franz: *Der ewige Jüngling*.

29 Siehe hierzu das Kapitel »Pubertät« in: R. Dahlke: *Lebenskrisen als Entwicklungschancen*.

30 Siehe hierzu die entsprechenden Kapitel in R. Dahlke: *Lebenskrisen als Entwicklungschancen*.

31 Siehe hierzu S. Fischer-Rizzi: *Himmlische Düfte*.

32 Siehe J. E. Berendt: *Die Welt ist Klang*.

33 Rhythmus-Verlag, Johanniskirchen. Adresse siehe Anmerkung 1.

Literaturhinweise

Berendt, Joachim Ernst, *Nada Brahma – Die Welt ist Klang.* Reinbek: Rowohlt, 1985.

Bly, Robert, *Der Eisenhans.* München: Droemer Knaur, 1993.

Cooper, J.C., *Illustriertes Lexikon der traditionellen Symbole.* Wiesbaden: VMA.

Dahlke, Ruediger, *Krankheit als Symbol. München: Bertelsmann*, 1996.

– *Lebenskrisen als Entwicklungschancen.* München: Bertelsmann, 1995.

– *Der Mensch und die Welt sind eins.* München: Heyne, 1987.

– *Reisen nach innen.* München: Hugendubel, 1994.

– und Margit; Zahn, Volker, *Frauen-Heil-Kunde.* München: Bertelsmann, 1999.

– und Margit; Zahn, Volker, *Der Weg ins Leben.* München: Bertelsmann, 2001.

Dychtwald, Ken, *Körperbewusstsein.* Essen: Synthesis, 71996.

Fischer-Rizzi, Susanne, *Himmlische Düfte.* München: Hugendubel, 121999.

Fritsche, Herbert, *Der Erstgeborene.* Göttingen: Edition Nereide, 61984.

Johnson, Robert, *Fisher King and the Handless Maiden.* San Francisco: Harper, 1995.

Laotse, *Tao Te King.* München: Ansata, 31994.

Mac Lean, Paul, *A Triune Concept of the Brain and Behaviour.* Toronto, 1973.

Mala, Matthias, *Magische Hände.* München: Hugendubel, 1997.

Moritz, Karl Philipp, *Götterlehre.* Frankfurt a. M.: Insel, 1999.

Weinreb, Friedrich, *Leiblichkeit.* Weiler-Simmerberg: Thauros, 1987.

Die Autoren

Dr. med. Ruediger Dahlke, Jahrgang 1951, studierte Medizin in München und bildete sich zum Arzt für Naturheilweisen und Psychotherapie fort. Von 1978 bis 2003 war er als Psychotherapeut tätig, 1989 gründete er zusammen mit seiner Frau Margit das Heil-Kunde-Zentrum Johanniskirchen. Heute ist er als Fastenarzt, Seminarleiter und Vortragender international tätig. Seit seinem Bestseller »Krankheit als Weg« (1983, zus. mit T. Dethlefsen) gilt er als Vordenker der Krankheitsbilder-Deutung. In zahlreichen Standardwerken hat er eine neue um fassende Psychosomatik entwickelt.

Informationen zu Atemsitzungen sowie zu Ausbildungen, Seminaren, Therapien und Vorträgen:

Heil-Kunde-Zentrum Johanniskirchen
Schornbach 22
D-84381 Johanniskirchen
Telefon: 08564-819
Fax 08564-1429
Internet: www.dahlke-heilkundezentrum.de
E-Mail: hkz-dahlke@t-online.de

Andreas Neumann, Jahrgang 1964, Ausbildung zum Heilpraktiker in Frankfurt am Main. Weiterbildung in Chirotherapie, Atemtherapie und Reinkarnationstherapie in München und Johanniskirchen. Seit 2001 Coach für internationale Führungskräfte im Bereich Ganzheitliches Denken, Lebens- und Betriebsführung.

Kontakt:

Andreas Neuman
Newmen Consulting GmbH
Eggersdorferstr. 9
D – 94501 Aldersbach
www.wellconsult.de

Veröffentlichungen von Ruediger Dahlke

Bücher von Ruediger Dahlke

Aggression als Chance. Be-Deutung und Aufgabe von Krankheitsbildern wie Infektion, Allergie, Rheuma, Schmerzen und Hyperaktivität. C. Bertelsmann, München 2003.

Arbeitsbuch zur Mandala-Therapie. Hugendubel 1999.

Bewusst fasten. Wegweiser zu neuen Erfahrungen. Goldmann, München 1996.

Das Gesundheitsprogramm. Vital durch Atmung, Bewegung, Ernährung und Entspannung. Hugendubel, München 2004.

Das große Buch der ganzheitlichen Therapien (Hrsg.). Integral, München 2007.

Das große Buch vom Fasten. Goldmann, München 2008.

Das senkrechte Weltbild. Symbolisches Denken in astrologischen Urprinzipien. (Von Ruediger Dahlke und Nikolaus Klein.) Ullstein. Berlin 2004.

Das spirituelle Lesebuch. (Von Margit und Ruediger Dahlke, Hg.). O.W. Barth, Frankfurt a.M. 1996

Depression. Wege aus der dunklen Nacht der Seele. Goldmann, München 2006.

Der Körper als Spiegel der Seele, Gräfe und Unzer, München 2007.

Der Weg ins Leben. Schwangerschaft und Geburt aus ganzheitlicher Sicht. (Von Margit und Ruediger Dahlke/Volker Zahn.) Goldmann, München 2004.

Die Leichtigkeit des Schwebens. Beschwingte Wege zur Mitte. Heyne, München 2005.

Die Notfallapotheke für die Seele. Langen/Müller, München 2007.

Die Psychologie des blauen Dunstes. Be-Deutung und Chance des Rauchens. (Von Margit und Ruediger Dahlke.) Knaur, München 2000.

Die Psychologie des Geldes. Wege zu einem entspannten Verhältnis. Nymphenburger, München 2008.

Die wunderbare Heilkraft des Atmens. Körperliche, seelische und spirituelle Regeneration durch unsere elementare Fähigkeit. (Von Ruediger Dahlke und Andreas Neumann.) Heyne, München 2009.

Entschlacken, Entgiften, Entspannen. Natürliche Wege zur Reinigung. Hugendubel, München 2003.

Fasten Sie sich gesund. Das ganzheitliche Fastenprogramm. Hugendubel, München 2004.

Frauen-Heil-Kunde. Be-Deutung und Chancen weiblicher Krankheitsbilder. (Von Margit und Ruediger Dahlke/Volker Zahn.) Goldmann, München 2003.

Gewichtsprobleme. Be-Deutung und Chance von Übergewicht und Untergewicht. Knaur, München 2000.

Habakuck und Hibbelig. Eine Reise zum Selbst. Ullstein, Berlin 2004.

Herz(ens)-Probleme. Be-Deutung und Chance von Herz- und Kreislaufsymptomen. Knaur, München 1990.

Krankheit als Sprache der Seele. Be-Deutung und Chance der Krankheitsbilder. Goldmann, München 1999.

Krankheit als Symbol. Handbuch der Psychosomatik, Symptome, Be-Deutung, Bearbeitung, Einlösung. C. Bertelsmann, München 1996.

Krankheit als Weg. Deutung und Be-Deutung der Krankheitsbilder. (Von Thorwald Dethlefsen und Ruediger Dahlke.) Goldmann, München 1998.

Lebenskrisen als Entwicklungschancen. Zeiten des Umbruchs und ihre Krankheitsbilder. Goldmann, München 2002.

Mandalas der Welt. Hugendubel, München 1998.

Meditationsführer. Wege nach innen. (Von Margit und Ruediger Dahlke.) Schirner, Darmstadt 2005.

Meine besten Gesundheitstipps. Heyne, München 2008.

Reisen nach Innen. Geführte Meditationen auf dem Weg zu sich selbst. Ullstein, Berlin 2004.

Richtig essen, Knaur, München 2008.
Säulen der Gesundheit. Körperintelligenz durch Bewegung, Ernährung und Entspannung. (Von Ruediger Dahlke, Baldur Preiml und Franz Mühlbauer) Goldmann, München 2001.
Schlaf – die bessere Hälfte des Lebens. Heyne, München 2008.
Verdauungsprobleme. Be-Deutung und Chancen von Magen- und Darmsymptomen. (Von Ruediger Dahlke und Robert Hößl.) Knaur, München 2001.
Vom Essen, Trinken und Leben. Mit allen Sinnen kochen. (Von Ruediger Dahlke und Dorothea Neumayr) Haug Sachbuch 2007.
Von der Weisheit unseres Körpers. Interview mit der Gesundheit. Knaur, München 2004.
Wage dein Leben jetzt! Coppenrath, 2007
Wege der Reinigung. (Von Ruediger Dahlke und Doris Ehrenberger). Heyne, München 2002.
Woran krankt die Welt? Moderne Mythen gefährden unsere Zukunft. Goldmann, München 2003.
Worte der Heilung. Schirner, Darmstadt 2005.

Heil-Meditationen auf CD von Ruediger Dahlke
(im Goldmann Verlag)

Allergien – Angstfrei leben – Ärger und Wut – Bewusst Fasten – Depression – Der innere Arzt. Aktivierung der Selbstheilungskräfte – Die 4 Elemente – Elemente-Rituale – Entgiften, Entschlacken, Loslassen – Energie-Arbeit – Frauenprobleme. Heilungsrituale und weibliche Archetypen (zusammen mit Margit Dahlke) – Ganz entspannt – Hautprobleme – Heilungsrituale – Herzensprobleme. Hoher Blutdruck, Infarkt – Ich bin mein Lieblingstier. Entspannung und Fantasie für Kinder – Der innere Arzt. Aktivierung der Selbstheilungskräfte – Kopfschmerzen – Krebs. Aktivierung der Selbstheilungskräfte – Lebenskrisen als Entwicklungschancen – Leberprobleme – Märchenland. Entspannung und Fantasie für Kinder – Mandalas. Wege zur eigenen Mitte – Mein Idealgewicht. Selbsthilfeprogramm zum gewünschten Gewicht – Naturmeditation. Der Mensch und die Erde sind eins – Niedriger Blutdruck – Partnerbeziehungen – Rauchen. Frei werden von Abhängigkeit – Rückenprobleme – Schattenarbeit. Befreiung von Zwang und Schuld – Schlafprobleme – Schwangerschaft und Geburt (zusammen mit Margit Dahlke) – Selbstheilung. Destruktive Muster erkennen und transformieren – Selbstliebe. Selbstakzeptanz als Schlüssel für ein erfolgreiches Leben – Sucht und Suche – Den Tag beginnen. Meditationen und Bewegung für jeden Morgen (zusammen mit Franz Mühlbauer) – Tiefenentspannung. Meditationen zur Synchronisierung beider Gehirnhälften – Tinnitus und Gehörschäden – Traumreisen. Die eigenen Seelenwelt erkunden. – Verdauungsprobleme – Visionen. Den eigenen Weg finden – Vom Stress zur Lebensfreude

(im Integral Verlag)
7 Morgenmeditationen – Die Heilkraft des Verzeihens – Die Leichtigkeit des Schwebens – Erquickendes Abschalten mittags und abends – Schlaf, die bessere Hälfte des Lebens – Schutzengel-Meditationen

(im Verlag Langen/Müller)
Die Notfallapotheke für die Seele

(im Ariston-Verlag)
Eine Reise nach Innen. Begegnen Sie den Seelenführern. – Eine Reise nach Innen. Finden Sie die innere Führung.

CDs mit Begleitbuch
(im Goldmann Verlag)
Angstfrei leben – Entgiften, Entschlacken, Loslassen – Mein Idealgewicht. Selbsthilfeprogramm zum gewünschten Gewicht – Rauchen. Frei werden von Abhängigkeit – Tinnitus und Gehörschäden

Hörbücher-CDs von Ruediger Dahlke
Im Rhythmus-Verlag: Hofmarkstr. 27,
D – 84381 Johanniskirchen.
Tel.: 0049/8564 – 940747;
E-Mail: info@rhythmusverlag.de
Gesetze des Lebens – Der innere Arzt – seelische Verletzungen – Visionen

Vorträge, Workshops und Gesundheitstage von Ruediger Dahlke auf DVD
erhältlich über Auditorium Netzwerk, Hapsbergstraße 9a,
D-79379 Müllheim, Telefon: 07631-170743,
E-Mail: audionetz@aol.com
Angst – Krankheitsdeutung – Homöopathie – Woran krankt die Welt? – Heilung und Meditation – Mandalas als Ausdruck des göttlichen Selbst – Lebenskrisen als Entwicklungschancen – Sucht und Suche – Fasten – Psychotherapie und Reinkarnationstherapie – Säulen der Gesundheit – Der verbundene Atem – Depressionen – Gewichtsprobleme – Kopfschmerzen – Partnerschaft als Chance und Aufgabe – Wege der Heilung. Einführung in Medizin und Weltbild der spirituellen Philosophie

Vorträge, Workshops und Kongressmischnitte von Ruediger Dahlke auf CD
Angst – Bedeutung der Rituale in Vergangenheit und Gegenwart – Depression – Deutung und Bedeutung von Krankheitsbildern – Die Leichtigkeit des Schwebens – Die Psychosomatik von Krebs – Gewichtsprobleme – Kopfschmerzen – Partner-

schaft als Chance und Aufgabe – Säulen der Gesundheit – Wunden des Weiblichen

Informationen über Seminare, Ausbildungen, Trainings, Vorträge

Heilkundeinstitut GmbH
Oberberg 92
A-8151 Hitzendorf
Telefon: +43-3 16-7 19 88 85
Fax +43-3 16-7 19 88 86
Internet: www.heilkundeinstitut.at
E-Mail: info@dahlke.at

Informationen über Therapien und Wochenendseminare

Heil-Kunde-Zentrum Johanniskirchen
Schornbach 22
D-84381 Johanniskirchen
Telefon: 0 85 64-8 19
Fax 0 85 64-14 29
Internet: www.dahlke-heilkundezentrum.de
E-Mail: hkz-dahlke@t-online.de

Meditations-CDs von Ruediger Dahlke

Leichtigkeit des Schwebens
Meditationen zum Loslassen
ISBN 978-3-7787-9097-7

Schutzengel-Meditationen
ISBN 978-3-7787-9180-6

Die Heilkraft des Verzeihens
Meditationen zur Entlastung der Seele
ISBN 978-3-7787-9186-8

7 Morgenmeditationen
Archetypische Einstimmung
auf jeden Tag der Woche
ISBN 978-3-7787-9164-6

Schlaf – die bessere Hälfte des Lebens
Meditationen und Übungen
für gesunde, erholsame Nachtruhe
ISBN 978-3-7787-9149-3

Erquickendes Abschalten mittags und abends
Genussvolle Entspannung
für aktive Menschen
ISBN 978-3-7787-9150-9